WENN NICHTS
MEHR HELFEN WILL

Heiler bei Fliege

FÄLLE
ADRESSEN
SERVICE

Ein RITTER Ratgeber

Koordination:
Jochen A. Rottlaus / Alexandra Korp

2. Auflage 2003
21.–35. Tausend
ISBN 3-920788-56-7

Zusammenstellung und Bearbeitung:
Walter Ohler und Monica Ritter

Lektorat:
Inge Hüll, Marion Trutter

Grafische Gestaltung:
Design Concept Krön, Puchheim bei München

Druck:
Soltau Kurier, Norden
Printed in Germany

Gedruckt auf chlorfrei gebleichtem Papier.

Inhalt

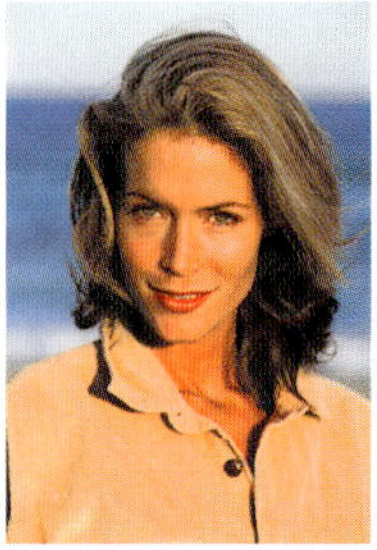

3. Kapitel

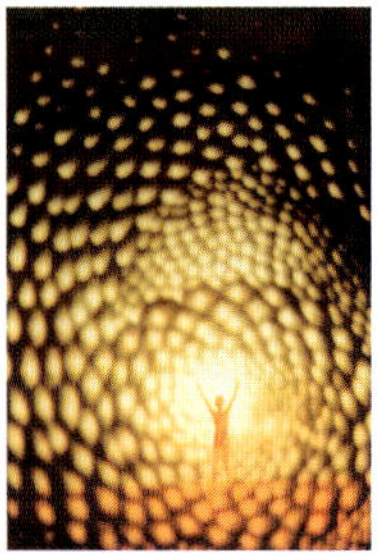

4. Kapitel

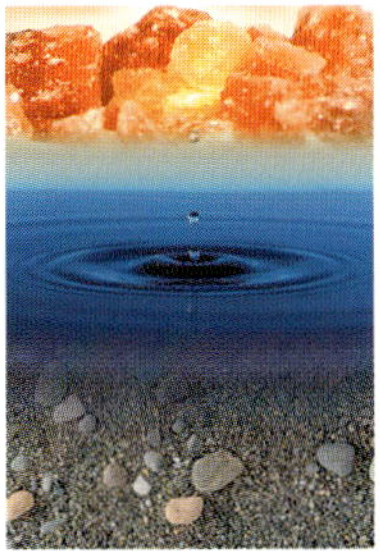

5. Kapitel

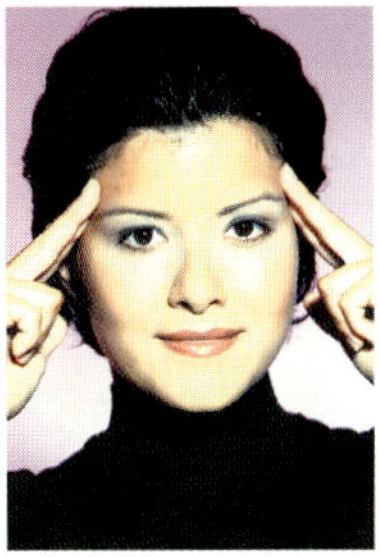

6. Kapitel

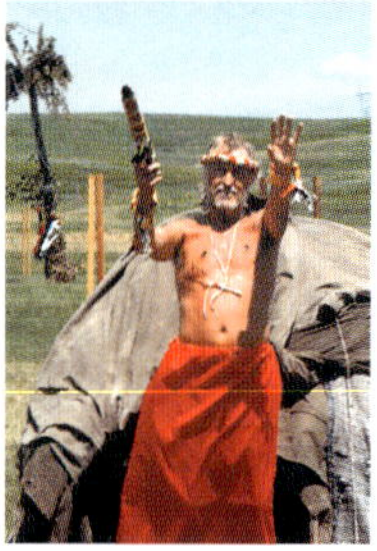

7. Kapitel

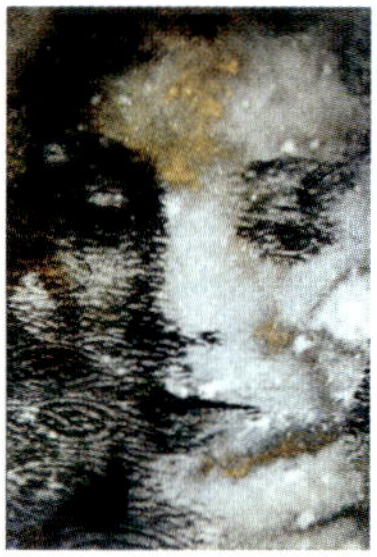

8. Kapitel

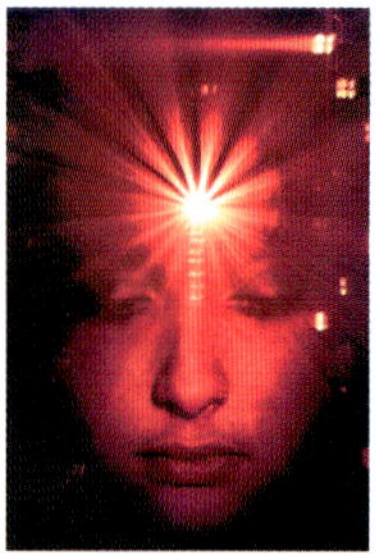

9. Kapitel

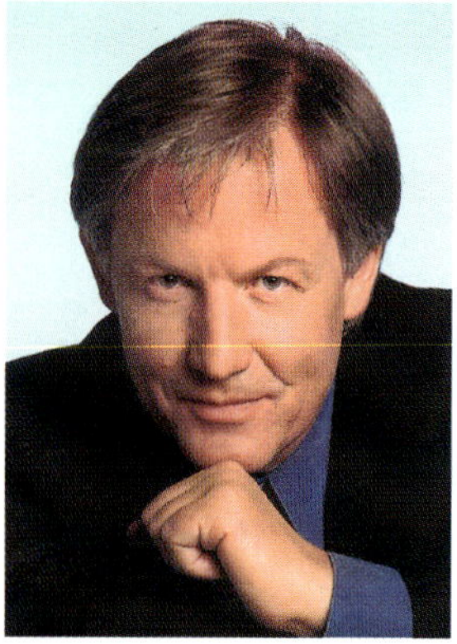

Jürgen Fliege, Pfarrer und TV-Moderator

Was kranke Menschen brauchen

Von Jürgen Fliege

„Warum haben Sie jahrelang Fernsehen gemacht? Was hat es Ihnen gebracht und was den Menschen?", werde ich oft gefragt.

Auf solche tiefen Fragen muss man gefasst sein. Sie werden einem nicht erst am Ende des Lebens gestellt. Das Gewissen stellt sie oft. Und manchmal auch die Journalisten. Und dann will ich antworten können: Zuerst: Was es mir gebracht hat? Vor allem die Begegnung mit vielen interessanten Frauen und Männern, denen ich als Landpfarrer zwischen Köln und Aachen nie begegnet wäre. Es waren Heilsucher, Menschen, die oft jahrelang als Außenseiter galten, weil sie die ausgetretenen Wege des Heilens und Wissens verließen, um sozusagen einmal mehr den Stein der Weisen der Medizin zu finden. Denn jede Generation von Menschen und Ärzten findet neben neuen Wegen auch neu die alten Irrwege.

Und wieder bestätigte sich, dass das Einfache (wieder) zu finden, das Schwierigste war. Wie oft habe ich in den letzten Monaten Menschen mit Rückenschmerzen zur Biochinematik nach Freiburg geschickt! Mitglieder meiner Familie, die zu Rücken- bzw. Knieoperationen schon angemeldet waren und sich nur mit stärksten Tabletten über den Tag retten konnten, mussten sich weder operieren lassen noch weiterhin schmerzgeplagt durch den Tag dämmern.

Und dann, zweitens, war ich immer besonders gefordert und gefördert, wenn es zwischen Medizin und Seelsorge, zwischen Religion und Medizin eine Begegnung bei der Heilung eines ge-kränkten Menschen gab. Denn was ist eine Religion wert, die den Körper und das Leiden der Menschen nicht mehr ernst nimmt? Unsere christliche Tradition gründet sich doch auf den Arzt aus Nazareth, den die Leute riefen, weil sie vor Elend, Schmerz und Verzweiflung umzukommen drohten. Also, was ist eine Religion wert, die sich um den Leib und seine Qual herumdrückt und auf ein ewiges Später verweist? Ich antworte: Nichts!

Und was ist eine Medizin wert, die nicht sieht, dass jeder Tag, jedes Leiden, jede Begegnung eine Botschaft enthält? Der Körper ist doch der letzte sichtbare Engel, der die Botschaft bringt, das Leben endlich zu ändern! Welcher Arzt hat Zeit, sich diese einzelnen Botschaften anzuhören und sie für seine Patienten zu deuten? Medizin aber ist die Seelsorge.

Und was hat es den Menschen gebracht, wenn sie vor dem Fernsehschirm saßen? Das kann man als erstes gleich im Anschluss unserer Sendungen sehen, die ich „Sanfte Medizin" genannt habe.

Unter den zwei Millionen Zuschauern muss es so etwas wie ein Lauffeuer geben. Denn kaum erzählen wir im Studio die außergewöhnliche Geschichte eines Heilers und seiner erfolgreichen Behandlungsmethoden, stehen die Telefone nicht mehr still.

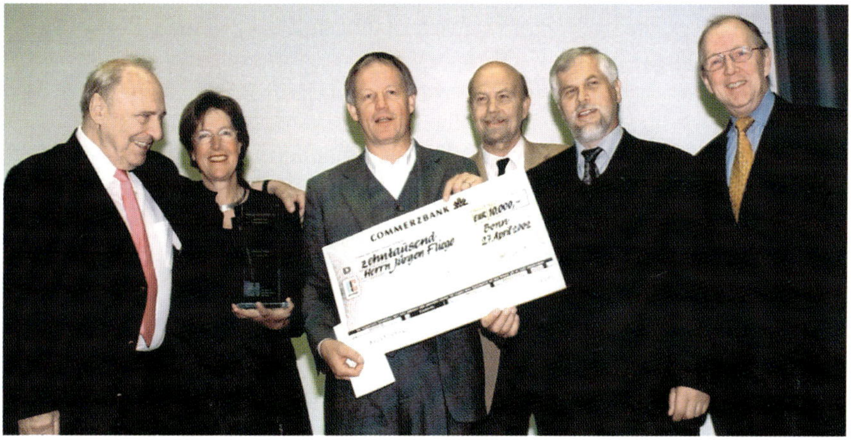

Jürgen Fliege freut sich über den „Medienpreis der Deutschen Heilpraktiker". Das Geld wird von der „Stiftung Fliege" für wohltätige Zwecke verwendet

Zum Beispiel dann, wenn einem Patienten nach jahrelangen chronischen Schmerzen, nach jahrelanger Ungewissheit endlich die richtige Diagnose gestellt wird. Und wenn dann endlich auch gezielt ganzheitlich behandelt werden kann. Jeder will als erstes die Adresse. Denn wer zuerst kommt, muss nicht auf die wochenlange Warteliste.

Vor zwei Jahren schon habe ich mich dann entschlossen, die oft unglaublichen Geschichten, die Heilungsberichte und Adressen endlich einmal aufzuschreiben. Um sie all jenen zur Verfügung zu stellen, die die Hoffnung auf Genesung noch nicht aufgegeben haben. So ist unser erstes Buch „Sanfte Medizin bei Fliege" entstanden und es wurde ein Bestseller.

Es scheint im Bücherschrank vieler Leser einen festen Platz neben den Nachschlagewerken bekommen zu haben: Es macht Mut und gibt Antwort auf die Frage: Wohin soll ich gehen, wenn ich krank bin und niemand weiß, was mir fehlt oder wie mir zu helfen ist?

Doch es ist ein Buch nicht nur für die Kranken, sondern auch für jene, die im herkömmlichen, oft tristen, festgefahrenen Medizinsystem nach Alternativen suchen. Die sich informieren wollen über die Möglichkeiten, die die so genannte „Sanfte Medizin" zu bieten hat.

Wir machen also nicht nur reines Unterhaltungs-Fernsehen. Meine Mitarbeiter und ich sind weiterhin unermüdlich wie Natur-Forscher unterwegs, um nach Natur-Heilern zu suchen, die ihr Können hinlänglich unter Beweis gestellt haben. Und die gibt es in Fülle!

Wenn wir sie dann gefunden haben, beginnt die Arbeit, die meist zurückhaltenden Ärzte und Heiler davon zu überzeugen, ihr umfassendes Wissen in der Öffentlichkeit vorzustellen. Sie davon zu überzeugen, dass sie für viele verzweifelte Patienten oft die letzte Hoffnung sind.

Jeder von uns ist wohl geboren, für andere da zu sein. Ich hoffe, das wir mit unserem zweiten „Nachschlagewerk" über die „anderen" Heiler neue Türen öffnen können und so den Weg zur lang ersehnten Gesundheit weisen.

Passen Sie gut auf sich auf!

Ihr Jürgen Fliege

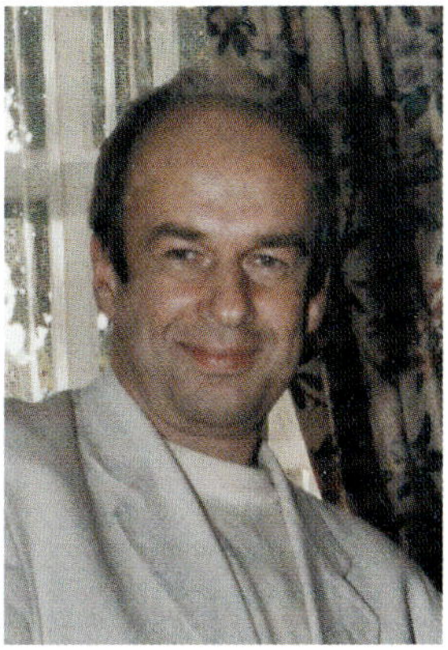

Walter Ohler, Fliege-Redakteur seit 1994 und Medizin-Journalist

Die FLIEGE-Sendung – ein Wegweiser für viele Hoffnungslose

Von Walter Ohler

Für Petra Dergall spielte Krankheit in ihren ersten 30 Lebensjahren keine bedeutsame Rolle. Kopf- und Zahnschmerzen, Hautausschläge oder Sportverletzungen wurden von ihren Ärzten gründlich behandelt. Die Patientin hatte Vertrauen in die moderne Medizin. Doch seit zehn Jahren leidet sie unter der Gewissheit, dass Krankheiten hartnäckig jeglicher Therapie widerstehen können. Sie gehört zu den Millionen von Rheumatikern in Deutschland, die als chronisch Kranke eingestuft werden, mit geringen Aussichten auf eine Heilung. Petra Dergall hat sich nun selbst auf die Suche nach einer hilfreichen Therapie gemacht – außerhalb der Schulmedizin, wie sie an den Universitäten gelehrt wird. Fündig wurde sie schließlich durch eine FLIEGE-Sendung. Denn auch in der so genannten Alternativen Medizin fehlt noch der rote Leitfaden, der die Orientierung für den Patienten erleichtert.

Im Labyrinth des Gesundheitsmarktes ist der Patient überfordert, ein verlässlicher Wegweiser ist nicht vorhanden. Doch der Trend hin zu naturheilkundlichen Verfahren hat sich in den letzten Jahren weiter verstärkt. Drei von vier Patienten haben Vertrauen in alternative Behandlungsmethoden. Jeder zweite Patient hat sich mindestens ein Mal mit sanften Therapien behandeln lassen. Für diesen Trend gibt es einsehbare Gründe. Oft sind die medizinischen Außenseiter die besseren Psychologen – sie befriedigen die Sehnsucht des Kranken nach dem Einfachen und Einleuchtenden, ohne Hightech und Chemie. Sanfte Medizin ist zu einem Markenzeichen geworden, den Vertretern der Schulmedizin allerdings oft ein Dorn im Auge.

Keine Frage: Die moderne Medizin vollbringt wahre Heilwunder. Großartiges wird beispielsweise von der Herz- und Transplantationschirurgie berichtet. Es lässt sich aber auch nicht bestreiten, dass die naturwissenschaftlich orientierte Heilkunde viele Hoffnungen bisher nicht erfüllen konnte. Noch immer gibt es keine Antwort auf chronische Krankheiten wie beispielsweise Rheuma oder Morbus Crohn. Noch immer ist der Krebs nicht besiegt, sind die Seuchen nicht ausgerottet. Noch immer bleibt der Mensch ein biologisches Mängelwesen, ist ständig bedroht von Krankheiten und Organversagen.

Wo sind die Königswege, die zur Gesundheit führen? Gibt es besonders zur Heilung berufene Menschen? Wie soll der Patient sich auch nur einigermaßen zurecht finden im Riesenreich der Heilkunst? Wer kann tatsächlich helfen – und ist diese Hilfe auch bezahlbar? Information tut Not.

Szenenwechsel: Alltag in der FLIEGE-Redaktion. Täglich kommen Hinweise von wundersamen Heilungen und Erfolg versprechenden Therapieansätzen. Das Spektrum der Angebote ist breit gefächert: Vorgestellt werden fremde Medizinsysteme wie Ethnomedizin und Traditionelle Chinesische Medizin. Alternative Heilverfahren wie die Spagyrik, Hypnose oder die klassische Homöopathie. Aber auch unkonventionelle Therapiemethoden wie das Heilströmen, die Palmtherapie oder die Wasser- und Salzbehandlung kommen zur Sprache. Alles Methoden, die überzeugende Belege ihrer Wirksamkeit liefern. Erfahrungsberichte von Therapeuten und betroffenen Patienten sowie interessante Studien geben der Hoffnung neue Nahrung.

Begegnungen mit Heilern – Begegnungen, die Mut machen.

Da ist beispielsweise der Antlitzdiagnostiker Hans-Dieter Bach. Ein Heilpraktiker aus dem Münsterland, der die Spuren, die Krankheiten ins Gesicht und in den Körper zeichnen, lesen gelernt hat. Hans-Dieter Bach mit seinen Erfahrungen aus über 30 Praxisjahren – ein Hoffnungsträger für viele Verzweifelte. Sein Credo: Jede Krankheit kann geheilt werden, wenn es der Patient zulässt und die Lebenskraft noch nicht vollständig verbraucht ist.

Ein zweites Beispiel: Georgos Vithoulkas, der große Grieche der klassischen Homöopathie. Viele erkennen in ihm den Nachfolger von Samuel Hahnemann. Über 40 Jahre Erfahrung in der Anwendung der klassischen Homöopathie. Über 40 Jahre, randvoll von eifrigem Studium, sorgfältiger Beobachtung und unablässigem Nachdenken über die vielen fundamentalen Fragen der Medizin. Georgos Vithoulkas ist es zu verdanken, dass die Homöopathie heute wieder ernst genommen wird. Denn durch ihr Heilungskonzept wurden die therapeutischen Möglichkeiten entscheidend erweitert durch eine spezifische Einflussnahme auf die im Menschen wirkenden dynamischen Kräfte. Klassische Homöopathie – die Medizin der Zukunft? Es gibt viele Gründe für diese Klassifizierung. Kostengünstig, sanft und letztlich wirksam steht sie vor allem beim Patienten hoch im Kurs.

Ein letztes Beispiel: die Kräuterkundigen aus aller Herren Länder. Denn Heilpflanzen sind längst aus ihrem Dornröschenschlaf erwacht. Nicht nur Naturärzte wissen: Heilpflanzen sind unentbehrlich in der natürlichen Gesundheitspflege und bei Alltagsbeschwerden. Sie helfen zuverlässig bei vielen akuten und chronischen Erkrankungen. Von Arnika über die Ringelblume bis hin zur Zitronenmelisse oder zum Hanf – viele Heilpflanzen kannten schon unsere Vorfahren.

Man vermutet heute, dass ungefähr 60.000 von den 500.000 Pflanzenarten auf der Welt von medizinischem Interesse sein könnten. Mehr als 12.000 sind durch Publikationen beschrieben. In den modernen Forschungslabors häuft sich die Arbeit, allerdings gilt dort das Interesse zumeist den Hauptwirkstoffen der Pflanzen. Inzwischen entwickelt sich eine ganz neue Forschungsrichtung: die Phytochemie. Sie jedoch verschließt die Augen vor der Ganzheitsbetrachtung der therapeutischen Behandlung und den pflanzlichen Ausgangsstoffen. Doch eigentlich sollte getreu nach dem hippokratischen Gesetz gelten: „Die Natur zielt auf das Ganze mit dem Ganzen." Auf diese Weise versucht die wahre Pflanzenheilkunde mit natürlichen, materiellen und immateriellen Heilstoffen den harmonischen Ausgleich im menschlichen Organismus zu schaffen. Erfahrene Kräuterkundige wissen dies.

Drei Beispiele, drei Wegweiser durch das Labyrinth des Gesundheitsmarktes. Dieses Buch will Ihnen mit den hier vorgestellten Heilmethoden und Erfahrungsberichten helfen, die individuell richtige Therapie zu finden. Viele Wege führen nach Rom heißt es. Und es ist ganz klar: So unterschiedlich wir Menschen nun einmal sind, wird es auch beim gleichen Krankheitsbild nicht für jeden die gleiche Behandlung geben, die zum Erfolg führt. Doch dass Hilfe selbst in aussichtslosen Fällen möglich ist, das beweist diese Fülle von Informationen, die wir den FLIEGE-Gesundheitssendungen verdanken.

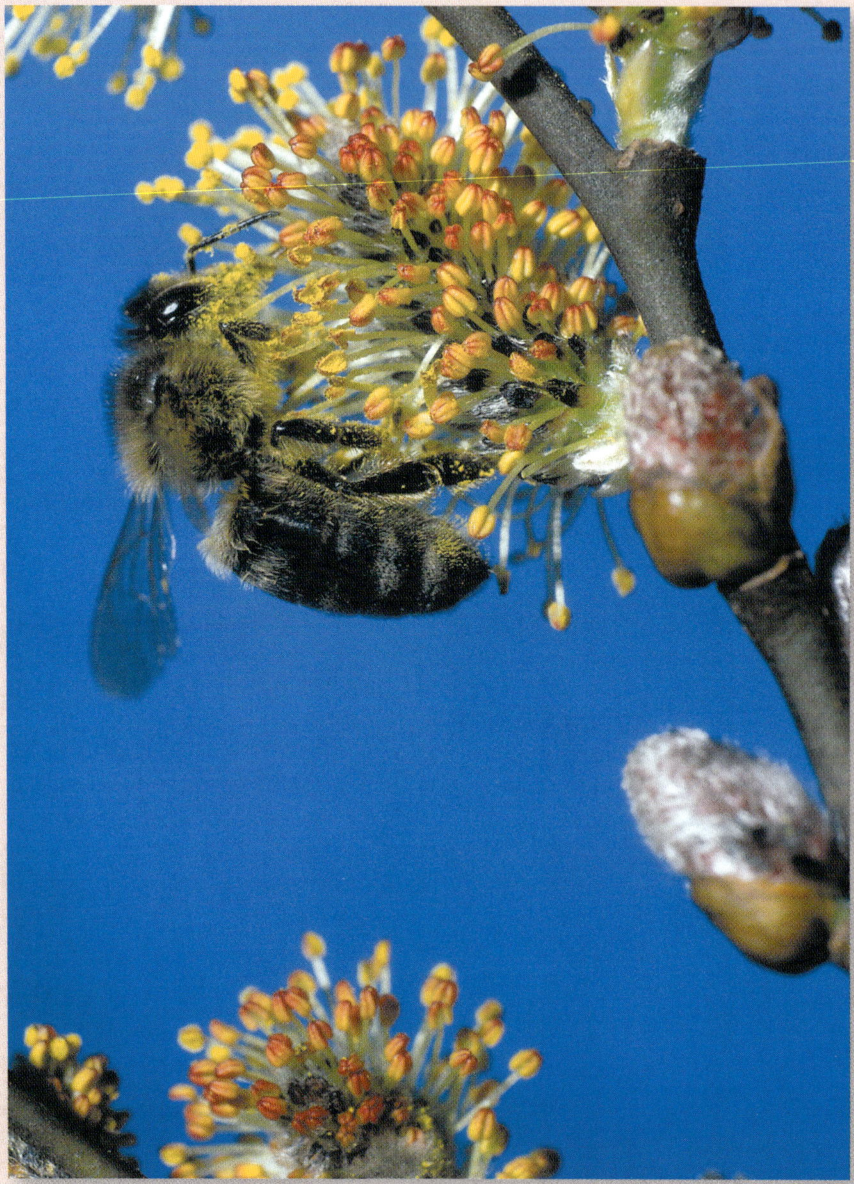

1. KAPITEL

Die Heilkraft der Pflanzen

Die Apotheke der Natur neu entdecken und nutzen

In diesem Kapitel: • Prof. Dr. med. Ben Pfeifer: Kräuter können helfen, den Krebs zu besiegen - *Fallbeispiel:* Wie ein Wunder: Karzinom im Hals durch SPES geheilt • Dr. med. Volker Rimkus: Mit Yamswurzel-Extrakt gegen Hormonstörungen - *Fallbeispiel:* Eine Heilpflanze schenkte neue Lebensfreude • Prof. Dr. med. Hartmut Göbel: Es gibt natürliche Hilfe gegen Schmerzen - *Fallbeispiel:* Mit Cannabis dem Rollstuhl entstiegen • Dieter Trzolek: Mit Kohl und Quark am Spielfeldrand • Dr. med. Erwin Häringer: Pflanzenheilkunde für die ganze Familie - *Fallbeispiele:* Pflanzenarzneien heilten Prostatabeschwerden und Tinnitus • Mönchspfeffer brachte Hormonhaushalt ins Lot

Prof. Dr. med. Ben Pfeifer:

Kräuter können helfen, den Krebs zu besiegen

Wie ein Klinikarzt selbst schwierigen Fällen mit chinesischen Kräuterextrakten zu Leibe rückt

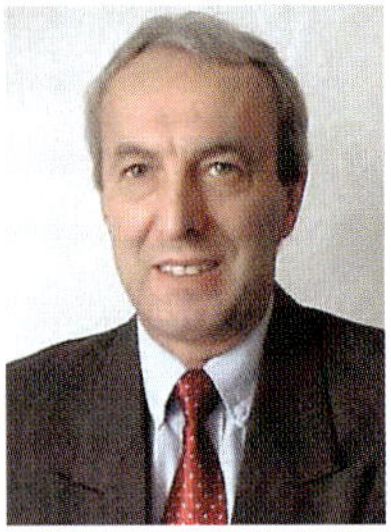

Prof. Dr. Ben Pfeifer, Direktor für klinische Forschung an der Aeskulap-Klinik in Brunnen/Schweiz, hat sich auf chinesische Kräuterextrakte spezialisiert

Ben Pfeifer studierte Medizin in Berlin und in den USA und war lange Zeit als Professor an der Kentucky University in Lexington tätig. Seit Mitte 2000 ist er Direktor für klinische Forschung an der Aeskulap-Klinik am Vierwaldstätter See. Schon seit einigen Jahren behandelt der Mediziner Krebspatienten mit den Naturmitteln SPES und PC-SPES. SPES ist ein Extrakt-Gemisch aus 15 verschiedenen chinesischen Heilkräutern. Als Erfinderin gilt die chinesische Ärztin Dr. Sophie Chen, die in den USA promovierte. Das Mittel wird in den USA hergestellt und ist dort als Nahrungsergänzungsmittel für eine gesunde Funktion des Immunsystems eingestuft.

Doch das ist nach wissenschaftlichen Erkenntnissen nicht alles. Professor Pfeifer: „Wir wissen heute, dass SPES Krebswachstum hemmen kann. Es ist in der Lage ein besonderes Gen in der Krebszelle zu aktivieren und diese somit gewissermaßen wieder sterblich zu machen. Darüber hinaus steigert SPES die Immunabwehr gegen Krebs." Die Extraktmischung aktiviert so genannte Killerzellen, die wie eine Art Polizei Krebszellen in unserem Körper aufspüren und vernichten können. Außerdem hat SPES eine Schmerz hemmende Wirkung – ähnlich wie Morphin, jedoch ohne die hierbei bekannten Nebenwirkungen.

Besonders gute Ergebnisse, so Professor Pfeifer, kann man mit SPES bei Brustkrebs, Leberkrebs sowie bei Magen- und Darmkrebs erzielen: „Ich setze es seit etwa fünf Jahren ein und habe sehr viele ermutigende Besserungen von Krebsleiden gesehen. Und bei Patienten, die eine Chemo- und Bestrahlungstherapie machen, reduzieren sich dadurch entscheidend die Nebenwirkungen, womit einer Schädigung des Immunsystems entgegen gewirkt wird."

Für ein Wundermittel hält Professor Pfeifer SPES allerdings nicht: „So etwas gibt es wohl in der Krebsbehandlung nicht. Im Übrigen liegen uns noch zu wenige klinische

Untersuchungen vor, damit offene Fragen beispielsweise über die angemessene Dosierung beantwortet werden könnten."

PC-SPES – Spezialmischung zur Behandlung von Prostatakrebs

Ein zweites Präparat, bestehend aus acht SPES-Kräutern, kann vor allem bei Prostatakrebs gute Heilungserfolge erzielen: PC-SPES hat zunächst in den USA Karriere gemacht. Dort beschäftigen sich mittlerweile renommierte Forschungszentren mit dem Mittel und es gibt darüber schon viele wissenschaftliche Studien. PC-SPES kann sogar bei Männern mit Prostatakrebs wirken, die von der Schulmedizin schon aufgegeben wurden.

Professor Pfeifer: „Bei rund 70 Prozent dieser Patienten erreicht PC-SPES eine deutliche Rückbildung des Tumormarkers, eine Linderung der krebsbedingten Schmerzen und eine Verbesserung der Lebensqualität."

Wie ein Wunder: Karzinom im Hals wurde durch SPES geheilt

Bis vor einigen Jahren lebte Claudia Balzer, gebürtige Texanerin mit deutscher Abstammung, ohne gesundheitliche Probleme. Da ihr US-Diplom als Krankenschwester in der BRD nicht anerkannt wurde, arbeitete sie als Englisch-Lehrerin. Anfang 1996 litt sie unter Halsschmerzen, die mit Antibiotika behandelt wurden. Doch die Schmerzen legten sich nur kurzfristig. Bald schon sprach die Antibiotika-Behandlung nicht mehr an. „Ich bekam zunehmend Schwierigkeiten beim Schlucken und hatte geschwollene Lymphknoten am Hals", berichtet die Patientin. „Vor allem beim Essen und Trinken machte sich ein brennender Schmerz bemerkbar." Die gelernte Krankenschwester ahnte Schlimmes und ließ sich ins Krankenhaus überweisen. „Dort wollte man eine Kehlkopfspiegelung machen und bei Krebsbefund gleich operieren. Ich lehnte jedoch die Spiegelung ab und verließ auf eigene Gefahr das Krankenhaus."

Da Claudia Balzer sich gut auskannte, wollte sie lediglich eine weniger schmerzhafte Biopsie (Entnahme einer Gewebsprobe) eines Halslymphknotens durchführen lassen. „In den USA ist das üblich", berichtet sie. „Aber in Deutschland fand ich erst nach einem Jahr einen Arzt, der diese Untersuchung vornahm." In dieser Zeit überfielen die Patientin Todesängste: „Ich kannte keinen Menschen, der Krebs im Halsbereich überlebt hatte – mit oder ohne Schulmedizin. Eine elend lange und unnötige Quälerei wollte ich mir und meinem Mann auf jeden Fall ersparen."

Ich brauchte alle Energie, die ich mobilisieren konnte, nur um ein paar Stunden pro Tag arbeiten zu können.

Im Herbst 1997 bekam Claudia Balzer Schmerzen im Mundbereich. Diagnose durch Computertomographie: massives Krebswachstum im Hals. „Ich sollte sofort operiert werden, lehnte es aber wieder ab." Die Patientin kontaktierte ihren früheren Arzt in den USA: „Er kam zur gleichen Diagnose wie seine deutschen Kollegen und sagte mir, dass es kaum eine Heilungschance gäbe." Nun beschloss Claudia Balzer endgültig, sich nicht operieren zu lassen. „Ich hatte mich damit abgefunden, nicht mehr lange zu leben, und wollte die restliche Lebenszeit genießen, so gut es ging", erinnert sie sich heute.

Die Suche nach Heilung führte zu der Kräutermedizin

In dieser Zeit arbeitete Frau Balzer wieder als Lehrerin: „Ich brauchte alle Energie, die ich mobilisieren konnte, nur um ein paar Stunden pro Tag arbeiten zu können." Doch trotz ihres Zustandes und schlechter Heilungschancen machte sie sich auf die Suche nach alternativen Therapiewegen. Über eine Freundin in den USA erfuhr sie von SPES, einem Präparat aus chinesischen Kräuterextrakten. „Ich war bereit SPES zu testen und bestellte in den Staaten das Naturheilmittel", berichtet Claudia Balzer.

Schon nach einigen Tagen SPES-Einnahme ging es der Patientin besser: Sie konnte wieder schlafen, essen und trinken, ihre Stimme wurde besser.

Die Freude dauert aber vorerst nur bis Oktober 1998, dann durfte SPES nicht mehr eingeführt werden. Der Zoll machte Schwierigkeiten. „Ohne SPES verschlechterte sich mein Zustand", erinnert sich Claudia Balzer. „Ich rief den Hersteller in Kalifornien an und bekam die Adresse von Professor Pfeifer in der Schweiz, den ich dann auch sofort anrief."

Doch dann der Rückschlag: „Ein großer Tumor an meiner rechten Halsseite hatte sich entzündet und behinderte mich beim Atmen. Ich wurde ins Krankenhaus eingeliefert. Dort sagte man mir, sie könnten nichts mehr für mich tun, in ein paar Tagen könnte es zu Ende sein." Frau Balzers Mann rief bei Professor Pfeifer an. Der empfahl, SPES in hohen Dosen einzunehmen. Und tatsächlich: Der Zustand der Patientin verbesserte sich wieder. „Nach einigen Tagen bildete sich eine schmerzhafte Schwellung am Hals", erzählt sie. „Die Haut verfärbte sich und schließlich platzte dieser Tumor auf und viel totes Gewebe entleerte sich."

Die letzte Biopsie: Kein Krebs mehr nachweisbar

Eine weitere Krise folgte im Sommer 1999. Claudia Balzer berichtet: „Ich hatte wieder Beschwerden beim Schlucken, konnte kaum mehr etwas essen, nahm radikal an Gewicht ab. Im Krankenhaus wurde ein Luftröhrenschnitt gemacht, und durch einen Magenschlauch erhielt ich weiter hohe Dosen SPES. Langsam ging es mir besser, bis ich wieder problemlos essen und trinken konnte. Seitdem habe ich meine Krankheit unter Kontrolle."

In all den Jahren, die Claudia Balzer gegen den Krebs gekämpft und überlebt hat, war sie lediglich 16 Tage im Krankenhaus. Keine Chemotherapie, keine Operation, lediglich ein Luftröhrenschnitt und viel SPES.

„Die letzte Biopsie vor einigen Wochen hat keinen Krebs mehr nachweisen können", freut sich die Patientin. „Ich kann wieder alles essen, mein Sprechen ist fast wieder normal, mein Leben auch. Ich kann Ihnen gar nicht sagen, wie glücklich ich heute bin."

Dr. med. Volker Rimkus:

Mit Yamswurzel-Extrakt gegen Hormonstörungen

Wie die Natur Männern in den Wechseljahren helfen kann

Eigentlich wollte Volker Rimkus Flugzeugkonstrukteur werden. Dass er Medizin studierte, verdankt er seiner älteren Schwester, die ebenfalls Ärztin ist. Da es ihm nach dem Abitur in der „Männergesellschaft" der Bundeswehr gut gefiel, verpflichtete sich Rimkus für drei Jahre und begann sein Medizinstudium. Er landete während seiner Ausbildung immer wieder auf Frauenstationen und bei der Geburtshil-

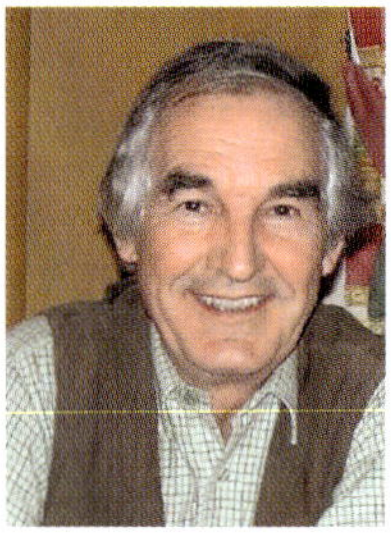

Dr. med. Volker Rimkus, Frauenarzt aus Altenholz bei Kiel, hat eine spezielle „Männersprechstunde" eingerichtet

fe. Nach dem Studium blieb der junge Arzt für einige Jahre an der Universitätsklinik Kiel. 1975 ließ er sich als Frauenarzt nieder.

Dr. Volker Rimkus wurde zum ersten Frauenarzt mit einer Männersprechstunde. Seine Spezialität: Er behandelt Männer in den Wechseljahren. Kollegen bezeichnen ihn als ersten deutschen Männerarzt. Seine „Wunderwaffe" wurde dabei die Yamswurzel aus Mexiko.

Wechseljahre beim Mann: „Wie ich mein erster Patient wurde"

Volker Rimkus hat die Wechseljahre am eigenen Leib gespürt: „Eigentlich hatte ich die ersten Symptome schon mit 40. Da machte ich mir aber noch keine großen Gedanken und therapierte mich mit Ginsengtee, Akupunktur und Autogenem Training. Als ich aber 50 wurde, war mein Beschwerdeprofil katastrophal." Neben organischen Symptomen wie Herzrasen, Schlafstörungen und Haarausfall plagten den Arzt besonders ein mangelndes Selbstwertgefühl, Leistungsminderung und Depressionen. „Ganz zu schweigen von meiner gestörten Libido: Ich hatte kaum noch Lust. Außerdem war ich nicht mehr in der Lage, in meiner Praxis zu arbeiten."

Männer leiden aber anders als Frauen. Sie flüchten sich lieber in organische Erkrankungen wie Bluthochdruck und finden diese Erkrankungen durchaus männlich.

Volker Rimkus suchte einen Urologen auf, der ihn aufklärte, dass Männer keine Wechseljahre hätten. Das Ganze sei wohl eine Form der Überarbeitung. Eine internistische Untersuchung stempelte den Arzt zum Psychopathen, denn es gab keine messbaren Defizite. „Ich ahnte jedoch, dass das typische Wechseljahresbeschwerden waren. Männer leiden anders als Frauen. Sie lassen Schwächen einfach nicht zu. Sie flüchten sich lieber in organische Erkrankungen wie Bluthochdruck und finden diese Erkrankungen durchaus männlich."

Dabei sind die Symptome der Wechseljahre bei Männern und Frauen nahezu identisch: Hitzewallungen, Schweißausbrüche, Gedächtnisstörungen, Herzrasen, Libidostörungen und ähnliches.

„Was viele Männer gegen Lustlosigkeit und Antriebsschwäche unternehmen", so Volker Rimkus, „ist das, was sie zum Teil schon seit Jahrhunderten machen: Sie legen sich junge Frauen auf die Lenden, verlassen ihre Ehefrau, um die Sekretärin zu heiraten. Viele stürzen sich auch in die Arbeit. Oder sie kaufen sich ein Motorrad, umarmen Bäume und steigen aus."

Dr. Rimkus aber wollte herausfinden, was hinter diesen Beschwerden steckte und wie man das Problem medizinisch in den Griff bekommen konnte. Er wurde sozusagen sein erster Patient. Dabei stützte er sich auf Literatur eines Kollegen, Dr. Umbreit, der versuchsweise Östrogene bei Männern eingesetzt hatte:

Der Grundstein war gelegt und Dr. Volker Rimkus hat seither vielen Männern bei Beschwerden in den Wechseljahren helfen können.

Natürliche Hormonquelle: die Yamswurzel

„Ich nahm also Östrogene zu mir, doch die Therapie brachte nichts. Die guten Ergebnisse des Kollegen Umbreit mit synthetischen Östrogenen konnte ich bei mir nicht erzielen. Danach probierte ich sozusagen meinen gesamten Musterschrank durch." Zuvor hatte sich der Arzt anhand der Testung vieler junger Männer einen Überblick über den normalen Östrogenspiegel eines Mannes verschafft. Diesen Normalwert unterschritt er deutlich.

„Mehr durch Zufall fand ich heraus, dass ein einziges Präparat die erwartete Wirkung sehr schnell zeigte: ein Extrakt aus der Yamswurzel." Volker Rimkus gelang die Befreiung aus seiner Lebenskrise. Schon bald fühlte er sich wieder wie ein „richtiger Mann".

Als der Mediziner seine positiven Ergebnisse beim Ärztestammtisch erzählte, interessierte sich niemand dafür. Doch bald schon kamen einige seiner Kollegen als Patienten in die Männersprechstunde. „Die überwiegende Mehrzahl aber schimpfte mich einen Scharlatan. Das hat mir sehr weh getan." Auch die Nachbarn machten sich zunächst ein bisschen lustig darüber und konnten sich nicht viel darunter vorstellen. Als jedoch die ersten Berichte in der lokalen Presse erschienen, wandelte sich der Spott in Stolz. Stolz darauf, einen fortschrittlichen Arzt in der Gemeinde zu haben, der es zu einer gewissen Popularität gebracht hatte.

Der Grundstein war gelegt und Dr. Volker Rimkus hat seither vielen Männern bei Beschwerden in den Wechseljahren helfen können. Heute führt er eine Gemeinschaftspraxis zusammen mit seiner Frau, die praktische Ärztin ist. Ein Drittel seiner Patienten sind Männer, zwei Drittel Frauen.

Eine Heilpflanze schenkte neue Lebensfreude

Claus Stoike aus Altenholz hat sein Leben lang als Heizungsmonteur schwer körperlich gearbeitet. Er war selten krank und fühlte sich als „ganzer Mann". Doch ausgerechnet bei ihm machten sich die Wechseljahre schon recht früh bemerkbar. Mit 46 Jahren litt er an Schlaflosigkeit, war kraftlos und oft ungenießbar. Plötzlich plagten ihn Gliederschmerzen und Rückenprobleme, die er vorher so nie gekannt hatte. „Und das in der Mitte des Lebens, wo viele Männer noch einmal richtig durchstarten." Daneben fielen ihm immer mehr Haare aus, und er verspürte eine zunehmende Lustlosigkeit im Schlafzimmer. „Ich fühlte mich elend und völlig unmotiviert, aber ich wollte mir nicht eingestehen, dass etwas in meinem Körper vorging, ohne dass ich ernsthaft krank war."

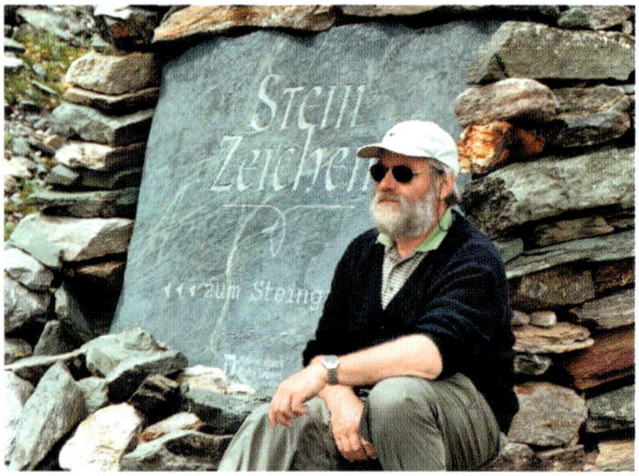

Die natürlichen Hormone der Yamswurzel machten Claus Stoike in seinen Wechseljahren wieder fit und mobil

Claus Stoike konsultierte seinen Hausarzt, der ihm jedoch eine tadellose Gesundheit bescheinigte. Da er auch ein beklemmendes Gefühl am Herzen verspürte, ließ sich der Patient zusätzlich von einem Internisten untersuchen. Doch auch der fand nichts. Stoikes Männerbild geriet zusehends ins Wanken.

Die Männersprechstunde

Wechseljahre hatte der Handwerker bis dahin nur mit Frauen in Verbindung gebracht, also mit dem „schwachen Geschlecht". Jetzt aber musste er feststellen, dass er auch als Mann davon betroffen war. Der Zufall wollte es, dass Stoike in seiner unmittelbaren Umgebung einen Frauenarzt mit Männersprechstunde kannte. „Es hat mich sehr viel Überwindung gekostet hin zugehen, doch ich wollte endlich wissen, was mit mir los war."

Nach einem ersten Kontaktgespräch mit Dr. Volker Rimkus wurde das Blut des Patienten untersucht. Ergebnis: sehr niedrige Östrogenwerte. Der Arzt wertete dies als deutliches Anzeichen für die Wechseljahre.

Er verschrieb dem Patienten ein Naturpräparat mit dem Wirkstoff der Yamswurzel, um den Östrogenspiegel wieder zu heben. Stoike nahm das Mittel bereitwillig ein – wenn auch nicht ohne Bedenken: „Das erste Vierteljahr hatte ich noch Angst, dass mir Brüste wachsen würden, aber allmählich fasste ich Vertrauen und bemerkte eine leichte Besserung meiner Beschwerden."

Das Vertrauen wuchs, als nach einem halben Jahr die beklemmenden Herzgefühle nachließen und wieder mehr Lebensfreude einkehrte. Da mit den Wechseljahren die Östrogenproduktion beim Mann dauerhaft zurückgeht, nimmt Claus Stoike das Yamswurzel-Präparat seither regelmäßig ein. Sein Allgemeinbefinden hat sich inzwischen deutlich verbessert. Er ist seine Gliederschmerzen los und hat dafür die sinnliche Lust wiedererlangt. „Selbst die Haare wachsen wieder besser als vorher."

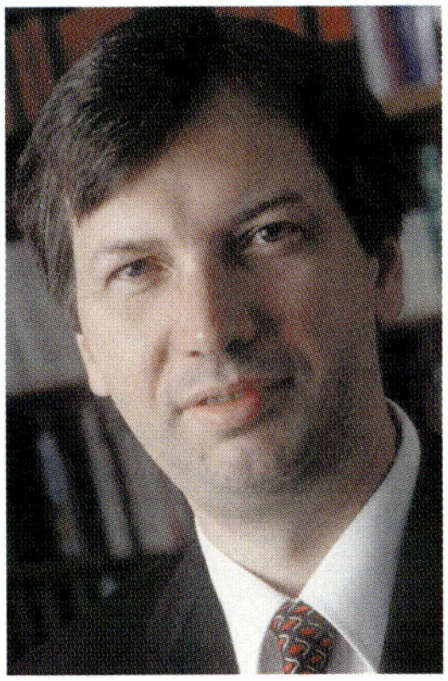

Professor Dr. med. Hartmut Göbel, Facharzt für Neurologie, Spezielle Schmerztherapie, Psychotherapie sowie Diplom-Psychologe, ist ärztlicher Leiter der Neurologisch-verhaltensmedizinischen Schmerzklinik Kiel

Prof. Dr. med. Hartmut Göbel:

Es gibt natürliche Hilfe gegen Schmerzen

Wie ein anerkannter Schmerzexperte seinen Patienten mit Cannabis und Kräuterarzneien Linderung verschafft

Schon während des Studiums beschäftigte sich Hartmut Göbel mit der Schmerz-Problematik. „Phänomen Schmerz" war das Thema seiner psychologischen Diplomarbeit, in der medizinischen Dissertation ging es um die „Psychophysik des Schmerzes" und auch in seiner Habilitationsschrift („Schmerzmessung") hat er sich wissenschaftlich mit dem Thema befasst.

Seit einigen Jahren beobachtet Professor Göbel wesentliche Fortschritte in der Diagnostik und Behandlung von Schmerzen: „Früher glaubte man, dass Schmerzen ausschließlich die fest umrissene physikalische Reaktion auf eine übermäßige Aktivierung von Nerven seien. Heute weiß man, dass Schmerzen durch die unterschiedlichsten Einwirkungen entstehen, verstärkt und unterhalten werden können. Dazu gehören einerseits biologische Faktoren, andererseits jedoch auch psychische und emotionale Faktoren. Auch die Bewertung durch das soziale Umfeld spielt eine Rolle."

Göbel vertraut einer ganzheitlichen Betrachtung und glaubt, dass nur so das komplexe Thema Schmerz in den Griff zu bekommen sei. „Wir Ärzte müssen uns austauschen, zusammenarbeiten, denn Alleingänge von Fachärzten führen in eine Sackgasse."

Aufklärung des Patienten – das oberste Gebot

Wir Ärzte müssen uns austauschen, zusammenarbeiten, denn Alleingänge von Fachärzten führen in eine Sackgasse.

Das Misstrauen vieler Patienten kann der erfahrene Mediziner gut verstehen: „Oft haben Patienten eine Vielzahl von ambulanten und stationären Angeboten beansprucht, ohne dass eine klare Ursache ermittelt und eine adäquate Therapie konzipiert wurde." Aus Verzweiflung über die Ratlosigkeit der Ärzte suchen immer mehr Patienten nach unkonventionellen Wegen oder neigen zu einer unkontrollierten Selbstmedikation. Gefragt ist hier, so Göbel, eine umfassende Information: „Wir müssen die Patienten besser aufklären, müssen sie über die individuellen Schmerzerkrankungen, deren Entstehungsmechanismen, über medikamentöse und nicht-medikamentöse Verfahren zur Selbstkontrolle und Selbstbehandlung der Schmerzerkrankungen beraten. Außerdem sollten die Patienten mehr über alternative Methoden, Entspannungsverfahren, physikalische Therapieverfahren und über Phytotherapien erfahren. Darauf haben wir in der Vergangenheit zu wenig Wert gelegt."

Zunächst müssen die Patienten begreifen, dass eine moderne Schmerztherapie im Wesentlichen fünf Bausteine umfasst:

1. richtiges Verhalten des Schmerzpatienten (vermeiden von Auslöser- und Verstärkerfaktoren),
2. optimale Ernährung,
3. Entspannungstechniken,
4. physikalische Therapie (u.a. manuelle Drucktechniken),
5. Behandlung mit pflanzlichen Arzneimitteln.

Cannabis als Schmerzmittel

Opium aus Schlafmohn gilt als eines der potentesten Schmerzmittel überhaupt. Auch die Cannabinoide aus der Hanf-Pflanze wurden früher sehr häufig erfolgreich bei Schmerzen, Übelkeit und Erbrechen eingesetzt. Bereits Hildegard von Bingen beschreibt die Wirksamkeit dieser Heilpflanze. Doch erst in jüngster Vergangenheit hat man im Körper die Schaltstellen entdeckt, die durch die Cannabinoide aktiviert werden. Professor Göbel erklärt: „Es handelt sich um ein eigenständiges System, das sowohl Schmerzen regulieren, Übelkeit und Erbrechen normalisieren als auch auf das Immungeschehen einwirken kann."

Doch erst in jüngster Vergangenheit hat man im Körper die Schaltstellen entdeckt, die durch die Cannabinoide aktiviert werden.

Neueste Forschungsergebnisse zeigen, dass Hanf ganz maßgeblich für die Regulierung des Zelluntergangs, etwa beim Schlaganfall, positiv genutzt werden kann.

Aufgrund dieser Ergebnisse hat das Bundesministerium für Gesundheit 1998 Dronabinol, den Hauptwirkstoff aus der Hanfpflanze, durch Änderung des Betäubungsmittelgesetzes verordnungsfähig gemacht. Der Wirkstoff ist nun als legales Arzneimittel verfügbar.

Die Teufelskralle: Kraftpaket aus Afrika

Auf der Suche nach wirksamen Schmerzmitteln haben Wissenschaftler auch eine jahrhundertealte Heilpflanze der traditionellen afrikanischen Medizin wiederentdeckt: die Teufelskralle. Medizinmänner in den Savannen der Kalahari setzen die zerriebenen Wurzeln dieses Sesamgewächses schon lange gegen Schmerzen ein.

Basierend auf mündlichen Überlieferungen afrikanischer Naturvölker führte Professor Göbel eine wissenschaftliche Studie zur Wirksamkeit der Teufelskralle durch. Verglichen wurde die Wirksamkeit des Mittels gegenüber Placebo bei Patienten mit chronischen Nacken- und Rückenschmerzen. Die Ergebnisse waren überraschend gut:

„Bei fast allen Teufelskralle-Patienten zeigte sich eine deutliche Besserung der Schmerzempfindlichkeit sowie der Muskelverspannungen."

In der Placebogruppe kam es dagegen bei fast jedem zweiten Patienten zu einer Verschlechterung. Neueste Forschungsergebnisse zeigen noch deutlicher, dass die Wirkstoffe hemmend auf Enzyme wirken, die für die Schmerzsensibilisierung verantwortlich sind. Teufelskralle ist also ein sehr wirksames Schmerzmittel.

Sanfte Heilung mit Pestwurz und Myrrhe

Zur Vorbeugung von Migräneattacken, aber auch von anderen Schmerzen hat sich auch die Pestwurz in aktuellen Studien als wirksam erwiesen. Die Pflanze ist im europäischen Raum präsent und findet sich vor allem in Klöstern, da sie bereits in den Apothekengärten der Mönche angepflanzt worden ist. Die Pestwurz enthält entzündungshemmende Wirkstoffe, die früher bei Geschwüren wirksam eingesetzt wurden.

Auch Myrrhe ist in vielen Ländern als schmerzlindernde Arznei bekannt. Bereits in der Kreuzigungsszene bekam Jesus von einem Soldaten einen Essigauszug aus Myrrhe zur Linderung seiner Schmerzen. Ebenfalls besonders wirkungsvoll ist die Salicylsäure aus dem Saft der Silberweide. Dieser diente im 19. Jahrhundert als Schmerzmittel und war Vorbild für die Entwicklung von Aspirin.

Mit Cannabis dem Rollstuhl entstiegen

Barbara Schuhmann machte schon vor über zwanzig Jahren Bekanntschaft mit Rückenschmerzen. Damals war das für die Ratinger Physiotherapeutin jedoch noch kein Grund zur Sorge: „In meinem Beruf ist es ganz normal, dass es einen ab und zu mal im Kreuz zwickt." Wenn die Schmerzen eine Zeit lang anhielten, ging sie zum Arzt und ließ sich Cortison spritzen. Vor ihrer Selbstständigkeit holte sich Barbara Schuhmann noch ein ärztliches Gutachten. „Ich wollte sicher gehen, dass mein Rücken mir nicht irgendwann echte Probleme machen würde." Das Ergebnis der Röntgenbilder gab ihr genug Sicherheit, um 1985 eine eigene Praxis für Physiotherapie zu eröffnen.

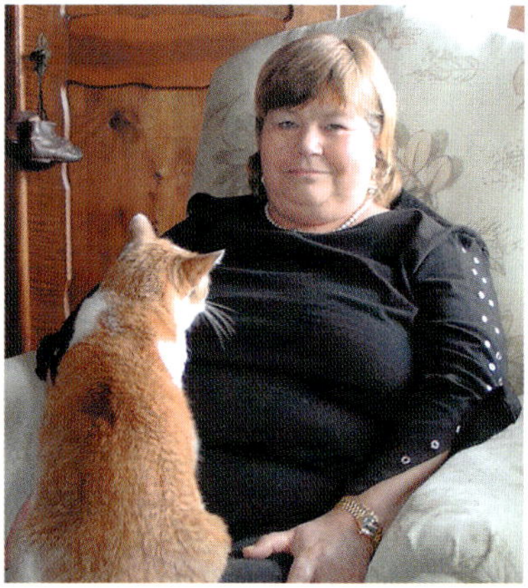

Dass Barbara Schuhmann heute wieder kleine Strecken laufen kann, verdankt sie der Cannabis-Therapie

Nachdem die Masseurin und Physiotherapeutin bereits zwölf Jahre in ihrer Praxis gearbeitet hatte, stellten sich permanente Rückenschmerzen ein: „Ich konnte kaum mehr arbeiten." Sie ging für zwei Wochen stationär ins Krankenhaus. Dort wurden ihr jeden Tag Medikamente und Betäubungsmittel in den Wirbelkanal gespritzt, was zunächst auch wunderbar wirkte. Doch bereits wenige

Tage nach der Entlassung aus dem Krankenhaus waren die Rückenschmerzen wieder da. Barbara Schuhmann konnte nicht mehr arbeiten und überließ ihrem Ehemann die Weiterführung ihrer Praxis.

Lösungssuche auf eigene Faust

Anfang 1998 musste die Patientin wegen ihrer Beschwerden wieder im Krankenhaus behandelt werden. Auch diesmal erhielt sie nur Spritzen, die Ursache des Leidens konnte wieder nicht festgestellt werden. Bald darauf ergab eine Kernspin-Tomographie, dass die Schmerzen vom Wirbelkanal ausgingen und die Bandscheibe gestaucht war. Über einen Freund erfuhr Barbara Schuhmann von einem Mühlheimer Radiologen, der mit seiner Laser-Methode schon viele Patienten am Rücken erfolgreich operiert hatte. Im Juni 1999 ließ sich Barbara Schuhmann von diesem Arzt ambulant behandeln. Die Operation wurde zunächst nur an einer Seite der Wirbelsäule vollzogen. Ein weiterer Eingriff sollte erst Monate später stattfinden.

Zunächst hatte die Patientin keine Schmerzen mehr, doch schon nach wenigen Wochen ging das Drama von vorne los. Nun wurde die verzweifelte Frau in einem Duisburger Krankenhaus am Wirbelkanal operiert – wieder ohne Erfolg. Barbara Schuhmann fiel es immer schwerer, sich auf den Beinen zu halten. Ende 1999 benötigte sie einen Rollstuhl. Bis ihr ein MS-Patient von der Kieler Schmerzklinik erzählte. Professor Göbel stellte sie dort im Juli 2000 auf Opioide (morphiumähnliche Schmerzmittel) ein.

Die Operation wurde zunächst nur an einer Seite der Wirbelsäule vollzogen.

Ein Cannabismittel betäubt die Schmerzen

Die Opioide befreiten die Patientin tatsächlich von ihren höllischen Schmerzen, doch die Nebenwirkungen machten ihr sehr zu schaffen: „Ich fing an zu zittern und die Zähne fielen mir aus." Sie fühlte sich ständig schwindelig und isolierte sich immer mehr von ihrem Mann und der Familie. Da diese Situation für die Ehefrau und Mutter unerträglich war, begab sie sich im Mai 2002 noch einmal in die Kieler Schmerzklinik.

Professor Göbel hatte in der Zwischenzeit auch das Hanf-Präparat Dronabinol in sein Behandlungskonzept aufgenommen. Mit Hilfe dieses Cannabismittels konnten bei Barbara Schuhmann sowohl die Schmerzen betäubt als auch die Nebenwirkungen genommen werden. Heute benötigt sie nur noch auf längeren Strecken den Rollstuhl: „Ich kann jetzt endlich wieder Spaziergänge ohne Schmerzen und Rauschzustand unternehmen."

Dieter Trzolek:

Mit Kohl und Quark am Spielfeldrand

Der Physiotherapeut von Bayer 04 Leverkusen setzt auf Naturheilkunde

Mit 15 Jahren begann Dieter Trzolek seine Krankenpflegerlehre. Gleich danach schloss er die Ausbildung zum Masseur an und arbeitete anschließend als Bademeister. Die Schulmedizin beobachtete er schon sehr früh mit kritischem Blick: „Ich fragte mich zum Beispiel, wie man Personen mit unterschiedlichem Körpergewicht bei gleicher Krankheit die selbe Menge Medizin verschreiben konnte."

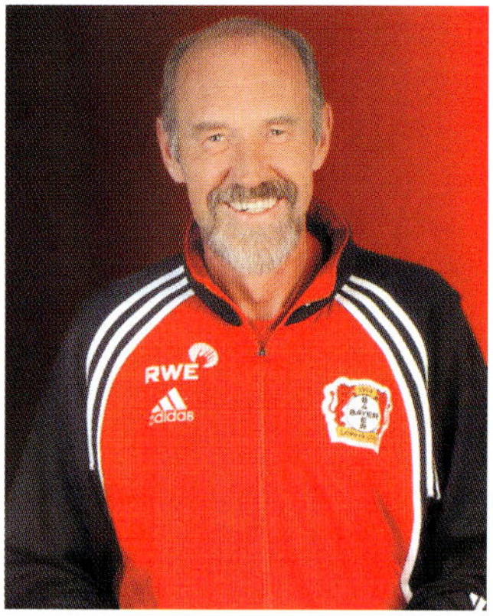

Dieter Trzolek, der Physiotherapeut von Bayer 04 Leverkusen, hilft Fußballprofis mit einfachen Hausmitteln nicht nur bei Sportverletzungen

Dieses Missverhältnis trieb ihn an, sich zum Heilpraktiker und später auch zum geopathischen Berater ausbilden zu lassen. Mit dem Arbeitsgerät eines Geopathen, dem Pendel, konnte er Medikamente auf ihre Wirkung oder auch Schädlichkeit überprüfen. Schlug das Pendel links aus, enthielt das Medikament schädliche Substanzen. Schlug das Pendel rechts aus, war es eher ohne Bedenken zu verwenden.

Naturheilkunde auch im Profisport

Der engagierte junge Mann ließ sich nun noch zum Sportphysiotherapeuten ausbilden, bildete sich ständig auch privat weiter und nahm sein ganzes Wissen mit zum Fußballverein Bayer 04 Leverkusen: „Bayer ist damals an mich herangetreten, da sie auf mich durch meine Arbeit bei kleineren Fußballvereinen und der Mittelrheinauswahl aufmerksam geworden waren."

Über jeden Spieler bei Bayer 04 Leverkusen führt Dieter Trzolek eine exakte Kartei, die ihm beim Einsatz der passenden Pflanzenmedizin sehr hilfreich ist: „Es gibt Spieler, die zum Beispiel auf bestimmte Pflanzen allergisch reagieren."

Mit diesem Wissen kann Dieter Trzolek gezielt seine Medizin einsetzen. Jeder Spieler erhält seinen individuellen Cocktail aus Kräutern und Vitaminen. „Auch wenn ein Spieler psychische Probleme oder Krankheitsfälle in seiner Familie hat, stehe ich ihm mit Rat und Tat zur Seite." So kam es schon häufig vor, dass Dieter Trzolek auch die Ehefrauen und Kinder der Spieler behandelte.

Blutwerte und Fitness der Spieler geben ihm Recht

Bei allen Spielern werden regelmäßig Bluttests gemacht. So kann Trzolek einen etwaigen Mangel an Vitaminen oder Mineralien rechtzeitig feststellen und ausgleichen. Seine Devise ist: „Vorsorge ist besser als Heilen". Treten bei einem seiner Schützlinge gesundheitliche Beschwerden auf, lässt der Mannschaftsarzt ihm eine Woche Zeit, den betroffenen Spieler zu behandeln. Mittlerweile hat der Mediziner sich schon daran gewöhnt, dass Dieter Trzolek mit seinen Methoden die Kranken schnell wieder fit machen kann.

Ein weiteres Geheimrezept von Dieter Trzolek ist Cystuskraut. Es kommt sehr häufig im warmen Griechenland vor und blüht dort von April bis Juni.

Es kam aber auch schon vor, dass Spieler aus Lustlosigkeit nicht spielen wollten und eine Erkrankung vorschützten. Die hatten aber bei ihrem findigen Physiotherapeuten keine Chance: „Anhand der Harn- oder Blutwerte konnte ich immer gleich erkennen, ob das Simulation war." Auch für die WM-Mannschaft stellte Bayer 04 die gesündesten Spieler bereit. Trzolek: „Bei mir wurde noch nie ‚fitgespritzt'." Die Spieler des Vereins erhalten von ihm nur Vitaminspritzen für das Muskelgewebe.

Heilen mit Kräutern, Kohl und Quark

Ein weiteres Geheimrezept von Dieter Trzolek ist Cystuskraut. Es kommt sehr häufig im warmen Griechenland vor und blüht dort von April bis Juni. Dieter Trzolek benutzt den Sud des Krauts um schlecht heilende Wunden damit abzutupfen. Gerade auch für Hobbysportler, die sich auf Aschenbahnen oder Asphaltböden beim Sturz Schürfwunden zuziehen, empfiehlt der Physiotherapeut einen Aufguss aus Cystuskraut.

Prellungen und Blutergüsse können bestens mit Kohl- oder Wirsingwickeln sowie auch mit Quark versorgt werden. Kohlwickel setzt Trzolek auch bei Gelenkschmerzen und Rheumabeschwerden ein. Dieses Gemüse ist für den Naturheiler ein wahres Wundermittel: Es wirkt auch bei Bronchitis und Röteln. „Und der größte Vorteil an Kohl ist, dass ich ihn auch unterwegs in jedem Hotelrestaurant oder Lebensmittelladen bekommen kann."

Allerdings ist sich Dieter Trzolek bewusst, dass er mit seinen sanften Methoden nicht alles behandeln kann: „Wenn ein Spieler umknickt oder sich einen Bänderriss zuzieht, dann muss er pausieren."

Würde man den „Arztkoffer" öffnen, den Dieter Trzolek zu Bundesligaspielen bei sich trägt, würde man außer Scheren, Verbänden und Eispackungen nichts Besonders darin finden. Bis auf eine unbeschriftete Sprühflasche. In diese hat der Physiotherapeut das Kräuteröl Echoran gefüllt. Die Hauptbestandteile sind Pfefferminz-, Rosmarin-, Eukalyptus-, Lavendel- und Gaultheriaöl, ein altbewährtes Mittel gegen Schmerzen. „Bei Bewusstlosigkeit sprühe ich diese Mischung auf die Zunge des Spielers. Das gibt die zweite Luft."

In der Regel behandelt er Blutergüsse mit Blutegeln, womit die Schwellung in kürzester Zeit verschwindet.

Michael Ballack: Mit Tonerde gegen den Bluterguss

Michael Ballack, seit 2000 beim FC Bayern München tätig, war auch zuvor schon – sowohl bei Leverkusen als auch in der Nationalmannschaft – einer der Spitzenspieler. Gegen Ende einer Bundesligasaison wurde bei einem Zweikampf sein kleiner Zeh gequetscht. Ein Spieler war ihm auf den Fuß getreten. „So eine kleine Verletzung kann sehr schmerzend und störend sein", weiß Trzolek. In der Regel behandelt er solche Blutergüsse mit Blutegeln, womit die Schwellung in kürzester Zeit verschwindet. Da die Fläche des kleinen Zehs aber nicht groß genug war, verwendete er stattdessen essigsaure Tonerde als Umschlag. Diese zog den Bluterguss heraus. „Man musste sich also vor der WM wegen dieser Kleinigkeit um Michael Ballack keine Sorgen machen."

Dr. med. Erwin Häringer:

Pflanzenheilkunde für die ganze Familie

Mit verschiedensten pflanzlichen Wirkstoffen rückt die Phytotherapie akuten und chronischen Leiden zu Leibe

Dr. med. Erwin Häringer, gebürtiger Hesse, ist leidenschaftlicher Befürworter der Phytotherapie. In diesem Bereich wissenschaftlich zu forschen und die Ergebnisse zu nutzen, tut Not, denn nach neuesten Umfrage-Ergebnissen verschiedener Institute fordern immer mehr Patienten den Einsatz von natürlichen Heilmitteln. Doch

Deutschlands Ärzte scheinen den Wünschen ihrer Klientel nur bedingt entgegenzukommen. Dr. Häringer: „Es gibt eine starke Lobby gegen Phytotherapien. Viele Wissenschaftler bescheinigen Pflanzenpräparaten nur eine geringe Wirksamkeit."

Das stimmt aber keineswegs: „Phytotherapie hilft nicht nur bei Bagatellerkrankungen. Pflanzenheilmittel können auch bei schweren chronischen Krankheiten erfolgreich eingesetzt werden. Das können wir mittlerweile auch beweisen", so Häringer. „Doch obwohl schon zu zahlreichen pflanzlichen Medikamenten wissenschaftliche Studien vorliegen, werden sie anscheinend nicht ausreichend zur Kenntnis genommen."

Wenn es um Selbstmedikation geht, werden die Patienten oft über den Tisch gezogen.

Auf die Qualität der Arzneien kommt es an

Die Folge davon ist, dass sorgfältig erforschte Präparate und unzureichend erprobte Mittel nicht deutlich genug auseinander gehalten werden. Dr. Häringer gibt ein Beispiel für die vielfältigen Anwendungsbereiche von Pflanzen. „Nehmen Sie den Nelkenbaum: Seine verschiedenen Inhaltsstoffe haben eine enorme Wirkung auf das Gehirn sowie auf Magen und Lunge. Die Nelke hat eine antibiotische Wirkung und hilft – wie jede Mutter wissen müsste – auch bei akuten Zahnschmerzen."

Nun kommt es auf die Verarbeitung der Wirkstoffe an – und hier gibt es gewaltige Unterschiede. Woher aber soll der Patient wissen, welches pflanzliche Produkt in welcher Form oder Dosierung helfen kann? „Wenn es um Selbstmedikation geht, werden die Patienten oft über den Tisch gezogen. Denn es gibt gute und schlechte Pflanzenmedizin." Beispielsweise ist Johanniskraut nicht gleich Johanniskraut: „Wenn ich es an der Tankstelle kaufe, kann das mitunter bedeuten, dass ich ein völlig wirkungsloses Nahrungsergänzungsmittel erwische."

Dr. Häringer rät also dringend, einen Arzt zu konsultieren, der sich mit Phytotherapie auskennt. „Er wird dem Patienten ein entsprechendes Medikament verschreiben, das wissenschaftlich überprüft und mit einer Zulassungsnummer versehen ist. Dieses Präparat kann er dann in der Apotheke erstehen. Die Kasse übernimmt in vielen Fällen einen Großteil der Kosten."

Das Forschen in Sachen Pflanzenheilkunde geht weiter

Das „Komitee Forschung Naturmedizin" (KFN) wurde 1999 gegründet. Es ist ein Zusammenschluss der führenden Phytopharmaka-Hersteller in Deutschland. Sie haben sich vorgenommen, die Forschung in der Pflanzenheilkunde weiter zu entwickeln. Im Rahmen des KFN bringen die Firmen ihre wissenschaftlichen Ergebnisse zusammen, um sie gemeinsam der Öffentlichkeit zugänglich zu machen. Doch obwohl man sich modernster anerkannter Forschungsmethoden, Anbau- und Herstellungsverfahren bedient, hat die Branche nach wie vor gegen Wissensdefizite und tradierte Meinungen zu kämpfen.

Die Qualität einer phytotherapeutischen Arznei wird vor allem von der Menge der verwendeten Heilpflanze (Droge) sowie auch vom Extraktionsmittel (Alkohol) bestimmt.

Hier soll das KFN Abhilfe schaffen: Man will aufklären, möchte das so genannte Qualitätsbewusstsein der breiten Öffentlichkeit schärfen. 1999 wurden die ersten Dokumentationen über Heilpflanzen veröffentlicht. Neben klinischen Studien sind hier auch pharmakologische Arbeiten aufgenommen, die zu den einzelnen Inhaltsstoffen gemacht wurden. Die Dokumentationen werden laufend aktualisiert und können über die KFN-Homepage kostenlos abgerufen werden (www.phytotherapie-komitee.de), so etwa zu den bewährten Heilpflanzen Mistel, Weißdorn, Efeu, Knoblauch, Ginkgo, Johanniskraut, Sägepalme, Keuschlamm, Weidenrinde und Baldrian.

Viele Pflanzen, viele Einsatzgebiete

Die Qualität einer phytotherapeutischen Arznei wird vor allem von der Menge der verwendeten Heilpflanze (Droge) sowie auch vom Extraktionsmittel (Alkohol) bestimmt. Beide Angaben müssen im Beipackzettel stehen.

Thymianpräparate beispielsweise werden entweder als Trockenextrakt oder als Öl aus Thymiankraut gewonnen. Thymian allein eignet sich besonders für Kinder bei Katarrhen und Bronchitis, als Kombinationspräparat bei trockenem Husten und bei Erkrankungen der Atemwege. Auch **Arzneien aus Efeublättern** bieten sich zur Behandlung von entzündlichen Bronchialerkrankungen bei Kindern an. Bei beiden Präparaten sind keine Nebenwirkungen bekannt.

Keuschlamm- oder auch Mönchspfeffer-Arznei wird aus den Früchten des Mönchspfeffers gewonnen. Keuschlamm hilft insbesondere der Frau bei prämenstruellen Beschwerden, lindert Regelschmerzen und baut Schwellungsschmerzen in den Brüsten ab. Die Pflanzenmedizin hat keine Nebenwirkungen.

Sägepalmen-Präparate werden aus Sabalfrüchten, häufig kombiniert mit Brennnesseln, gewonnen. Gute Ergebnisse erzielen sie bei Prostatavergrößerung und

Beschwerden beim Wasserlassen. Als mögliche Nebenwirkungen können jedoch hier auch Magenprobleme auftreten.

Ginkgopräparate sind Trockenextrakte aus Ginkgo-Blättern. Sie helfen bei vielen Altersbeschwerden. Zur primären Zielgruppe gehören Patienten mit degenerativer Demenz. Außerdem hilft Ginkgo bei Gedächtnisstörungen, Konzentrationsstörungen, depressiven Verstimmungen, Schwindel sowie bei Kopfschmerzen und Tinnitus.

Pflanzenarzneien heilten Prostatabeschwerden und Tinnitus

Der Medizinjournalist Dr. Till Keil aus München war durch eine Erkrankung in der Familie und durch sein berufliches Interesse besonders sensibilisiert, wenn es um das Thema Prostata ging. Sein Vater hatte seit dem 50. Lebensjahr unter Prostatabeschwerden gelitten, die mit den Jahren immer schlimmer wurden. Da er wegen einer Parkinsonerkrankung nicht operiert werden konnte, musste Till Keil machtlos mit ansehen, wie sich sein Vater mit höllischen Schmerzen quälte. „Ich hatte mir geschworen, dass ich bei meiner Prostata sehr wachsam sein würde."

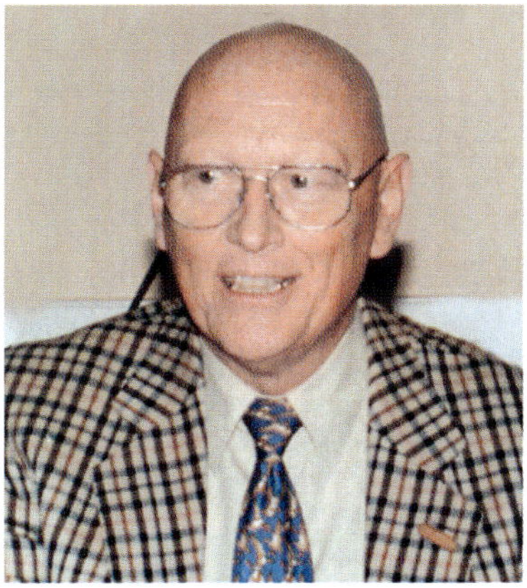

Seine Prostatabeschwerden behandelte Medizinjournalist Dr. Till Keil mit Sägepalmenarznei und die störenden Ohrgeräusche mit Ginkgo – beides brachte Erfolg!

Vor rund 15 Jahren war es dann auch bei Till Keil soweit: „Zunächst stellte ich fest, dass ich beim Wasserlassen Druck ausüben musste und dass es häufiger nachtröpfelte." Durch seinen Beruf war der Journalist gut informiert und wusste, dass man solche Beschwerden im Anfangsstadium sehr gut pflanzlich behandeln kann. Er machte ein Präparat ausfindig, das den Wirkstoff der Sägepalme enthielt und in der Forschung schon sehr gute Ergebnisse erzielt hatte. „Ich besorgte mir den Sägepalmen-Extrakt und nahm ihn im Eigenversuch über mehrere Jahre regelmäßig ein."

Genauso wie die Symptome schleichend auftraten, machte sich auch eine Verbesserung nur langsam bemerkbar. „Nach ungefähr zwei Jahren stellte ich fest, dass ich keinerlei Probleme mehr beim Wasserlassen hatte."

Die eigene Erkenntnis reichte Till Keil jedoch nicht aus. Also ließ er sich zur Sicherheit noch von einem Urologen untersuchen. „Der Arzt bescheinigte mir eine jugendliche Prostata." Keil erzählte dem erstaunten Arzt von dem Sägepalmen-Präparat, das er gegen seine Prostatabeschwerden genommen hatte. Heute bekommt er die Arznei von seinem Arzt verschrieben. Er möchte erneuten Prostatabeschwerden vorbeugen und ist froh darüber, dass ihm seine Wachsamkeit viel Leid erspart hat.

Mit Ginkgo erfolgreich gegen Tinnitus

Vor einigen Jahren führte Till Keil ein Interview mit einem Hals-Nasen-Ohren-Arzt zum Thema Tinnitus. Dabei berichtete der Mediziner unter anderem von guten Erfolgen mit Ginkgo bei der Bekämpfung von lästigen Ohrgeräuschen. „Da ich zu dem Zeitpunkt selbst schon jahrelang an einem leichten Tinnitus gelitten hatte, wurde ich hellhörig und wollte es selbst gleich ausprobieren."

Er möchte erneuten Prostatabeschwerden vorbeugen und ist froh darüber, dass ihm seine Wachsamkeit viel Leid erspart hat.

Er nahm das Ginkgopräparat täglich ein und stellte nach einem halben Jahr einen Rückgang des Ohrgeräusches fest. Keil war sehr erfreut über diesen Erfolg und wollte sich damit zufrieden geben. Schließlich war ihm als Medizinjournalist bekannt, dass man Tinnitus nicht vollständig ausheilen kann. Umso erstaunter – und nicht minder erfreut – war er, als das Geräusch mit der Zeit ganz verschwand.

Mönchspfeffer brachte den Hormonhaushalt ins Lot

Ihre Kindheit verbrachte Elisabeth Buchner in Montevideo (Uruguay), da ihr Vater dort als Lehrer tätig war. Nachdem sie in Deutschland ihren Schulabschluss gemacht hatte, absolvierte sie ein soziales Jahr und schloss anschließend eine Ausbildung zur Erzieherin ab. Mitte der 80er-Jahre zog sie mit ihrem Mann und ihren vier Kindern für einige Jahre in die USA.

Nach der Geburt ihres vierten Kindes schlichen sich bei Elisabeth Buchner immer mehr Beschwerden ein – ein langsamer Prozess über viele Jahre: „Ich bekam rheumatische Schmerzen in den Händen und verspürte einen immer stärker werdenden Druck auf meine Schilddrüse." Als sich auch noch extreme Zyklus-Schwankungen einstellten, fing sie an sich ernsthafte Sorgen zu machen. Die zusätzlich auftretende sexuelle Unlust wirkte sich negativ auf die Beziehung zu ihrem Ehemann aus. Auch die Hausarbeit und die Betreuung der Kinder fielen ihr immer schwerer: „Sobald die Kleinen sich auf den Weg zur Schule gemacht hatten, fiel ich todmüde auf die Wohnzimmercouch."

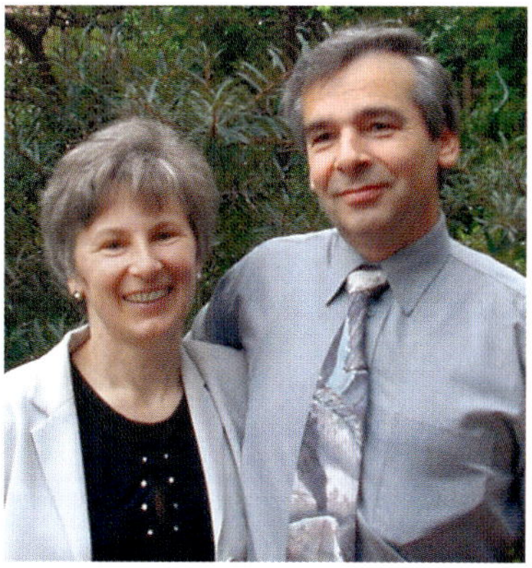

Als es Elisabeth Buchner gelang, mit Mönchspfeffer ihr hormonelles Gleichgewicht wieder herzustellen, verschwand auch das Rheuma

Nachdem Elisabeth Buchner mit ihrer Familie 1991 nach Deutschland zurückgekehrt war, vertraute sich die damals 38-Jährige ihrem Frauenarzt an. „Der Doktor meinte, dass das die ersten Anzeichen der Wechseljahre wären und dass ich Hormone nehmen sollte." Damit wollte sich die Frau aber nicht zufrieden geben. „Ich hatte bis dahin noch nie die Pille genommen und wollte mir auch in Zukunft nicht diese Hormonbomben antun."

Dank Mönchspfeffer verschwanden die Beschwerden

Fortan beschäftigte sich Elisabeth Buchner ausgiebig mit dem Thema „Hormonhaushalt bei Frauen". Da sie fest entschlossen war keine chemischen Keulen zu schlucken, wechselte sie ihren Frauenarzt und fand eine Ärztin, die sich auch mit alternativer Medizin beschäftigte. Sie schilderte der Medizinerin ihre Probleme und bekam Mönchspfeffer (Keuschlamm) verschrieben. „Da es ein natürliches Pflanzenheilmittel war, hatte ich keine Bedenken die Tabletten einzunehmen."

Der Doktor meinte, dass das die ersten Anzeichen der Wechseljahre wären und dass ich Hormone nehmen sollte.

Bereits nach kurzer Zeit stellte sich eine wesentliche Verbesserung der Beschwerden ein. Elisabeth Buchner nahm das Mittel über drei Jahre regelmäßig ein. „Ich wollte sicher gehen, dass die Symptome nicht wieder auftauchen." Heute empfiehlt sie auch ihren Töchtern bei Menstruationsbeschwerden Keuschlamm. Bei akuten Frauenbeschwerden verwendet sie auch gern Frauenmantel-Arzneien. Elisabeth Buchner gründete eine Selbsthifegruppe mit dem Namen „Hormonselbsthilfe" und schrieb ein Buch über das Thema: „Wenn Körper und Gefühle Achterbahn spielen. Hormone natürlich ins Gleichgewicht bringen".

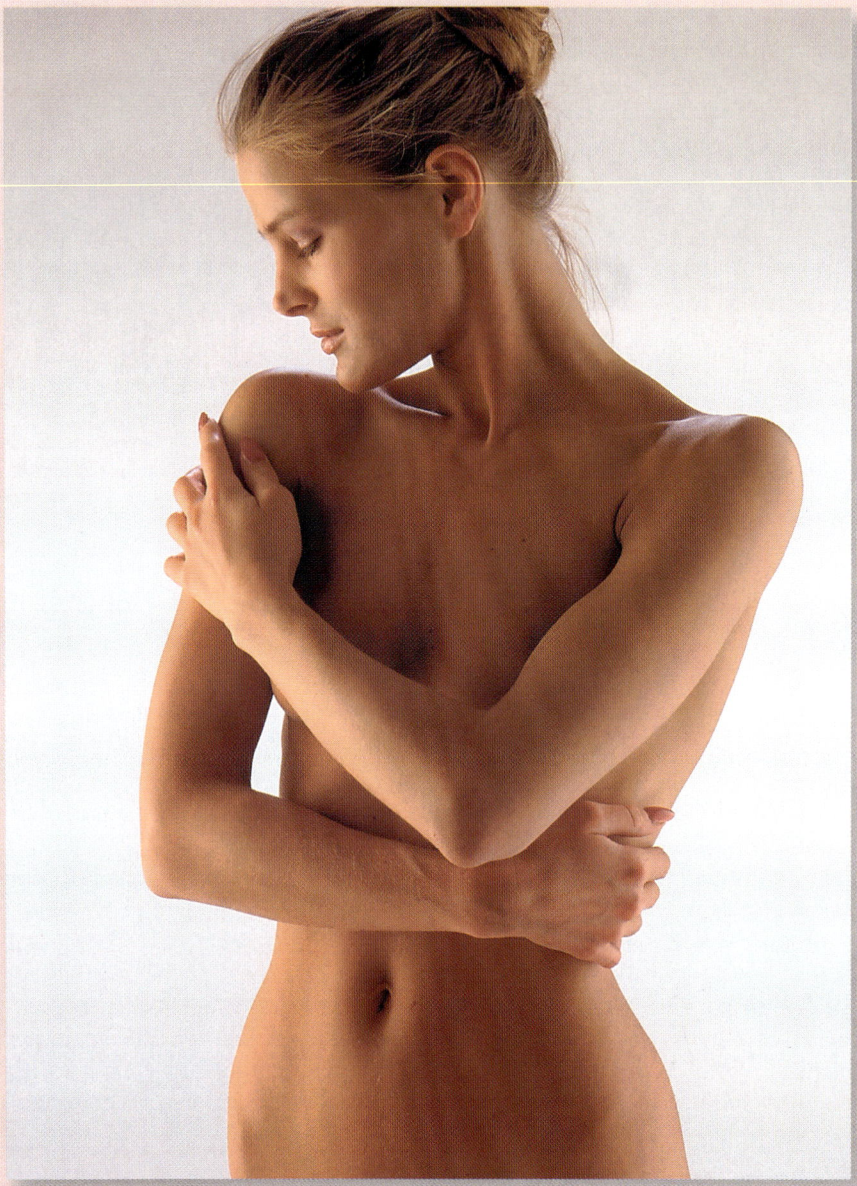

2. KAPITEL

Ganzheitsmedizin

Den Menschen als Einheit von Körper, Geist und Seele behandeln

In diesem Kapitel: • Dr. med. Veronica Carstens: „Geheimtipps" aus der Naturheilkunde gegen Alltagsbeschwerden • Dr. med. György Irmey: Biologische und konventionelle Krebstherapie schließen sich nicht aus • Dr. med. Wolfgang Scheef: Schulmedizin und Biologische Medizin – Gemeinsam sind sie stark • Helga Rietig: Die innere Harmonie ist wichtig, wenn der Mensch gesunden soll - *Fallbeispiel:* Ein Tumor im Ohr – durch sanfte Therapie geheilt • Patrick Römer: Mit der Palmtherapie lassen sich Ängste und Phobien besiegen - *Fallbeispiel:* Durch Palmtherapie von Spinnenphobie befreit • Dr. med. Wolfgang Bartel: Die Zähne sind die Feineinstellung der Wirbelsäule - *Fallbeispiel:* Ursache erkannt – Leiden gebannt • Walter Packi: Mit Biokinematik dem Schmerz auf den Grund gehen - *Fallbeispiel:* Endlich wieder aufrecht und schmerzfrei • Alan Baklayan: Wenn Parasiten krank machen – *Fallbeispiel:* Zapper und Leberreinigung brachten die Gesundheit zurück • Dr. med. Siegfried Rilling: Diagnostik mit dem Biotonometer und Therapie mit Spenglersanen - *Fallbeispiel:* Ich habe meinen Krebs besiegt

Dr. med. Veronica Carstens:

„Geheimtipps" aus der Naturheilkunde gegen Alltagsbeschwerden

Als Expertin für Homöopathie und andere alternative Heilmethoden wird sie weithin geschätzt

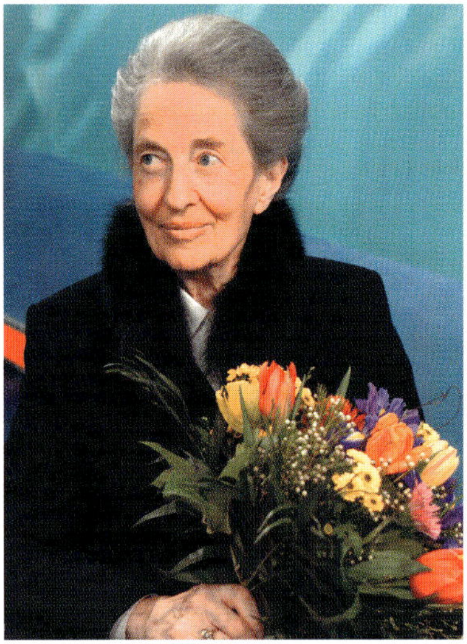

Dr. med. Veronica Carstens ist Ärztin für innere Medizin und Homöopathie. Mit der Fördergemeinschaft „Natur und Medizin" unterstützt sie wichtige Forschungsprojekte

Frau Dr. Carstens kennen sicherlich viele als Gattin des früheren und mittlerweile verstorbenen Bundespräsidenten der Bundesrepublik. Aber Frau Veronica Carstens hat sich auch in der Naturheilkunde seit mehr als 30 Jahren einen Namen gemacht. Sie ist die große Dame der Naturheilkunde und Homöopathie, für die sie sich mit viel Energie eingesetzt hat. Frau Dr. Carstens kam auf ihren vielen Reisen mit unterschiedlichen Heilmethoden (z. B. TCM) in Kontakt.

Die Internistin entschloss sich erst Anfang der 70er-Jahre, mit fast 50 Jahren, ihre Praxis mit der Naturheilkunde zu verbinden. Von 1979 bis 1989 übernahm sie die Schirmherrschaft der bundesdeutschen MS-Gesellschaft und war maßgeblich am Aufbau der MS-Selbsthilfegruppen beteiligt. 1981 gründete sie zusammen mit ihrem Mann die Carstens-Stiftung und zwei Jahre darauf die Fördergemeinschaft „Natur und Medizin".

Seit dem Tod ihres Mannes im Mai 1992 hat sie ihre gesamte Kraft vor allem in die Stiftung und Fördergemeinschaft investiert. Die Stiftung und die Fördergemeinschaft werden bald zusammengehen. Veronica Carstens widmet sich dennoch weiterhin ihrer Praxisarbeit und wird mit Interesse die Entwicklung in der Komplementärmedizin verfolgen.

Frau Dr. Carstens verfügt aufgrund ihrer langjährigen Erfahrung über vielfältige Tipps, wie man die Gesundheit erhalten und wiedergewinnen kann. Einige dieser Ratschläge hat sie in der Fliege-Sendung weitergegeben.

Mit Entstörungsgerät von Erdstrahlen befreit

Veronica Carstens hatte in ihrem Haus in Meckenheim viele Jahre Probleme mit dem Einschlafen. „Es gab nur einen Platz, an dem ich vernünftig schlafen konnte, und das war ein viel zu kurzes Sofa im Wohnzimmer." Da sie sich auch mit Erdstrahlung beschäftigte, ließ sie Wünschelrutengänger kommen, die aber alle nicht den Ausgangspunkt der negativen Strahlung lokalisieren konnten. „Ich denke, dass es nur sehr wenig qualifizierte Rutengänger gibt, vielleicht nur zirka 10 Prozent." Erst mit der Installation mehrerer Entstörungsgeräte im gesamten Haus fand sie endlich Ruhe. „Das Haus war extrem von der Erdstrahlung belastet, und ich glaube, dass diese negative Energie auch meinem Mann nicht gut getan hat." Mit Hilfe dieses Entstörungsgeräts konnte sie in den letzten Jahren schon unzähligen Patienten helfen, die unter schwersten Krankheitssymptomen litten.

Das Haus war extrem von der Erdstrahlung belastet, und ich glaube, dass diese negative Energie auch meinem Mann nicht gut getan hat.

Veronica Carstens sieht in der Zunahme der chemischen Umweltbelastung eine große Gefahr für die Menschheit. „Sie steckt durch die so genannten Holzschutzmittel in Möbeln, Holzdecken, Parkettböden, Klebern und allem, was aus Holz ist." Auch von Teppichböden, Tapeten, Anstrichen von Heizungen und Gardinen geht oft eine chemische Belastung aus. Hinzu kommen Gase, unter anderem Fluor-Chlor-Kohlenwasserstoffverbindungen, die aus den Müllverbrennungsanlagen entweichen. Nach Hochsteigen in die Atmosphäre gelangen sie über Wiesen, Getreidefelder, Obst, Gemüse, Milch und Fleisch in den menschlichen Organismus. „Dort besetzen sie die Fetthüllen der Nerven (Lipidstrukturen) in Gehirn und Rückenmark und schädigen dadurch nicht nur die Nervenzellen, sondern indirekt das Hormon- und Immunsystem. Auf diese Weise fördern sie die Entstehung von Allergien, Krebs und Nervenkrankheiten."

Da die meisten ihrer Patienten nicht die Schule oder den Arbeitsplatz wechseln können, empfiehlt Veronica Carstens den Körper mit „Effektiven Mikroorganismen" (EM) zu sanieren. „Das Mittel stammt aus der japanischen Agrarwissenschaft und wurde zunächst dazu verwendet, die umweltbelastenden Flüsse und Böden in Japan zu reinigen, um ein biologisches Gleichgewicht herzustellen." Sehr schnell kam man aber zu der Erkenntnis, dass „EM" auch den menschlichen Körper von Umweltgiften befreien könnte. Veronica Carstens nimmt dieses Mittel selber. „Leider gibt es ‚EM' nicht in Apotheken, sondern nur bei einem Versand. Es gilt noch immer als ein Geheimtipp, der aber von immer mehr Heilpraktikern aufgegriffen wird."

„Okoubaka" bei Vergiftungen und Magen-Darm-Beschwerden (Parasiten)

Ein pflanzliches (homöopathisches) Mittel, das Veronica Carstens bei Vergiftungen und Magen-Darm-Beschwerden empfiehlt, ist „Okoubaka". Es stammt aus der Rinde des afrikanischen Urwaldbaumes „Okoubaka aubrevillei", der vor allem in den Wäldern Ghanas und der Elfenbeinküste wächst. „Dieses Mittel bewährt sich seit alters her beim so genannten „Friedensmahl" nach Stammesfehden, bei dem der Häuptling des feindlichen Lagers sich mit dem Mittel vor Vergiftungen schützt. „Okoubaka" ist als homöopathisches Mittel in jeder Apotheke erhältlich und gehört bereits schon in viele Reiseapotheken. Veronica Carstens schwört darauf und nimmt es vor allem, wenn sie auswärts essen gehen „muss". „Ich habe jedes Mal Angst, mir irgendwelche Parasiten einzufangen und beuge deshalb lieber vor." Ein weiterer zuverlässiger Weg, sich von Parasiten zu befreien, ist die Einnahme der Schwarzwalnuss-Tinktur, die in ausgewählten Apotheken bezogen werden kann. „Man sollte aber erst mit wenigen Tropfen anfangen, der Geschmack ist leicht bitter."

Eine gute Möglichkeit einer Übersäuerung des Körpers vorzubeugen, ist für Dr. Carstens eine Diät, die sich nach der individuellen Blutgruppe richtet.

Eine gute Möglichkeit einer Übersäuerung des Körpers vorzubeugen, ist für Dr. Carstens eine Diät, die sich nach der individuellen Blutgruppe richtet. „Ich habe die Blutgruppe 0 und sollte deshalb lieber auf Milch, gluteinhaltige Produkte (z. B. Weizen) und Vollkornbrot verzichten." Die Diät, die auf Peter J. D'Adamo zurückgeht, ist aber noch umstritten. Für Veronica Carstens stellt sie kein Dogma dar. „Wenn jemand etwas gut verträgt, obwohl er es laut seiner Blutgruppe meiden sollte, darf er ruhig weitermachen. Wichtig ist immer auf seinen Körper zu hören."

Heilströmen – die schnelle medizinische Hilfe

In den letzten Jahren hat Veronica Carstens nicht nur das Japanische Heilströmen Jin Shin Jyutsu (siehe auch Kapitel 6) ihren Patienten empfohlen, sondern auch selbst in Anspruch genommen. „Ich bekam vor einigen Wochen in einer Bahnhofshalle sehr starke Schmerzen im Nackenbereich. Ich hielt dann zwei Finger der rechten Hand auf meine linke Ellenbeuge und konnte nach ein paar Minuten wieder ohne Schmerzen weitergehen." Das Buch „Japanisches Heilströmen. Altes Volkswissen zur Selbsthilfe" von Ingrid Schlieske (auch schon Gast bei Fliege) liegt bei Veronica Carstens immer griffbereit. „Dieses Buch ist schon oft meine letzte Rettung gewesen."

Dr. med. György Irmey:

Biologische und konventionelle Krebstherapie schließen sich nicht aus

Wie man Tumore mit natürlichen Methoden behandelt und damit auch bei Schulmedizinern Gehör findet

György Irmey beschäftigte sich schon während seines Studiums mit dem Thema Ganzheitsmedizin. Mittlerweile gilt der Krebsarzt in Deutschland als erste Adresse im Bereich der biologischen Krebstherapie. Von seinen schulmedizinischen Kollegen weitgehend anerkannt, bemüht er sich um eine Brückenfunktion zwischen der konventionellen und der alternativen Medizin. Dabei galt sein besonderes Interesse schon immer den schwierigsten Fragen der Heilkunde: „Das Thema Krebs hat mich nie losgelassen – zumal ich daran glaube, dass die biologischen Wege durchaus in der Lage sind, eine positive Antwort auf das Krankheitsgeschehen zu geben."

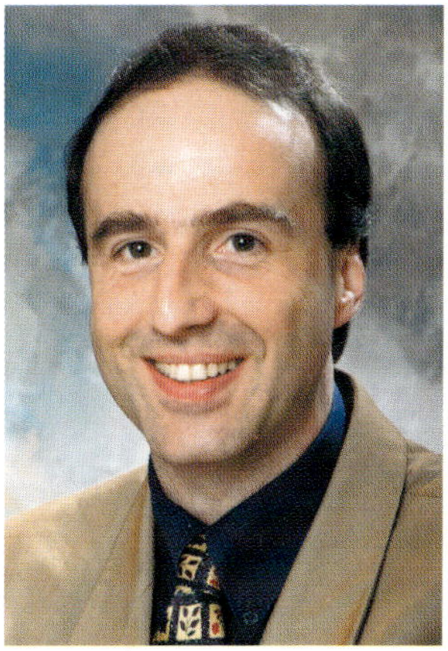

Dr. med. György Irmey, Allgemeinmediziner mit Privatpraxis in Heidelberg, ist auch Ärztlicher Leiter der Gesellschaft für Biologische Krebsabwehr e.V., Heidelberg

Irmey erinnert sich an seine Zeit als Assistenzarzt an der Äskulap-Klinik in Bad Rappenau: „Da hatten wir eine 60-jährige Patientin mit Eierstockkrebs im Endstadium. Sie galt als austherapiert und man sagte ihr, sie hätte lediglich noch eine Lebenserwartung von einer Woche. Wir versuchten es mit biologischen Krebstherapien, und nach sechs Wochen durfte die Frau wieder nach Hause. Sie lebte noch zehn Jahre. Von da an bin ich konsequent meinen Weg gegangen."

Für jeden Patienten gibt es die individuell richtige Therapie

Dr. Irmey schreibt in seinem Buch „110 wirksame Behandlungsmöglichkeiten bei Krebs": „Wichtig ist, dass sich der Patient informieren kann. Wir Ärzte müssen helfen, dass er alle wichtigen Informationen bekommt, welche alternativen Verfahren möglicherweise für ihn bedeutsam sein können. Hilfe kann dabei aus jeder Ecke kommen."

Selbst das an sich problematische geistige Heilen könne für manche Patienten der richtige Weg sein, meint Irmey. „Krebs darf keine unheilbare Krankheit sein, denn es gibt viele Möglichkeiten, den Krebs in den Griff zu bekommen."

Der engagierte Arzt legt die Schwachstellen der heutigen Krebstherapie offen: „Man sieht gerade in der Schulmedizin häufig nur die Krankheit und nicht den Patienten. Dabei ist es wichtig, dass der Mensch im Mittelpunkt steht. Denn der muss seine neue Rolle kennen lernen. Er muss aktiv werden und bereit sein, sein Lebensmuster zu ändern, um mit seiner Erkrankung besser klar zu kommen. Der Arzt begleitet lediglich diesen Prozess und kontrolliert, dass die ausgewählten Therapien Körper, Seele und Geist integrieren."

Der Arzt begleitet lediglich diesen Prozess und kontrolliert, dass die ausgewählten Therapien Körper, Seele und Geist integrieren.

Während die konventionelle Krebsmedizin alles unternimmt, um den Tumor zu entfernen, suchen die alternativen Krebsmediziner nach Wegen, um den Patienten körperlich und seelisch zu stärken. Dies steigert die Lebensqualität. „Wir sind heute in der biologischen Krebsmedizin deutlich weiter als noch vor zehn Jahren", berichtet Dr. György Irmey. „Da wir die konventionellen Therapien nicht grundsätzlich ablehnen, sie durchaus – wenn auch eingeschränkt – als notwendig betrachten, kommt von dieser Seite heute nicht nur starre Ablehnung, was die biologischen Wege betrifft."

So sind beispielsweise Immunregulationsverfahren wie Tumorimpfung, Hyperthermie oder Sauerstofftherapien deshalb anerkannt, weil sie bei vielen Krebspatienten großartige Ergebnisse erzielen.

Wie Pflanzen bei Krebs helfen können

Bei den abwehrstärkenden Pflanzen werden die Erfolge mehr und mehr zur Kenntnis genommen. Mistel und chinesische Phytotherapie sind hier nicht die einzigen wirkungsvollen Präparate. So wird beispielsweise Weihrauch gern bei Hirntumoren eingesetzt. Dr. Irmey: „Patienten, die im Rahmen einer klinischen Studie Weihrauchpräparate bekamen, spürten schon nach wenigen Tagen positive Wirkungen. Mit den Ödemen gingen auch die Lähmungen und die Kopfschmerzen zurück."

Auch bei Cannabis (Hanf) ist die frühere Ablehnungsfront deutlich aufgeweicht: „Cannabispräparate können gerade bei Schmerzzuständen, die als Nebenwirkungen der Chemotherapie auftreten, erfolgreich sein. Cannabis lockert die Muskeln, wirkt erweiternd auf die Bronchien und ist stimmungsaufhellend. Der Kranke fühlt sich entlastet. Er erlebt gewissermaßen einen Urlaub von der Krankheit."

Die Gesellschaft für Biologische Krebsabwehr e.V.

Seit 1990 ist Dr. György Irmey Chefredakteur der ärztlichen Fachzeitschrift „Erfahrungsheilkunde" und seit 1993 Ärztlicher Leiter der Gesellschaft für Biologische Krebsabwehr e.V. (GfBK) in Heidelberg. Diese unabhängige Organisation hat es sich zur Aufgabe gemacht, Krebskranke über die Möglichkeiten biologisch-ganzheitlicher Krebstherapien zu informieren und zu beraten. Die GfBK finanziert sich über Spenden und Mitgliedsbeiträge. In vielen deutschen Städten gibt es Beratungszentren, wobei die Beratungen kostenlos sind. Gleichzeitig bemüht sich die Gesellschaft, die Kostenübernahme biologischer Heilmittel durch die Krankenkassen zu erreichen. Darüber hinaus werden Studien finanziert mit dem Ziel, Hinweise auf die Anwendung und Verbreitung alternativer Heilmaßnahmen bei Krebserkrankungen zu erhalten. Einmal im Jahr findet ein von der GfBK organisierter Krebskongress mit namhaften Teilnehmern statt.

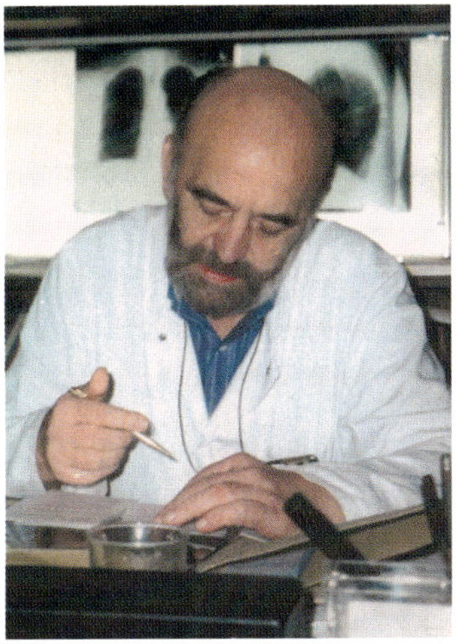

Der Onkologe Dr. med. Wolfgang Scheef leitete jahrzehntelang die Janker-Klinik in Bonn

Dr. med. Wolfgang Scheef:

Schulmedizin und Biologische Medizin: Gemeinsam sind sie stark

In der Krebstherapie muss es vor allem darum gehen, Lebensmut und Lebensqualität der Patienten zu stärken und zu verbessern

Dr. Wolfgang Scheef stammt aus einer Ärztefamilie. Schon der Vater war Mediziner und auch seine sechs Geschwister entschieden sich für den Arztberuf. Als Kind begleitete Wolfgang seinen Vater gern bei Hausbesuchen: „Ich habe viel von ihm gelernt. Mein Vater war ein kritischer Arzt mit Leib und Seele und hatte einen großen Einfluss auf meinen beruflichen Werdegang.

Aus seiner Feder stammen auch die 176 Scheefschen Regeln, ein Leitfaden für den Arzt und seine Aufgaben." Diese befassen sich beispielsweise mit der Berufsethik und den wichtigsten Eigenschaften eines guten Arztes.

Zu Beginn seines medizinischen Schaffens war Wolfgang Scheef ein Jahr lang Landarzt im Sauerland – ein so genannter Wald- und Wiesenarzt. Er erinnert sich: „Dort musste ich die Erfahrung machen, wie hilflos ich bei Krebs war. Eine meiner ersten Patientinnen war eine alte Dame, die voller Tumore und Metastasen war. Ich konnte nicht helfen. Da habe ich mir gesagt: ‚Wolfgang, du musst dich mit diesem Krankheitsbild beschäftigen.' Das habe ich dann 40 Jahre lang getan."

Wir müssen bereit sein, dazuzulernen. Ich lerne bis heute fast jeden Tag etwas Neues hinzu.

Stets fielen Dr. Scheef die großen Misserfolge in der Krebsmedizin auf: „Geht ein Krebspatient mit seinen Fragen zu zehn verschiedenen Ärzten, erhält er in der Regel zehn verschiedene Antworten. Viele meiner Kollegen bestehen darauf, den richtigen Weg bei der Behandlung von Krebspatienten gefunden zu haben. Doch Erfolge haben sie kaum vorzuweisen. Deshalb hat die Schulmedizin allein in meinen Augen versagt." Und weiter:

„Es gibt einfach zu viele Spezialisten, Fachärzte und Spezialisten der Spezialisten, die alle nicht bereit sind, sich auszutauschen. Warum setzen sich die Ärzte nicht zusammen? Warum gibt es keine gemeinsame Strategie von Schulmedizin und Biologischer Medizin?"

Zusammenarbeit ist für Dr. Wolfgang Scheef der einzig sinnvolle Weg. Er setzt sich für eine Vernetzung der unterschiedlichsten Fähigkeiten und Methoden ein: „Wir müssen bereit sein, dazuzulernen. Ich lerne bis heute fast jeden Tag etwas Neues hinzu."

Wie man bei Krebspatienten die Lebensqualität unterstützen kann

Es gibt sie durchaus, die richtigen Wege in der Krebsbehandlung, da ist sich Dr. Scheef sicher. Für ihn gibt zwei wichtige Schritte bei der Arbeit des Onkologen: „Erstens muss es uns gelingen, Tumorzellen abzubauen. Und zweitens müssen wir dafür sorgen, dass der Patient nicht überbehandelt wird."

Besonders wichtig erscheint dem Mediziner eine weitere Botschaft: „Krebs kann man heute in einem für den Patienten verträglichen Rahmen halten. Dies ermöglicht ein lebenswertes Leben und damit einen zufriedenen Umgang mit dem eigenen

Umfeld. Wir müssen dafür sorgen, dass der Krebspatient möglichst viel Lebensfreude bekommt."

Natürlich schlägt der engagierte Arzt auch konkrete medizinische Wege vor: „Wir brauchen kombinierte Therapiekonzepte aus der Schulmedizin und der Biologischen Krebsmedizin. Ein modernes onkologisches Therapiekonzept sucht immer nach verbesserten Standardtherapien und bietet komplementäre Zusatztherapien an." Manchmal kommt man nicht umhin, einen Tumor chirurgisch zu entfernen, das sieht auch Scheef so.

„Oft braucht man Chemo- und Bestrahlungstherapien. Aber wir brauchen zusätzlich auch die äußerst wirksamen komplementären Medizinen wie Thymus-, Mistel- und Hyperthermie, wie Psycho-Onkologie oder auch die Ernährungsoptimierung."

Chirurgen, Chemotherapeuten und biologische Mediziner müssen also ein gemeinsames Konzept entwickeln. „Außerdem müssen wir uns Zeit für den Patienten nehmen, seine Ängste und Nöte ernst nehmen", betont Scheef. „Wir müssen ihn beobachten und ihn begleiten, damit auch seine Psyche gesund wird."

Ein modernes onkologisches Therapiekonzept sucht immer nach verbesserten Standardtherapien und bietet komplementäre Zusatztherapien an.

Vor seiner Pensionierung leitete Dr. Scheef 21 Jahre lang die Janker-Klinik in Bonn. Dennoch ist er absolut kein Freund von langen Klinikaufenthalten: „Wir müssen die Verlagerung der Behandlung in den ambulanten Bereich verstärken. Das möchte der Patient und wir haben seine Wünsche ernst zu nehmen."

Auch heute, im Alter von fast 70 Jahren, sieht sich der engagierte Mediziner noch längst nicht auf dem Abstellgleis: „Ich arbeite noch zeitweise in einer Gemeinschaftspraxis und möchte meine Schützlinge weiter begleiten. Außerdem will ich ein Buch schreiben (Arbeitstitel: „40 Jahre im Schützengraben gegen den Krebs") und dafür sorgen, dass meine vier Kinder den richtigen Weg gehen. Sie sind alle Ärzte geworden."

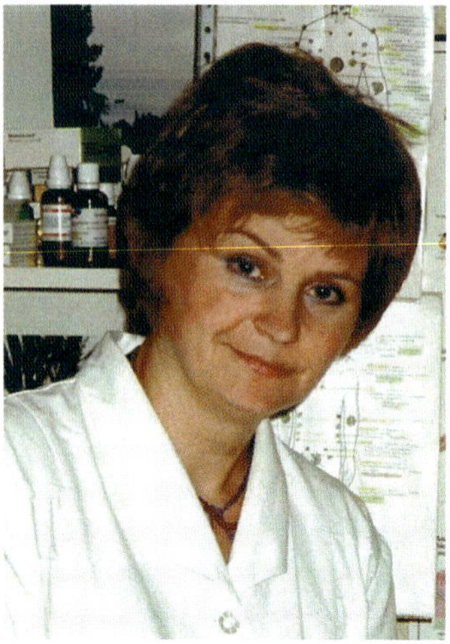

Helga Rietig arbeitete als Opernsängerin und Gesangslehrerin, bis sie sich entschloss, sich als Heilpraktikerin ausbilden zu lassen. Sie trat in die Fußstapfen ihres Vaters, der sich als Heilpratiker seit mehr als 25 Jahren vor allem mit Krebspatienten beschäftigt

Helga Rietig:

Die innere Harmonie ist wichtig, wenn der Mensch gesunden soll

Von der gründlichen Diagnostik zur richtigen Therapie. Wie eine Opernsängerin als Heilpraktikerin viel Anerkennung fand

Als Helga Rietig 16 Jahre alt war, wurde sie zum ersten Mal mit Krankheit und Tod konfrontiert. „Meine Großmutter, der ich sehr nahe stand, da ich bei ihr aufgewachsen war, litt an Brustkrebs. Ich habe sie lange Zeit leiden gesehen, bis sie starb. Dieses ‚Ereignis' hat mich sehr geprägt." Damals wusste sie allerdings noch nicht, dass sie das Thema Krankheit und Heilung später zu ihrem Beruf machen würde. Sie wollte Opernsängerin werden. Zehn Jahre lang war sie dann tatsächlich vor allem in Süddeutschland als Sängerin und Gesangslehrerin tätig.

„Mein Vater arbeitet seit Mitte der 70er-Jahre als Heilpraktiker", berichtet sie weiter. „Sein Schwerpunkt liegt in der Behandlung von Krebspatienten. Und er hatte mit seinem ganzheitlichen Therapiekonzept erstaunlichen Erfolg."

Doch letztlich motivierte die Liebe zu einem Mann, der in Berlin seine Zelte aufgeschlagen hatte, Helga Rietig zu einer beruflichen Neuorientierung. „Ich zog nach Berlin um und begann eine Heilpraktikerausbildung, legte die Prüfung ab und eröffnete eine Praxis. Von meinem Vater habe ich eine Menge Wissen und Erfahrungswerte bekommen. Für mich war deshalb auch klar, dass Krebspatienten in meiner Heilertätigkeit das Haupt-Augenmerk erhalten sollten."

„Wir Menschen", so sieht es Helga Rietig, „leben oft in einem Chaos, das sich dann durch unsere Krankheiten verdeutlicht. Krebs deutet auf ein ungeordnetes Zellsystem, die Zellen sind aus der Ordnung gefallen. Es ist die Aufgabe des Patienten, dafür zu sorgen, dass die Harmonie wieder hergestellt wird. Wir Therapeuten sollten diesen Prozess lediglich begleiten. Dabei kommt es darauf an, dass nicht nur der Körper, sondern auch die Seele und der Geist wieder ins Gleichgewicht gebracht werden. Deshalb arbeite ich nicht nur mit ‚materiellen' Therapiekonzepten, sondern zum Beispiel auch mit Psychotherapien (Hellinger, NLP usw.), mit Heil-Hypnose, Meditation und Bachblüten."

Ein komplexes Diagnosesystem führt zu individuellen Therapien

Helga Rietigs komplexes Diagnosesystem umfasst zum Einen den zeitaufwändigen Meridiantest (Bioenergetische Funktionsdiagnose nach Voll), zum Anderen unterschiedliche Diagnosemethoden wie Blut- und Urintests, Puls- und Irisdiagnose. „Vor allem der Meridiantest gehört zu meinem Standardprogramm. Dadurch erfahre ich, über wie viel Energie die einzelnen Organe verfügen, und welche Therapie für den Patienten die individuell passende ist", so die Expertin.

Dabei kommt es darauf an, dass nicht nur der Körper, sondern auch die Seele und der Geist wieder ins Gleichgewicht gebracht werden.

Helga Rietigs Therapiekonzept sieht eine Reihe unterschiedlicher Methoden vor. „Bei Krebspatienten kommt vor allem die Hyperthermie-Therapie zum Einsatz. Ergänzend homöopathische Aufbauspritzen, die Thymus-Therapie und auch eine Injekto-Akupunktur mit homöopathischen Arzneimitteln. Um vorhandene Gifte auszuleiten, vertraue ich unter anderem der guten alten Blutegel-Behandlung. Genauso wichtig sind Maßnahmen, um die Psyche des Patienten zu stabilisieren. Gute Erfolge habe ich beispielsweise mit Familienaufstellungen nach Hellinger."

Ein Tumor im Ohr – durch sanfte Therapie geheilt

Helmut Wetz ist Gynäkologe und führt seit einigen Jahren eine kleine Praxis für Frauenheilkunde in Berlin. Zwölf Jahre klinische Erfahrungen, unter anderem an der Uniklinik in Göttingen, statteten ihn mit dem nötigen Rüstzeug aus. Die späte Selbstständigkeit hat er nicht bereut, obwohl sie Disziplin, Durchhaltevermögen und eine gesunde Konstitution verlangt. Eine eigene Erkrankung glaubte er sich nicht leisten zu können. Als dann das Schicksal zuschlug, ging der überzeugte Schulmediziner einen ungewöhnlichen Weg: Er suchte und fand Hilfe bei der Heilpraktikerin Helga Rietig.

„Ich war mit dem Patientenzuspruch in der Praxis eigentlich ganz zufrieden", berichtet er. „Doch wenn man alles alleine machen muss – einem Kassenarzt wird heute viel zu viel Bürokratie zugemutet – ist auch der eigene Akku mal leer." Helmut Wetz klagte wiederholt über Erschöpfung und zunehmende Müdigkeit. Hinzu kamen Sensibilitätsstörungen in Armen und Beinen bis hin zu ziehenden Schmerzen im Rücken.

Die Schmerzen ließen nach, die Müdigkeit nahm ab und er hatte bald merklich mehr Energie.

„Mitte November 1999 bemerkte ich, dass ich auf einem Ohr nicht mehr richtig hörte. Ich suchte einen befreundeten HNO-Arzt auf, der mich gründlich untersuchte. Das Ohr wurde immer größer, wässerte und schmerzte. Die Untersuchungen zogen sich in die Länge, bis das dicke Ende kam: Krebs. Ich hatte einen Tumor im rechten Ohr." Helmut Wetz geriet in Panik, sah sich und seine Praxis gefährdet. „Mein HNO-Arzt riet zur Operation, sah keine Alternative. Aber ich wollte das nicht, wollte es einfach nicht wahr haben, dass es keinen anderen Weg geben sollte."

Wie die Suche nach Alternativen begann

Hilfe kam schließlich aus dem Freundeskreis: Eine langjährige Bekannte erzählte dem suchenden „Arzt-Patienten" von einem Heilpraktiker, der mit einem ganzheitlichen Therapiekonzept gerade bei Krebs erstaunliche Erfolge aufweisen konnte. „Ich begann die Erfahrungsberichte dieses Heilpraktikers zu lesen und fand vieles, was ich dort las, auch im schulmedizinischen Sinne nachvollziehbar. Und: Ich dachte darüber nach, ob dieser Weg nicht auch für meine Krankheit der richtige wäre." Helmut Wetz fand heraus, dass die Tochter des Heilpraktikers ebenfalls als Heilerin arbeitet und eine eigene Praxis vor Ort in Berlin hatte. Er erinnert sich: „Ich brauchte nicht lange, um mich zu entscheiden. Dieser Heilpraktikerin (Helga Rietig) wollte ich mein Vertrauen schenken".

Die Ganzheitsbehandlung brachte die Wende

Anfang Dezember 1999 suchte Helmut Wetz die Heilpraktikerin Helga Rietig auf. „Zunächst wurden Organmessungen, so genannte Meridianmessungen, gemacht. Dieses Verfahren war für mich kein Neuland. Was mich aber daran erstaunte, war die Genauigkeit, mit der vierzehn Organe und damit 86 Organanteile gemessen wurden. Wir Kassenärzte hätten gar nicht Zeit, derartige Tests zu machen. Ich gewann immer mehr Vertrauen in die Arbeit der Heilpraktikerin."

In den Tagen darauf begann die Intensivtherapie. Eine Ganzheitsbehandlung, bei der die Heilpraktikerin eine Reihe sich gegenseitig ergänzender Therapiemethoden kombinierte. „Ich bekam Aufbauspritzen (homöopathische Komplexmittel), Vitamine, Ohrakupunktur, Magnetfeldtherapie und dazu noch eine Blutegel-Behandlung. Diese Methode kannte ich schon aus meiner Zeit als Arzt in der Uniklinik in Göttingen. Schon damals war mir die Effektivität dieser Behandlung aufgefallen."

Helmut Wetz ging es schon nach wenigen Tagen wesentlich besser: Die Schmerzen ließen nach, die Müdigkeit nahm ab und er hatte bald merklich mehr Energie. Sein Urteil: „Was mir besonders gefiel, war, dass sie viele Gespräche mit mir führte. Die taten meiner Seele ausgesprochen gut. Sie wurde für mich zu einer Art Mama, der ich alles erzählen konnte."

Das neue Wissen gibt er auch seinen Patienten weiter

Helmut Wetz holte sich ergänzend zur Therapie bei Helga Rietig weiterhin den Rat seines HNO-Arztes ein. Auf die ärztliche Kontrolle wollte er nicht verzichten. Nach drei Monaten ließ er sich erneut von ihm untersuchen: Das Ergebnis: Der Tumor hatte sich vollständig zurückgebildet, von den begleitenden Krankheitszeichen war nichts mehr zu spüren.

Ich habe begonnen, bewusster über mein tagtägliches Verhalten, über meine Wünsche und Bedürfnisse nachzudenken.

„Ich war gesund, vital, ausgeglichen – und das ohne Operation, Chemo- oder Strahlentherapie." Ein kleines Wunder? Das Fazit von Helmut Wetz: „Ich bin seitdem offener geworden. Die alternative Medizin hat jetzt auch bei mir eine Chance. Und ich habe in meinem Leben viel verändert. Ich habe begonnen, bewusster über mein tagtägliches Verhalten, über meine Wünsche und Bedürfnisse nachzudenken und ich achte darüber hinaus auf eine biologische Lebensführung. Mein neues Wissen gebe ich auch meinen Patienten weiter. Wenn eine Patientin eine Hormonbehandlung ablehnt, biete ich auch biologische Mittel an. Das kam vorher selten bis gar nicht vor."

Helmut Wetz ging noch einen Schritt weiter und machte zusätzlich eine Ausbildung in Neuraltherapie. „Die Neuraltherapie habe ich bei meiner Heilpraktikerin entdeckt und auch diese Methode kommt heute meinen Patientinnen zugute." Mit Helga Rietig ist Helmut Wetz weiterhin in Kontakt. „Wir tauschen uns aus, führen richtige Fachgespräche. Und ich lerne immer noch dazu. Allerdings beruht das wohl auf Gegenseitigkeit. Übrigens: Ich weiß, dass ich nicht der einzige Schulmediziner bin, der sich von ihr behandeln ließ!"

Patrick Römer:

Mit der Palmtherapie lassen sich Ängste und Phobien besiegen

Die von Moshé Zwang entwickelte Methode wirkt schnell und einfach

Angst ist eine lebenswichtige Emotion. Ohne sie würden wir nicht lange überleben, weil wir einem heranrasenden Auto nicht ausweichen oder vor einem Abgrund nicht zurückschrecken würden. Zum Problem allerdings können Ängste werden, die rational nicht zu begründen sind – etwa höllische Panik vor Spinnen, Flugangst oder extreme Höhenangst.

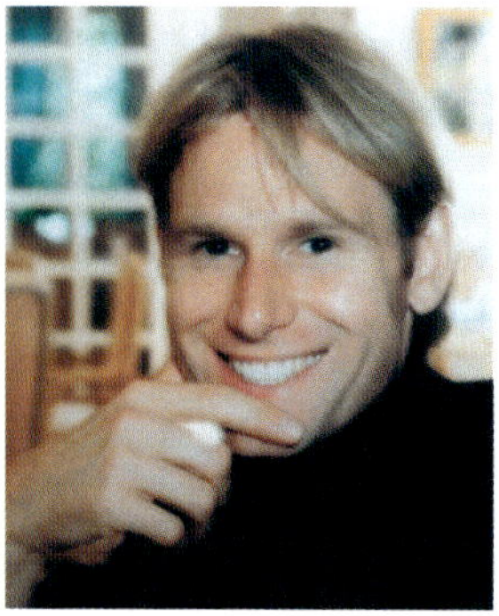

Patrick Römer, Heilpraktiker aus München, hängte seinen Beruf als Pilot an den Nagel, um mit der Palmtherapie Menschen zu neuer Lebensqualität zu verhelfen

Viele Menschen sind sich der Ursachen ihrer Ängste nicht bewusst und ihnen deshalb hilflos ausgeliefert. Doch für die meisten gibt es Aussicht auf Hilfe – auch ohne jahrelange kostenaufwändige Therapie. Der aus Israel stammende und in den USA lebende Moshé Zwang entwickelte zu diesem Zweck die Palmtherapie (Handflächentherapie). Durch Drücken bestimmter Punkte auf der Handfläche kann sie auch hartnäckige Ängste beseitigen – und das manchmal innerhalb von Minuten.

Hintergrund war Zwangs Interesse an metaphysischen Zusammenhängen, das ihn seit seiner Kindheit begleitete. Im Alter von 14 Jahren war er beim Baden im Meer beinahe ertrunken und schwebte schon außerhalb seines Körpers, als ihm eine Art Engel erschien, der seitdem sein Begleiter blieb: „Er sagte zu mir: ‚Moshé, geh zurück'. Seither kommunizierte ich häufig mit ihm. Er öffnete in mir ein Gefühl von allumfassender Liebe. Diese Liebe lasse ich in meine Therapie mit einfließen."

Dieses Nahtod-Erlebnis führte dazu, dass Zwang, der aus einer Familie von Wissenschaftlern stammt, sich für den Weg alternativer Heilmethoden entschied. Er wollte helfen. Während seiner Militärzeit bei der Marine lernte er auf Reisen das Kulturgut vieler anderer Völker kennen und bezog es in seine Entwicklung als Heiler mit ein. So beschäftigte er sich auch intensiv mit dem jahrtausendealten Wissen der Handlesekunst. Es wurde, zusammen mit den neuesten Erkenntnissen in der Neurologie, zur Grundlage für Zwangs Palmtherapie. „Besonders die deutlich sichtbaren Linien wie die Herz- und die Lebenslinie sind ein Ausdruck der psychischen Beschaffenheit des Menschen, seines Unterbewusstseins", erklärt der Heiler.

Wie die Handflächentherapie funktioniert

Moshé Zwang, damals noch in Israel als Professor für alternative Medizin und Akupunktur tätig, legte seinen Überlegungen Folgendes zugrunde: Die Hand, die auf den ganzen Körper bezogen einen relativ kleinen Raum einnimmt, belegt im Gehirn (Kortex) dagegen ein großes Areal: etwa ein Drittel im Vergleich zu allen anderen Körperteilen – sowohl in den Bereichen der Sensorik als auch in der Motorik. Durch das Nervensystem gibt es einen Austausch von Informationen in beide Richtungen: von der Hand zum Gehirn und auch umgekehrt.

Die Palmtherapie zeigt Wirkung bei tief sitzenden Ängsten, Phobien und traumatischen Erinnerungen bis hin zu Gefühlszuständen wie Wut und Leid.

Zwangs Hypothese ist demnach, dass in der Hand Gehirnaktivitäten abzulesen sind, die sich auf die Persönlichkeit und die Gefühle beziehen. Deshalb müsste es möglich sein, diejenigen Linien und Punkte der Hände zu stimulieren, die mit bestimmten Eigenschaften und Gefühlen im Gehirn verbunden sind.

Erstaunliche Resultate geben der Methode Recht

Zwang experimentierte und konnte seine Hypothese schon bald mit sensationellen Resultaten an Patienten belegen. Die Palmtherapie zeigte Wirkung bei tief sitzenden Ängsten, Phobien und traumatischen Erinnerungen bis hin zu Gefühlszuständen wie Wut und Leid. Eine besondere Herausforderung ist es für Zwang, Menschen mit Herzensleid zu helfen.

Um seine Entdeckung vielen Menschen zugänglich zu machen, zog Moshé Zwang Mitte der 80er-Jahre von Israel in die USA, wo er heute in der Nähe von Los Angeles lebt. Seinen Durchbruch erlebte er, nachdem 1995 sein Buch über die Palmtherapie erschienen war. Plötzlich stürzten sich sämtliche Fernsehsender auf den Heiler aus Israel. Eine ganze Reihe von Experimenten vor laufender Kamera verblüfften sowohl Reporter wie Zuschauer. Dabei war beispielsweise zu sehen, wie Zwang innerhalb von zehn Minuten ein fünfjähriges Mädchen von seiner panischen Hundephobie heilen konnte und wie das Kind das betreffende Tier nach der Behandlung sogar streichelte und herzte.

Die Palmtherapie ist außerdem bestens geeignet Menschen zu helfen, die über einen Unfallschock nicht hinwegkommen oder einen geliebten Menschen verloren haben. Deshalb arbeitet Moshé Zwang in letzter Zeit immer wieder in seinem Heimatland Israel, um den Opfern von Selbstmordattentätern und deren Angehörigen zur Seite zu stehen.

Bei allen Erfolgen aber legt Moshé Zwang großen Wert darauf, nicht als Wunderheiler zu gelten. Seine Methode beruht auf seiner gründlichen Vorbildung in Akupunktur und Akupressur und den Erkenntnissen der Handlesekunst. Er erläutert: „Im Grunde ist die Hand wie die Tastatur eines Computers. Wenn du weißt, wo du drücken musst, erzielst du automatisch die gewünschten Resultate."

Vom Lufthansapiloten zum Palmtherapeuten

In Deutschland ist die Palmtherapie noch wenig bekannt. Der einzige Schüler von Moshé Zwang, Patrick Römer, arbeitet in München mit dieser Methode. Er hatte den Erfinder der Palmtherapie vor einigen Jahren in Los Angeles kennen gelernt. Zu jener Zeit befand sich der damalige Lufthansa-Pilot in einer tiefen Sinnkrise und fand erstaunlich schnelle und wirkungsvolle Hilfe bei dem Therapeuten aus Israel. Im Anschluss an die Behandlung fühlte sich Römer so verändert – geradezu neugeboren. So beschloss er, sich zum Heilpraktiker ausbilden zu lassen, eine Zusatzausbildung bei Moshé Zwang zu absolvieren und seinen Pilotenberuf an den Nagel zu hängen.

Seine Methode beruht auf seiner gründlichen Vorbildung in Akupunktur und Akupressur und den Erkenntnissen der Handlesekunst.

Seither konnte er bereits vielen Menschen durch Palmtherapie helfen. „Der Schwerpunkt liegt sicherlich bei Angststörungen aller Art – egal ob sie nun generalisiert sind, ob sie traumatisch sind oder ob sie phobisch sind", erklärt Römer. Wie tief aber eine Behandlung geht, darüber entscheidet letztendlich der Patient: „In den ersten Sitzungen bleibt man meist eher an der Oberfläche. Wenn dann genügend Vertrauen aufgebaut ist, kann man auch tiefer sitzende Emotionen angehen. Wir haben festgestellt, dass man durch Drücken der Energiepunkte in einen alphawellenähnlichen Zustand versetzt werden kann. Das ist ein Zustand totaler Entspannung – auch auf geistiger Ebene. Das Bewusstsein verändert sich, man nimmt Dinge anders wahr – mitunter viel klarer. Probleme lassen sich so leichter bewältigen."

Durch Palmtherapie von Spinnenphobie befreit

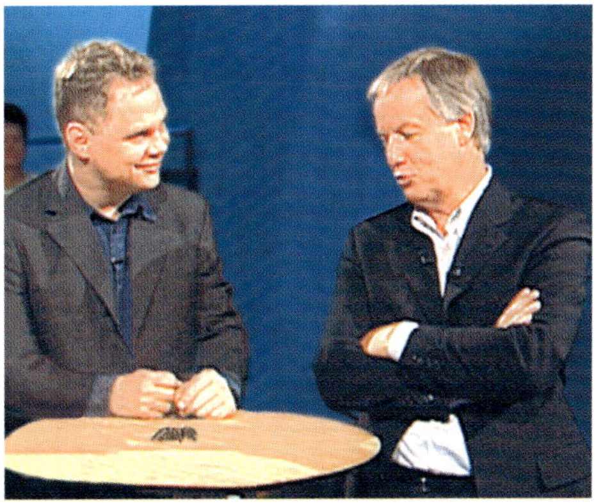

Nach erfolgreicher Palmtherapie können selbst große Vogelspinnen Jens Schleicher nicht mehr aus der Fassung bringen

Seinen größten Wunsch konnte sich der Drehbuchautor und Schauspieler Jens Schleicher lange nicht erfüllen: eine Reise in ein exotisches Land. Allein schon die Vorstellung, dort ganzen Legionen von fremdartigen Krabbeltieren ausgesetzt zu sein, löste in ihm heftigste Panik aus. Deshalb hatte sich Schleicher schon damit abgefunden, für immer auf die ersehnte Reise zu verzichten. Natürlich aber war er auch zu Hause in Köln nicht sicher vor Spinnen und Käfern: „Ich habe schon Nächte auf der Couch verbracht, weil sich so ein Vieh in mein Schlafzimmer verirrt hatte", sagt er. „Mir ist klar, dass diese Angst völlig irrational ist, aber sie verfolgt mich seit ich denken kann."

In der Fliege-Sendung wurde der Spinnenphobiker durch den Heilpraktiker Patrick Römer behandelt. Zu diesem Zweck hatte man eine etwa zehn Zentimeter große Vogelspinne ins Studio geholt. Jens Schleicher ertrug vor der Behandlung nur eine Distanz, von der aus er das Tier nicht einmal genau sehen konnte. Nach einer etwa zwanzigminütigen Sitzung mit Patrick Römer in einem Nebenraum kehrte ein sichtlich entspannter Jens Schleicher ins Studio zurück. Zu seiner eigenen Überraschung konnte der Schauspieler jetzt die Vogelspinne aus nächster Nähe betrachten. Ja, er streichelte das Tier sogar. Nun kann endlich ein lang gehegter Wunsch in Erfüllung gehen: Jens Schleicher plant einen Urlaub in Thailand.

Dr. med. Wolfgang Bartel:

Die Zähne sind die Feineinstellung der Wirbelsäule

Wie die Orofaziale Regulationstherapie über manuelle Behandlung im Gesicht viele Leiden und Schmerzen beheben kann

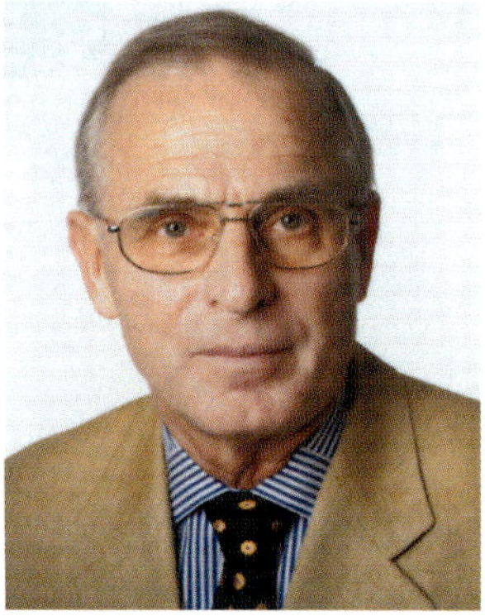

Dr. med. Wolfgang Bartel, Chirurg, Chiropraktiker und Sportmediziner aus Halberstadt bei Magdeburg, hat sich auf Orofaziale Regulationstherapie spezialisiert

Wolfgang Bartel war in seiner Jugend ein erfolgreicher Fußballer und spielte in der DDR-Juniorenauswahl. Sein Medizinstudium absolvierte er an der Humboldt-Universität Berlin. Es folgten die Facharztausbildung zum Chirurgen und eine Zusatzqualifikation zum Sportmediziner. Danach betreute der junge Arzt die Handball- und Fußball-Nationalmannschaft und auch die Leichtathleten der DDR. 1973 begann er in Schwerin mit der manuellen Therapie und wechselte später nach Magdeburg, bevor er schließlich 1975 als Chirurg im Halberstadter Krankenhaus anfing. Bei den olympischen Spielen in Moskau 1980 war er Mannschaftsarzt des DDR-Kaders und seit 1993 führt Dr. Bartel eine eigene Praxis.

Während seiner Zeit als DDR-Sportarzt kümmerte sich Bartel vor allem um den sportlichen Nachwuchs. Dabei stellte er bei 60 Prozent der Kinder einen Beckenschiefstand fest: „Dass die keine Rückenbeschwerden hatten, gab mir ein Rätsel auf." Umgekehrt wurde er später als Chirurg oft mit Patienten konfrontiert, die ohne ersichtlichen Grund unter Rückenschmerzen litten: „Die wollten operiert werden, obwohl ich auf den Röntgenbildern nichts erkennen konnte."

Ein neues Verständnis von Medizin

Erst Jahre später erhielt der engagierte Mediziner Antwort auf diese Ungereimtheiten. 1973 begann Dr. Wolfgang Bartel in Schwerin mit der Ausbildung in manueller Therapie. Damals hörte er auch zum ersten Mal vom so genannten Coston-Syndrom: „Coston war ein Amerikaner, der bereits in den 30er-Jahren einen Zusammenhang zwischen Kiefergelenkschmerzen und Rückenbeschwerden festgestellt hatte. Das fand ich höchst spannend."

Diese für ihn neue Erkenntnis ließ Bartel nicht mehr los. Über zwei DDR-Mediziner, die ins Ausland reisen durften, erhielt er stets Informationen über die neuesten medizinischen Entwicklungen und gewann in dieser Zeit ein völlig neues Verständnis von seinem Beruf: „Ich war im Stande, den Menschen mit meinen Fingern zu helfen."

Anfang der 80er-Jahre bildete er sich an den Wochenenden privat in Traditioneller Chinesischer Medizin (TCM) und Neuraltherapie fort: „Ich lernte die Akupunktur kennen, und das war eine hervorragende Ergänzung zur Chiropraktik." Sein Hauptaugenmerk aber richtete er auf das Thema Gesichts- und Kieferschmerzen.

Erfolg mit der Orofazialen Regulationstherapie

Mitte der 70er-Jahre behandelte Dr. Bartel im Halberstadter Krankenhaus viele Patienten, die am Coston-Syndrom, also an Störungen im Gesichtsbereich, litten. „Da ich mich während meiner regulären Arbeitszeit als Chirurg diesem Problem nicht widmen konnte, richtete ich dafür zweimal die Woche für zwei Stunden eine zusätzliche Sprechstunde ein."

Ich lernte die Akupunktur kennen und das war eine hervorragende Ergänzung zur Chiropraktik.

Sein Diagnose-Verfahren wurde mit der Einführung des so genannten Meersseman-Tests (nach Jean-Pierre Meersseman, ehemaliger Leiter der Klinik San Rocco in Como) erleichtert:

„Patienten mit Beckenschiefstand und Rückenbeschwerden mussten auf Watteröllchen kauen, die ich ihnen zwischen die Zahnreihen eingelegt hatte und gleichzeitig mehrere Minuten durch den Raum gehen."

War nach der Aktion der Schiefstand des Beckens aufgelöst, stand für Wolfgang Bartel fest, dass die Ursache der Rückenbeschwerden im Kieferbereich lag und der Patient ein Fall für den Kieferchirurgen war. „Wenn sich im Beckenbereich nichts veränderte, konnte ich mich mit meinen Fingern selber um den Rücken kümmern."

Heilung durch Korrektur von Fehlstellungen

Der Erfolg Wolfgang Bartels im Krankenhaus war so groß, dass er sich 1993 entschloss, eine eigene Praxis zu eröffnen. Mittlerweile kamen auch viele Mütter mit ihren Babys zu ihm. Oft waren es Säuglinge, die unter schweren Blähungen litten. Bei den meisten hatten sich während der Geburt die Kopfgelenke verschoben.

„Sowohl die Kopfgelenke als auch die Kiefergelenkknochen stehen in direkter Verbindung mit den Kreuzbein-Darmbein-Gelenken", erklärt Dr. Bartel. „Wenn es in einem dieser Bereiche zu Störungen kommt, hat das unmittelbare Auswirkungen auf das gesamte Körpersystem."

Durch manuelle Korrektur der beiden Kopfgelenke konnte er das Problem der Säuglinge auflösen. Der Arzt behandelte aber nicht nur mit seinen Fingern, sondern setzte auch Geräte für Elektrostimulation (TENS) ein, mit denen er die schmerzauslösenden Punkte am Körper reizte. Heute verwendet er sogar einen kleinen Laser.

Da ein falscher Zahnstand häufig die Ursache von starken Rückenschmerzen ist, sollten die Fehler unbedingt von einem Kieferchirurgen korrigiert werden. „Die Zähne sind die Feineinstellung der Wirbelsäule", so der Mediziner. Vor dem Besuch beim Zahnspezialisten hilft Dr. Bartel seinen Patienten, die betroffenen Muskelregionen entweder durch Spritzen, Massagen oder Akupunktur zu entspannen.

Da ein falscher Zahnstand häufig die Ursache von starken Rückenschmerzen ist, sollten die Fehler unbedingt von einem Kieferchirurgen korrigiert werden.

Im Laufe der Zeit arbeitete er mit immer mehr Zahnärzten und Kieferchirurgen in ganz Deutschland zusammen. Dr. Wolfgang Bartel ist zu einem der führenden Mediziner in der Behandlung von Gesichtsschmerzen (orofazialen Schmerzen) geworden. Er legt bei seiner Behandlung besonders Wert auf die Mitarbeit seiner Patienten: „Wenn die nicht ihre Hausaufgaben machen und die vorgeschriebenen Übungen nicht täglich durchführen, kann es schnell zu einem Rückfall kommen."

Ursache erkannt – Leiden gebannt

Als Ursula Schreiber im Februar 2000 zu ihrer Zahnärztin ging, hatte sie ein wunderbares Gebiss: „Ich hatte nie Karies gehabt. Nur als Kind war ich einmal vom Fahrrad gestürzt und ein linker Vorderzahn hatte sich grau verfärbt." Später ließ sie sich aus kosmetischen Gründen den Zahn überkronen und wollte nun die Krone erneuern lassen.

Doch es kam anders als geplant. Schon beim Einsetzen in den Oberkiefer verspürte die Patientin starke Schmerzen. „Die Zahnärztin versicherte mir aber, dass diese in wenigen Tagen verschwinden würden." Was Ursula Schreiber nicht wusste: Die Ärztin hatte – was nicht üblich ist – die Krone bereits einzementiert. Da sie selbst Zahnarzttochter ist, wunderte sie sich, dass sich ihre Zahnärztin bei den zahlreichen Nachbehandlungen schlichtweg weigerte, die Krone einfach wieder herauszunehmen. Dadurch konnte sich die in der Zwischenzeit aufgetretene Entzündung immer weiter ausbreiten: „Der ganze linke Oberkiefer war feuerrot und schmerzte fürchterlich. Schließlich bekam ich Antibiotika gegen die Infektion."

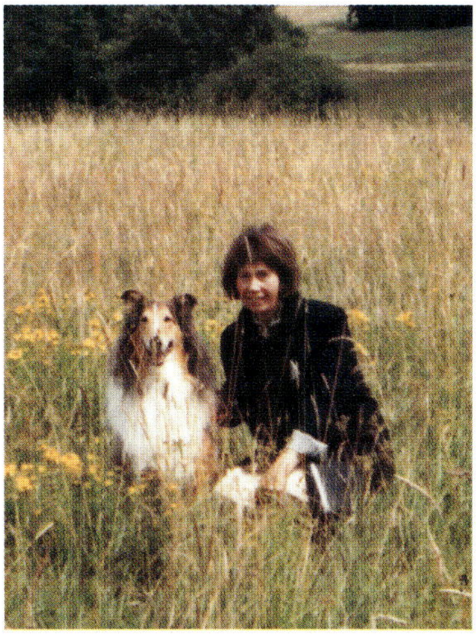

Zwölf gesunde Zähne musste Ursula Schreiber der „Heilkunst" ihrer Ärzte opfern, bevor die Ursache ihres Leidens erkannt wurde

Gesunde Zähne als Bauernopfer

Wegen anhaltender Beschwerden musste Ursula Schreiber einen Kieferchirurgen aufsuchen. Dieser röntgte das Gebiss nicht, sondern machte sich gleich an die Arbeit: „Über eine Stunde fuhrwerkte er an meinem Kiefer herum, bis er feststellte, dass er nicht hinter die Krone kam, weil sie zuzementiert war", berichtet die Patientin. Nach diesem erfolglosen Eingriff breitete sich die Infektion auf den ganzen Oberkiefer aus. Der Schmerz suchte immer wieder einzelne Zähne mit höllischen Schmerzen heim. „In dieser Zeit schlief ich nur noch eineinhalb Stunden pro Nacht und nahm über 20 Pfund ab."

Es folgte eine Odyssee, bei der Ursula Schreiber insgesamt 17 verschiedene Ärzte aufsuchte. Der vorletzte Zahnarzt zog erst den überkronten Zahn, den er als Schmerzherd vermutete. Da die Schmerzen mittlerweile aber auch andere Zähne betrafen, fielen mit der Zeit immer mehr gesunde Zähne der „Heilkunst" des Arztes zum Opfer: „Insgesamt verlor ich zwölf völlig gesunde Zähne. Mein Oberkiefer war schließlich bis auf drei Zähne leergefegt. Das einzige was ich nicht losgeworden war, waren meine Schmerzen."

Wie das Martyrium schließlich zu Ende ging

Über einen weiteren Zahnarzt gelangte Ursula Schreiber im Oktober 2001 dann schließlich zum Chiropraktiker und Sportmediziner Dr. Wolfgang Bartel nach Halberstadt. „Obwohl die Praxis völlig überlaufen war, fühlte sich die Patientin sofort wohl in den Händen des Arztes: „Ich hatte den Eindruck, dass er wusste, was zu tun war."

Als Ursache für die Schmerzen diagnostizierte Bartel bei Ursula Schreiber neben der starken Infektion auch den so genannten Stützzonenverlust. Das heißt: Da die Patientin immer mehr Zähne verlor, konnte das Scharniergelenk des Unterkiefers nicht mehr richtig arbeiten – „wie eine Tür, die eine Zeit lang falsch in den Angeln hängt". Diese Fehlfunktion strahlte auf den restlichen Körper aus und verursachte die unerklärlichen Schmerzen.

Da Dr. Bartels Schmerztherapie einen Zusammenhang herstellt zwischen den Schmerzen an den Zähnen und denen am restlichen Körper, behandelte er bei Ursula Schreiber nicht nur ihren Gesichts- und Kieferbereich, sondern auch ihre Halswirbel und den Rumpf. Es geht dabei nicht nur um das Einrenken von Wirbeln, sondern auch darum, Muskeln und Nerven zu entspannen. Dies geschieht entweder manuell oder mit Hilfe von Spritzen. Die Fehlstellungen wurden von Wolfgang Bartel korrigiert und damit verschwanden schließlich auch die Schmerzen. Bereits im Mai 2002 war Ursula Schreiber weitgehend schmerzfrei.

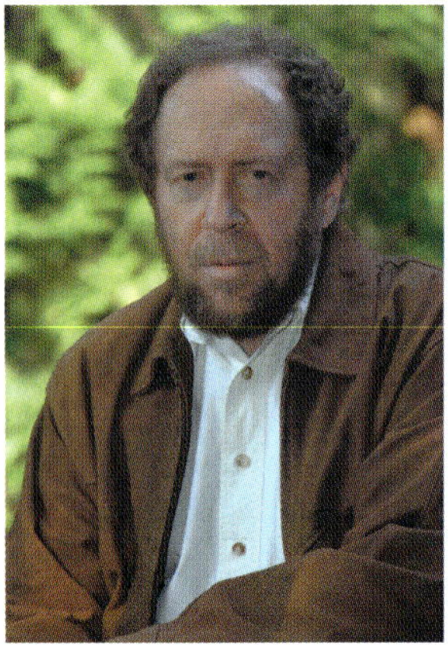

Walter Packi, Allgemeinmediziner in Freiburg konnte mit der Biokinematik schon vielen Schmerzpatienten helfen

Walter Packi:

Mit Biokinematik dem Schmerz auf den Grund gehen

Wie Schmerz und Bewegung zusammenhängen

Kein Wunder, dass Walter Packi den Weg des Arztes eingeschlagen hat: Bereits der Großvater und der Vater waren Mediziner. Nach dem Studium arbeitete Packi zwei Jahre in der Unfallchirurgie im badischen Lahr und unterrichtete an der Schule für Physiotherapie. In dieser Zeit erkannte der junge Arzt, dass er nicht den Karriereweg eines Chirurgen verfolgen wollte. Denn mit dieser Spezialisierung und einer 100-Stunden-Woche würde er keine Chance haben, seine Patienten intensiv und ganzheitlich zu behandeln.

Schmerzpatienten schickte Packi damals noch zum Osteopathen oder zum Neuraltherapeuten. Da die Schmerzen aber bei vielen Patienten schon bald nach einer

Behandlung wieder auftraten, wollte er sich intensiver mit dem Thema beschäftigen. Doch auch eine zusätzliche Chiropraktikerausbildung vermittelte dem engagierten Mediziner kein schlüssiges Konzept für die Schmerzbehandlung. 1983 stieg er in die Freiburger Praxis seines Vaters mit ein und befasste sich nun noch eingehender mit dem Schmerz und seinen Behandlungsmöglichkeiten. Ab 1988 führte er als Allgemeinmediziner die Praxis alleine fort und baute nebenbei ein Sportinstitut in Leverkusen auf.

Konnte ein Schmerz nicht in Zusammenhang mit einem vorangegangenen Schaden gestellt werden, wurde er zur eigenständigen Krankheit erhoben.

Schmerzforschung: ein Fass ohne Boden

Im Bereich der Schmerztheorie und -therapie herrschte zu Walter Packis Forschungsbeginn ein großes Durcheinander. Man unterteilte in die verschiedensten Schmerzbilder wie etwa Gelenk-, Knochen-, diverse Nerven- und Kopfschmerzen. Konnte ein Schmerz nicht in Zusammenhang mit einem vorangegangenen Schaden gestellt werden, wurde er zur eigenständigen Krankheit erhoben. Packi fand es bedenklich, dass es mit den zur Verfügung stehenden medizinischen Techniken nicht möglich war, den Millionen von chronischen Schmerzpatienten eine befriedigende Hilfe zu geben. Er hinterfragte die gängigen wissenschaftlichen Vorstellungen über den Schmerz und entwickelte seine eigene Schmerztheorie.

Falsche Bewegung als Schmerzursache

Walter Packi geht davon aus, dass der Mensch nicht für die moderne Zivilisation geschaffen ist. Die Lebensbedingungen vor etwa 5000 Jahren würden viel eher seinen natürlichen Anlagen entsprechen. Vor diesem Hintergrund lassen sich viele moderne Krankheiten herleiten: „Der damalige Mensch hat zum Beispiel nicht die ganze Zeit auf Stühlen gesessen. Er war ständig in Bewegung und hatte sicherlich keine Rückenschmerzen."

Nach Packis Ansicht hängen Schmerzen und Bewegungsapparat eng zusammen. Um diesen Wechselbeziehungen auf den Grund zu gehen, bediente sich der Freiburger Arzt verschiedener Modelle aus Mathematik, Biologie und Kybernetik (Lehre von Steuerungs- und Regelungsvorgängen). Seine wichtigste Erkenntnis:

„Alles was im Stande ist, im biologischen Körper die Bewegungsbahnen zu stören, wirkt als Schmerzursache. Schmerztherapie ist also die Wiederherstellung der ungestörten Bewegung."

Der einzige variable Teil im funktionellen Bewegungsapparat des Menschen ist der Muskel. Er arbeitet aktiv und ist sehr störanfällig. Kommt es bei ihm zu Veränderungen, hat das Folgen für den gesamten Bewegungsapparat. Für Walter Packi steht fest, dass zu jedem Schmerz ein funktionsgestörter Muskel gehört (etwa der Trizeps). Der Schmerz selbst macht sich aber nur im gesunden Gegenspieler (hier also dem Bizeps) bemerkbar, da dieser die Fehlfunktion auszugleichen versucht. Auf dieser Basis funktioniert Packis Biokinematik.

Rückwärts in der Schmerzbiographie

Nach der Theorie Walter Packis hat jeder Mensch eine individuelle „Schmerzbiografie", die Stück für Stück abgearbeitet werden muss: „Schmerzen können sich im Laufe der Zeit verändern. Beim Versuch sie zu unterdrücken, entsteht ein neuer fühlbarer Schmerz. Das Gedächtnis vergisst aber den ‚alten' Schmerz nicht."

So kann es sein, dass nach dem Auflösen akuter Schmerzen zunächst vermeintlich neue Beschwerden auftauchen, die aber schon lange im Körper gespeichert sind. Wenn im Verlauf der Behandlung weitere Schmerzen auftreten, ist dies demnach als Forschritt zu verstehen.

Schmerzen können sich im Laufe der Zeit verändern. Beim Versuch sie zu unterdrücken, entsteht ein neuer fühlbarer Schmerz.

„Aber natürlich ist es oft ziemlich schwierig, einen Menschen in solch einer schmerzvollen Situation zu motivieren."

Um die Funktion eines Muskels zu ändern, muss Walter Packi die Mechano-Rezeptoren, also die „Sinnesorgane" des Muskels reizen. Er umgeht damit die direkte Beeinflussung der Faser und stimuliert nur das Messorgan, das den Befehl an den Organismus weitergibt. Für die Reizsetzung, die nur einmal angewendet werden muss, nutzt Walter Packi zwei Möglichkeiten:

1. die Injektion eines Betäubungsmittels, das in den ersten Minuten eine anregende Wirkung hat und einen maximalen Reiz bewirkt;

2. die Fingerdrucktechnik, die besonders an leicht zugänglichen Rezeptoren wirksam ist. Dies sind Punkte, die sich oft mit den Meridianpunkten der chinesischen Medizin überschneiden.

Es liegt anschließend am Patienten, mit von Walter Packi vorgeschriebenen Bewegungsübungen die wiedergewonnenen Freiheiten auch zu nutzen. Eine dieser

Grundübungen ist die „Rückneigung". Der Patient sollte am Ende seiner Therapie mit dem Rücken mindestens einen 45 Grad-Winkel zu den Beinen bilden können.

Natürlich hat die neue Schmerztherapie auch Grenzen: Walter Packi kann einem Patienten nur schwer helfen, wenn beispielsweise durch orthopädische Operationen Körperteile bereits verlagert wurden. Er ist ohnehin ein Gegner vieler orthopädischer Operationen. Vor allem bei Kindern könne hier vieles zerstört werden.

Dank Biokinematik wieder aufrecht und schmerzfrei

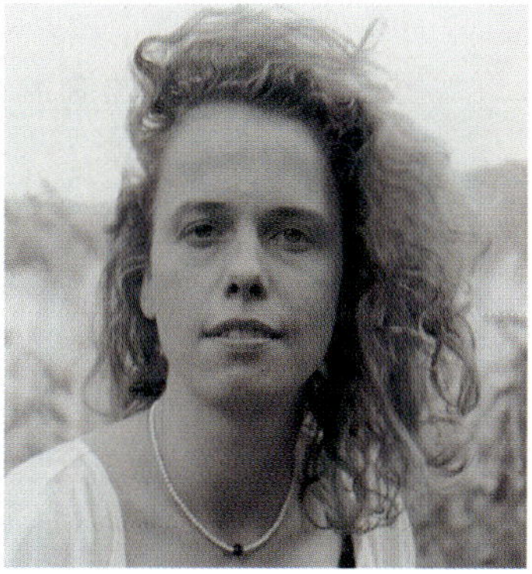

Von Schmerzen gebeugt kam Schauspielerin Maria Lindt in Walter Packis Praxis. Seine Therapie ersparte ihr weitere Operationen

Maria Lindt hatte sehr sorgsame Eltern. Da sie als Kind beim Gehen den linken Fuß leicht nach innen zog, schickte man sie zum Orthopäden. Dieser riet dringend zu einer Operation, um den Fehler (Dysplasie/steile Hüfte) zu beheben. „Der Arzt meinte, dass ich sonst als Jugendliche im Rollstuhl sitzen müsste." Die sechsjährige Maria war geschockt. Als dann noch die genaue Prozedur der notwendigen drei Operationen durchgesprochen wurde, beschlich das Mädchen ein merkwürdiges Gefühl, an das sie sich noch heute erinnern kann: „Irgendwie wusste ich, dass die ganze Sache mir eher schaden würde."

Im Kindesalter unters Messer geraten

Die erste Operation musste Maria Lindt mit sechs Jahren über sich ergehen lassen. Sie wurde am linken Oberschenkel und an der linken Hüfte operiert. Ihre Knochen wurden durchgesägt, korrigiert und verschraubt. Ein Jahr später folgte das gleiche Prozedere an der rechten Seite. Danach durfte das Kind nicht mehr reiten, springen oder wandern. Als Maria neun war, wurden die Schrauben aus den Knochen entfernt. Das Mädchen hatte damals keine Schmerzen, ärgerte sich aber sehr über die weiter bestehenden sportlichen Einschränkungen. Erst mit 13 Jahren konnte sie wieder am Sportunterricht teilnehmen. Und zu ihrer großen Freude war es ihr später sogar möglich, ohne Einschränkungen ihren Traumberuf als Schauspielerin am Theater auszuüben.

Mit dem Berufswechsel kamen die Schmerzen

Nach zwölf Jahren Schauspielerei entschied sich Maria Lindt das Metier zu wechseln und begann eine Ausbildung zur Logopädin. Hiermit begann ihre Schmerzgeschichte. Kurz nachdem sie im Herbst 1996 mit der Ausbildung begonnen hatte, ereilte sie auf dem Schulgelände eine Art Hexenschuss: „So einen Schmerz hatte ich vorher noch nie verspürt." Eine Mitschülerin brachte sie zum Orthopäden und auch er tippte auf Hexenschuss.

Nach zwei Tagen verschwanden die Schmerzen zunächst, aber ein paar Monate später waren sie wieder da. Zunächst glaubte Maria Lindt, dass sie vielleicht in einer ungünstigen Position geschlafen hätte. Doch der Schmerz verschwand tagsüber immer nur für kurze Zeit, und sie begann sich Sorgen zu machen: „Ich spürte, dass da irgendwas faul war."

Die Schmerzen wurden unerträglich

Der ständige Schmerz an der linken Seite nahm an Intensität immer mehr zu. Nun wollte Maria Lindt noch einen weiteren Facharzt befragen: „Ich konnte weder lange stehen oder liegen noch sitzen." Aus der Auswertung einer Kernspin-Tomographie folgerte der neue Orthopäde, dass der Schmerz von der Bandscheibe ausging. „Er meinte, das würde sich wieder geben."

Doch der Schmerz verschwand tagsüber immer nur für kurze Zeit, und sie begann sich Sorgen zu machen: „Ich spürte, dass da etwas faul war".

Doch zu den Schmerzen stellten sich dann auch noch ein Taubheitsgefühl im linken Fuß und ein stechender Schmerz in der linken Wade ein. Nachdem Maria Lindt fast nicht mehr schlafen konnte und auch eine ambulante Behandlung in einer Reha-Klinik nicht half, schlug der Orthopäde eine Operation vor. Die Patientin lehnte ab und suchte nach Alternativen.

Ein Licht am Ende des Tunnels

Von den Nachbarn ihrer Eltern in München erfuhr Maria Lindt von dem Freiburger Arzt Walter Packi, der einem Bekannten mit ähnlichen Problemen weitergeholfen hatte. Im November 1997 suchte die geplagte Frau, schon in stark gebeugter Haltung, Packis Praxis auf. „Ich konnte mit meinem Kopf die Klinke der Tür begrüßen." Walter Packi hörte ihr aufmerksam zu und erkannte schnell die tatsächliche Ursache ihrer Schmerzen: Sie waren das Ergebnis der orthopädischen Eingriffe in ihrer Kindheit.

Der Mediziner konnte ihr aber keinen Behandlungserfolg garantieren und wies darauf hin, dass es bei früheren operativen Eingriffen immer schwer ist, den daraus entstandenen Schaden wieder gutzumachen. „Er tastete meine Hüfte ab und gab mir mehrere Spritzen mit einem Betäubungsmittel." Der Arzt erklärte ihr, dass er diese Methode wählte, da er mit den Fingern in dieser Körperregion nur schlecht an die verantwortlichen Schmerzherde vordringen könne. Schon nach wenigen Minuten fühlte sich die Patientin wesentlich besser: „Ich spürte, dass eine Veränderung in meinem Körper stattgefunden hatte."

Maria Lindt arbeitet heute in ihrem Beruf als Logopädin und hält in ihrer Freizeit Lesungen. Außerdem möchte sie auch wieder mit der Schauspielerei anfangen.

Von den Schmerzen ganz und gar befreit

Für Maria Lindt blieb es nicht bei dem einen Besuch in Packis Praxis. Zur Behandlung gehörten auch Übungen, die sie von nun an täglich ganz genau durchführen sollte. Obwohl die junge Frau noch immer gebeugt gehen musste, konnte sie einen deutlichen Heilungsprozess in ihrem Körper feststellen.

Es dauerte allerdings noch einige Wochen, bis sie wieder aufrecht gehen konnte. Hinzu kam, dass sie durch einen schweren Verkehrsunfall in ihrer Behandlung zurückgeworfen wurde. Im Frühsommer 1998 war sie dann aber völlig von ihren Schmerzen befreit. Maria Lindt arbeitet heute in ihrem Beruf als Logopädin und hält in ihrer Freizeit Lesungen. Außerdem möchte sie auch wieder mit der Schauspielerei anfangen.

Alan Baklayan:

Wenn Parasiten krank machen

Wie durch Entgiftung und den „Zapper" viele scheinbar hoffnungslose Krankheiten geheilt werden können

Alan Baklayan, Sohn einer deutschen Mutter und eines armenischen Vaters, wurde in Kairo geboren und wuchs in Beirut auf. Schon als Kind widmete er sich der Tradition der Shaolin-Mönche, las im Alter von 13 Jahren sein erstes Zen-Buch. Mit 16 kam er nach Deutschland und gründete bereits zwei Jahre später eine heute noch existierende Schule für chinesischen Kampfsport in München. Hauptberuflich aber arbeitet er seit 1985 als Heilpraktiker.

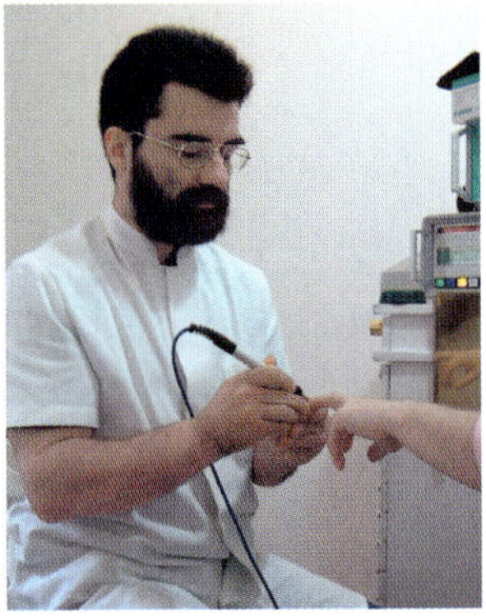

Alan Baklayan, Heilpraktiker aus München, rückt vielen Krankheiten erfolgreich zu Leibe, indem er Parasiten im Körper bekämpft

Trotz langjähriger Erfahrung ist sich Baklayan darüber im Klaren, dass er nicht wirklich heilen kann:

„Ich kann lediglich die innere Natur des Menschen ansprechen. Ein Therapeut hilft dem Patienten, seine Beschwerden zu kurieren, damit die Selbstheilungskräfte ihr Werk vollenden können."

Dementsprechend formuliert Alan Baklayan seine Hauptaufgabe als Heiler: „Ich putze den Körper von innen. Genauer heißt das: Ich helfe dem Patienten, sich von seinen Belastungen zu reinigen, so dass seine innere Natur die Heilung übernehmen kann."

Chronische Krankheiten als Folge vieler Belastungen

Dass heutzutage chronische Erkrankungen stark zunehmen, findet Baklayan nicht erstaunlich. Vielmehr müsse man sich wundern, dass bei der unglaublichen Fülle an Belastungen in der modernen Welt noch so viele Menschen relativ gesund sind: „Unser Körper scheint ein Wunderwerk an Regulationsmechanismen zu sein, um all dies auszugleichen. Ich versuche durch eine ganzheitliche Diagnose herauszufinden, welche Belastungen für eine Erkrankung ausschlaggebend sind. Dann kann ich dem Patienten helfen diese wieder loszuwerden."

Nach Baklayans Erfahrung ist bei chronischen Krankheiten eine Verbesserung des Allgemeinzustandes grundsätzlich möglich. Lediglich Organschäden sind nicht mehr reversibel. Das gleiche gilt, wenn die Krankheit so weit fortgeschritten ist, dass die innewohnende Vitalität des Menschen nicht mehr wirken kann.

Parasiten als Wurzel vieler Übel

Alan Baklayan hat in Studien untersucht, welche Maßnahmen man bei jahrelangen Pilzbelastungen anwenden könnte. Dabei stieß er in der Fachliteratur immer wieder auf das Thema Parasiten, etwa in einem Buch der US-Amerikanerin Dr. Hulda Clark. Die Wissenschaftlerin hatte festgestellt, dass Parasiten bei vielen Erkrankungen eine Hauptrolle spielen. Dieses Wissen integrierte der Heilpraktiker in seine Arbeit: „Bald musste ich feststellen, dass viele meiner Patienten parasitär belastet waren und dass bei einer Parasitentherapie die Pilzbelastungen ebenfalls verschwanden."

So fand Baklayan heraus, dass Mykosen immer auf der Oberfläche von Parasiten leben und dass Pilze daher jeglicher Therapie trotzen können. Auch Bakterien und Viren leben in den Parasiten. Somit sind Parasiten die verborgene Ursache vieler Erkrankungen.

Vor dem Parasitentest und der Behandlung stehen bei Alan Baklayan wichtige Untersuchungen, um den Körper auf die Therapie vorzubereiten. Da zum Beispiel das Absterben von Pilzen viele Giftstoffe freisetzt, muss gewährleistet sein, dass die Ausscheidungsorgane gut funktionieren. Erst dann prüft der Heilpraktiker, ob ein Patient von Parasiten befallen ist. Die Testung erfolgt mit Hilfe eines Elektroakupunktur-Gerätes. Hierzu hat Baklayan einen Testkasten mit über 90 Parasiten oder Parasitenstadien entwickelt.

Wann und wie der „Zapper" helfen kann

Auch die Parasiten-Therapie geht auf Dr. Hulda Clark zurück. Man benötigt dazu einen so genannten Zapper sowie entsprechende Kräuterkuren und spezielle Diäten. Der Zapper ist ein Frequenzwandlergerät, durch das Parasiten kontinuierlich beseitigt werden können.

Die Wissenschaftlerin hatte festgestellt, dass Parasiten bei vielen Erkrankungen eine Hauptrolle spielen.

Baklayan hat versucht, die Clark-Methode in sein biologisches Konzept zu integrieren. Dem linearen Clark-System „Hier ein Parasit, dort eine Erkrankung – wenn also der Parasit weg ist, ist auch die Krankheit verschwunden" kann er nur bedingt folgen: „Vielmehr geht es darum, den Parasiten in Zusammenhang mit dem inneren Milieu des Menschen sowie auch die begleitenden Belastungen mit zu berücksichtigen."

Mittlerweile konnte Alan Baklayan bereits viele positive Erfahrungen mit der Parasitentherapie sammeln. Auch viele von der Schulmedizin austherapierte Patienten fanden Hilfe bei dem Münchner Therapeuten: „Die größten Erfolge haben wir bei Morbus Crohn und Colitis ulcerosa sowie bei Asthmakranken, Hyperallergikern und Patienten mit hohen Cholesterinwerten." Selbst bei Krebspatienten ist die Methode hilfreich, sofern sie noch ein gewisses Maß an Lebenskraft mitbringen.

Selbsthilfe auch für zu Hause

Bei vielen Erkrankungen kann der Patient auch in Eigenregie Reinigungskuren mit dem Zapper durchführen. Auch andere Entschlackungsmethoden eignen sich für zu Hause, so beispielsweise die Leberreinigung. Zu dieser Kur benötigt man Bittersalz,

Olivenöl, Grapefruit und Ornithin-Kapseln. Sie entgiftet die Leber, säubert die Gallengänge und befördert vorhandene Gallensteine aus dem Körper. Alan Baklayan rät: „Es ist günstig die Reinigung an einem Wochenende zu machen, da man sich streng an bestimmte Abläufe halten sollte." Außerdem empfiehlt es sich, vor jeder Reinigungskur einen Therapeuten zu Rate zu ziehen.

Zapper und Leberreinigung brachten die Gesundheit zurück

Bis vor gut fünf Jahren war im Leben von Peter Franke noch alles in Ordnung. Der Familienvater und selbstständige Elektroniker aus dem oberbayerischen Griesstätt führte ein aktives Leben, achtete auf seine Gesundheit, rauchte nicht und trank so gut wie keinen Alkohol. Auf einmal aber änderte sich das Bild: „Alles begann mit einer Grippe und mit Rückenschmerzen – nicht sonderlich besorgniserregend. Doch dann kamen ständige Schwindelgefühle hinzu. Das hat mich dann doch beunruhigt", erinnert sich Franke.

Ich hatte das Gefühl, dass alles einschlief, von den Füßen bis zum Bauch. Ich dachte, ich müsste sterben.

Er ließ sich im Krankenhaus gründlich untersuchen. Ergebnis: keine organischen Schäden. „Doch die Schwindelgefühle kamen immer wieder", berichtet er. „Außerdem hatte ich ständig kalte Füße und konnte nachts nicht mehr durchschlafen." Der Patient wurde mit Antibiotika behandelt. „Danach ging es erst richtig los: Ich hatte das Gefühl, dass alles einschlief, von den Füßen bis zum Bauch. Ich dachte, ich müsste sterben, so elend fühlte ich mich. Ich konnte nicht mehr richtig essen und durch die Schwindelanfälle fühlte ich mich wie besoffen. Tinnitus kam auch noch dazu. Ich sah erschreckend aus."

Eine starke Elektrosensibilität machte ihm ebenfalls zu schaffen: „Wenn ich über einen Teppich ging, zogen sich meine Adern zusammen. Ich vertrug auch keine Synthetik-Kleidung. Eigentlich konnte ich mich nur noch außerhalb des Hauses aufhalten. An Arbeit war nicht mehr zu denken. Insgesamt war ich über zwei Jahre arbeitsunfähig."

Endlich die richtige Therapie gefunden

Peter Franke machte sich auf die Suche nach einem für ihn passenden Heilungsweg. Da ihm bewusst war, welch große Rolle dabei die Ernährung spielt, ernährte er sich nur noch basisch. Kartoffelgerichte gehörten zu seinen wichtigsten Nahrungsmitteln. Er besuchte Seminare und versorgte sich mit Literatur. Dabei stieß er auf ein Buch von Dr. Hulda Clark: „Heilung ist möglich – eine revolutionäre Technik zur Behandlung chronischer Krankheiten". Dr. Clark hatte herausgefunden, dass die Ursache zahlreicher Krankheiten Parasiten sind. Sie entwickelte eine Therapie mit einem Frequenzgenerator und einem so genannten Zapper, der die festgestellten Parasiten wirkungslos machen kann.

Für Peter Franke stand fest, dass er fündig geworden war. Er suchte nach einem Clark-Therapeuten in Deutschland und fand schließlich den Münchner Heilpraktiker Alan Baklayan. Dieser hatte sich bereits seit Jahren mit dem Parasitenproblem beschäftigt und die Clark-Methode weiterentwickelt.

Wenn ich zum Beispiel über einen Teppich ging, zogen sich meine Adern zusammen. Ich vertrug auch keine Synthetik-Kleidung.

Alan Baklayan führte zunächst einen Test durch und fand heraus, dass Peter Frankes Körper nicht nur durch Pilze und Schwermetalle, sondern auch durch Parasiten belastet war. Dann erklärte er dem Patienten sein Therapiekonzept: „Ich bekam mehrere Ausleitungsmittel wie Schwarzwalnussextrakt, Wermut- und Nelkenkapseln sowie Ornithin", erinnert sich Peter Franke. „Dann wurde ich mit dem Zapper behandelt, den ich seither auch gerne zu Hause benutze."

Bald war für Franke auch klar, welche Nahrungsmittel sich für seinen Zustand eigneten: „Gemüse und Kartoffeln habe ich besonders gut vertragen, auf Getreideprodukte und Nudeln sollte ich möglichst verzichten." Die Therapie dauerte etwa drei Monate. „Ich habe alles konsequent befolgt. Die Symptome gingen zwar nur langsam zurück, aber ich fühlte mich von Tag zu Tag besser."

Den endgültigen Wendepunkt aber brachte eine spezielle Leberreinigung, die Alan Baklayan anbot: „Meine Schwindelgefühle gingen weg, und ich nahm wieder an Gewicht zu." Heute darf Peter Franke wieder fast alles essen, kann sogar Getreide und Süßes vertragen. „Ich fühle mich wieder lebenswert," strahlt er. „Und meinen Zapper setze ich des öfteren ein – zum Beispiel wenn sich eine Grippe ankündigt oder wenn ich Kopfschmerzen habe. Der hilft immer."

Dr. med. Siegfried Rilling:

Diagnostik mit dem Biotonometer und Therapie mit Spenglersanen

50 Jahre auf dem Weg der Erfahrungsmedizin: Die Erfolge sind messbar!

Als junger Medizinstudent wurde Siegfried Rilling selber zum Patienten: „Ich musste mich einer Nierenoperation unterziehen. Von den behandelnden Ärzten wollte ich Informationen: ‚Warum macht man mit mir dies und nicht jenes?' Befriedigende Antworten habe ich nicht erhalten. Ich erkannte, dass der Chirurg lediglich Handwerker ist und von Vorbeugung fast keine Ahnung hat."

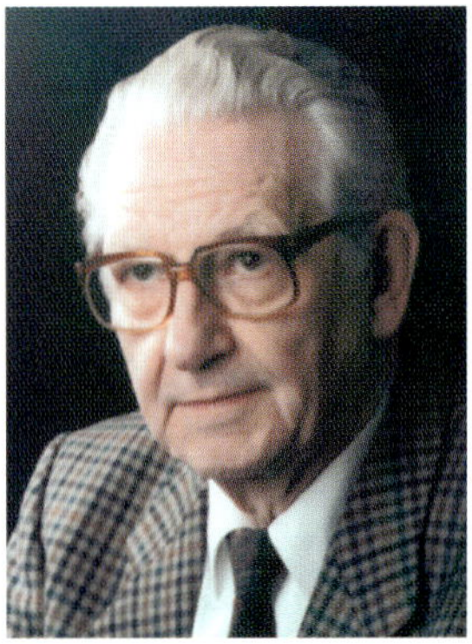

Dr. med. Siegfried Rilling, heute im wohlverdienten Ruhestand, arbeitete jahrzehntelang in eigener Praxis in Stuttgart. Mit seinem integrierten Diagnostik- und Therapiesystem konnte er viel Leiden lindern

Siegfried Rilling geriet in eine Sinn- und Lebenskrise, wollte sein Studium hinschmeißen. Doch sein Vater riet ihm weiterzumachen. „Ich folgte dem Rat, aber mit dem Schwur, dass das, was ich als kranker Mensch erleben musste, niemals jemand erleiden soll, der sich mir nach meiner Ausbildung anvertraut." Schnell fand der junge Mediziner Mitstreiter und Ideengeber. Als er 1950 seine eigene Praxis in Stuttgart eröffnete, war er schon eine feste Größe im Kreise der Erfahrungsmediziner.

Auf diesem Weg war der Arzt sich auch nicht zu schade, entsprechende Verfahren am eigenen Leib zu prüfen: „Wenn diese mir gut taten, dann konnten sie auch etwas für meine Patienten sein." Insgesamt hatte Rilling zehn Operationen zu überstehen. Doch die konnten ihn nicht niederwerfen. „Dank meiner Medizin bin ich heute so fit. Ich bin über 80, fühle mich aber viel jünger."

Diagnose mit dem Biotonometer

Dr. Rilling schwört auf ein integriertes Diagnostik- und Therapiesystem, das über 40 Jahre Erfahrung verfügt. Das Konzept ist einfach auf den Punkt gebracht: „Diagnostik in Zahlen – Therapie nach Maß." Mit dem Biotonometer misst der Erfahrungsmediziner das vegetative Nervensystem des Patienten: „Die Werte weisen mir den Weg zum passenden individuellen Therapiekonzept."

„Ich nahm die Messungen Anfang der 50er-Jahre auf. Zunächst begann ich mit fremdstromfreien Messungen nach Galvano und wechselte schnell auf eine Methodik mit bestimmter Fremdstromzufuhr. Dies führte zu exakteren Ergebnissen. Das Gerät habe ich dann technisch weiter entwickeln lassen, heute arbeitet es mit Computertechnik.

Das Biotonometer erfasst die aktuelle Reaktionslage des Patienten. Damit wird die übliche Frage des Arztes ‚Wie geht es uns heute?' überflüssig. Die Werte geben Aufschluss über die passende Therapie. Ich nehme dabei in zeitlichen Abständen Messungen vor und erkenne an den Werten, welche Therapie genau die richtige ist.

Wichtig dabei ist, dass man sich für den Patienten Zeit nimmt. Häufig sind zehn und mehr Messungen im 10-Minuten-Abstand notwendig. Und: Mit den Werten einer Langzeitkurve über Wochen hat man zum ersten Mal in der Medizin auch die Chance einer Prognose."

Therapie mit Spenglersanen

Wichtigste Bausteine in Rillings Therapiekonzept sind neben den Mineralstoffen vor allem Spenglersane. Davon ausgehend, dass es im menschlichen Körper Mischinfektionen gibt, enthalten diese von Dr. Alexander Spengler entwickelten Präparate eine Zusammensetzung von Antigenen verschiedener Bazillen und Bakterien. Zur Verfügung stehen neun Präparate mit verschiedenen Indikationsbereichen. Das Bekannteste ist Spenglersan G, das vor allem bei Grippe oder Entzündungen angewendet wird. Meist wird es mit den eigenen Fingern in die Ellenbeugen eingerieben.

Durch eigene Erkrankungen und operative Eingriffe erkannte Dr. Rilling die konstitutionelle Belastung eines Menschen als Krankheitsursache: „Deshalb habe ich für Spenglersan einen Stammbaum möglicher Erkrankungen kreiert und heute weiß ich: Mit Spenglersan kann man die Konstitution verbessern oder man überlebt einfach länger."

Die Erfolge geben ihm Recht: „Ich denke da zum Beispiel an eine damals 19-jährige Patientin, die an einem bösartigen Lymphknotenkrebs erkrankt war. Die Schulmedizin hatte sie bereits aufgegeben. Nach einer notwendigen Operation kam sie zu mir in die Praxis. Heute ist sie im Alter von 48 uneingeschränkt lebenstauglich." Eine ältere Patientin Rillings war an einem gynäkologischen Karzinom erkrankt. „Sie verlangte von mir, ich solle sie nicht behandeln, sondern heilen. Ergebnis meiner Therapie: Die alte Dame überlebte noch 28 Jahre."

Auch die eigenen Krankheitserfahrungen des Dr. Rilling sind belegbar. „Ich hatte schon mehrere Krankheiten zu überstehen – von familiär bedingten Migräneattakken bis hin zur Bypassoperation kenne ich mich im Patientenerleben gut aus.

Eigentlich hätte ich ein Wrack sein müssen, aber dank Spenglersan über Jahre und einer kontinuierlichen Mineralsubstitution habe ich das alles überstanden."

Heute ist Dr. Siegfried Rilling über 80 und lebt in seinem Elternhaus in Tübingen – inmitten einer mehr als 10 000 Werke umfassenden Hausbibliothek. Seiner Medizin ist er mehr als 50 Jahre treu geblieben: „Auch wenn es am Austausch mit Schulmedizinern mangelte – ich glaube, ich bin einen Weg gegangen, der dem Patienten nicht nur Behandlung, sondern auch Heilung brachte. Und für die Zukunft habe ich nur einen Wunsch: Macht's nach, aber macht es genau nach – so wie ich es 50 Jahre lang vorgelebt und propagiert habe."

„Ich habe meinen Krebs besiegt"

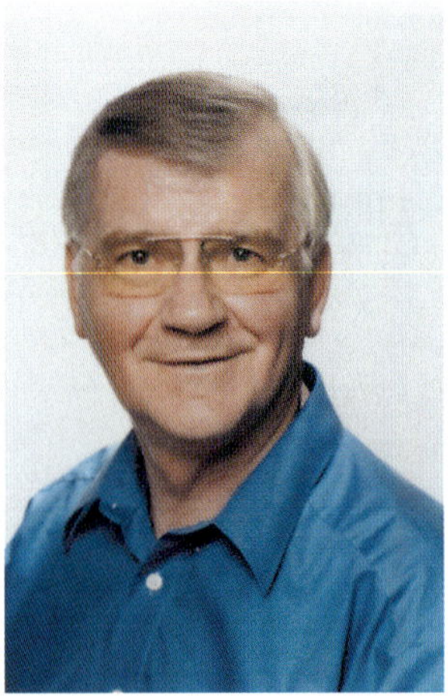

Mit einer Kur aus Spenglersanen, Vitaminen, Thymus, Ozon und Mistelpräparaten konnte Wilhelm Klingele den Krebs für immer besiegen

Krebs ist offensichtlich ein Thema in der Familie von Wilhelm Klingele: Seine Großmutter starb an Krebs und bei seiner Mutter wurde kurz vor ihrem Tod ebenfalls ein Karzinom festgestellt. „Bei meiner Schwester fand man, als sie 42 Jahre alt war, ein Krebsgeschwür im Dickdarm. Es wurde schnell entfernt und ein Jahr lang schien alles gut zu gehen. Aber dann bildeten sich Metastasen in der Lunge. Meine Schwester vertraute völlig der Schulmedizin und ließ die kräftezehrende Chemotherapie über sich ergehen. Doch dann kamen Geschwülste im Kopfbereich hinzu. Die Therapien schlugen fehl und kurz darauf starb sie."

1983, ein Jahr vor dem Tod seiner Schwester, traf es Wilhelm Klingele selbst – ebenfalls im Alter von 42. Die Ärzte diagnostizierten auch bei ihm ein Krebsgeschwür im Dickdarm. „Ich war geschockt, wollte es einfach nicht wahr haben. Da ich gesehen habe, wie meine Schwester litt, suchte ich eine Alternative zu den schulmedizinischen Behandlungsmethoden. Ich ließ mich in der anthroposophischen Filderstadt-Klinik operieren und hielt mich strikt an die empfohlene Ernährungsumstellung. Außerdem suchte ich nach einem Arzt, dem ich Vertrauen schenken konnte. 1984 fand ich Dr. Rilling. Er war bekannt als unkonventionell arbeitender Krebsarzt."

Erfolge mit der „Rilling-Medizin"

Zuerst war Wilhelm Klingele verwundert über Dr. Rillings Methoden: Zu Beginn eines jeden Besuchs wurden so genannte biotonometrische Messungen durchgeführt und die Werte auf einer Patientenkarte vermerkt. Diese Messergebnisse waren dann Grundlage für die entsprechende Therapie.

Da ich gesehen habe, wie meine Schwester litt, suchte ich eine Alternative zu den schulmedizinischen Behandlungsmethoden.

Im Frühjahr 1984 machte sich bei dem Patienten eine eigroße Geschwulst unterhalb des linken Kiefers bemerkbar: „Die Messwerte waren damals extrem hoch. Aber Dr. Rilling machte mir Mut – und er sollte Recht behalten. Die eingesetzte Therapie machte mich schon nach drei Tagen beschwerdefrei. Die Schwellungen waren vollkommen abgeklungen."

Wilhelm Klingele bekam Spenglersan-Mittel zum Einreiben der Armbeuge. Vier Stunden lang wurden dann im Abstand von zehn Minuten Messungen mit dem Biotonometer vorgenommen. Anhand der Werte und der Reaktionskurven konnte Dr. Rilling das passende Medikament und die Dosierung ganz individuell auf den Patienten abstimmen.

Neben den Spenglersanen verordnete Dr. Rilling seinem Patienten Klingele auch Vitamine, Mineralstoffe, Thymus und Ozon. „Was mich aber positiv überraschte, war seine Offenheit für die vorgeschlagenen Therapien seiner Kollegen. In der Filderstadt-Klinik setzte man auf Mistelpräparate, die ich nach der Operation nehmen sollte. Dr. Rilling integrierte diese Mittel bereitwillig in sein Gesamtkonzept." Der Patient Wilhelm Klingele hat von all dem nur profitiert: Er ist mittlerweile über 60, lebt in Pleidelsheim und ist Konrektor an einem Gymnasium in Ludwigsburg.

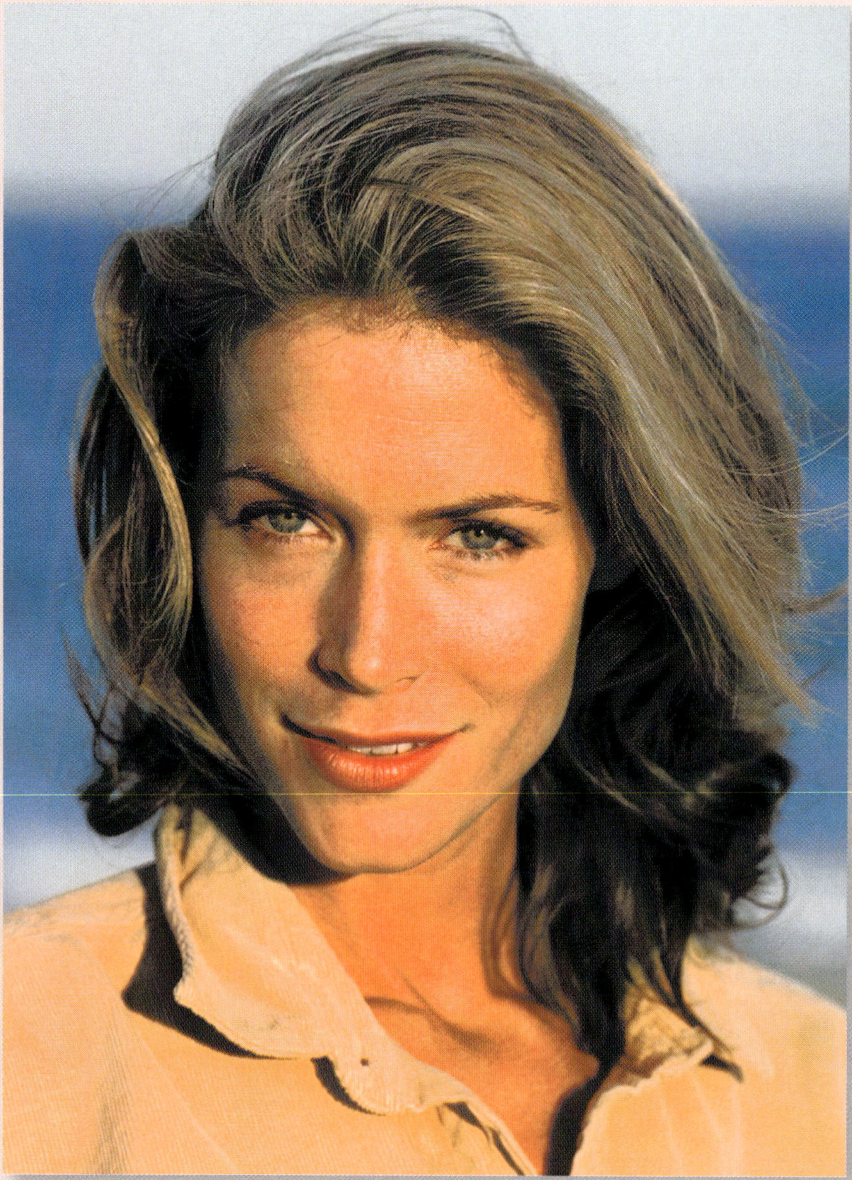

3. KAPITEL

Visuelle Diagnostik

Verborgene Störungen mit einem geschulten Auge erkennen

In diesem Kapitel: • Hans-Dieter Bach: Antlitzdiagnostik – Erkenne die Zeichen des Körpers - *Fallbeispiel:* Ein Blick ins Gesicht führte endlich zur richtigen Diagnose • Natale Ferronato: Krankheiten stehen den Menschen ins Gesicht geschrieben

Hans-Dieter Bach:

Antlitzdiagnostik: Erkenne die Zeichen des Körpers

Auch versteckte Krankheiten zeigen sich durch äußere Merkmale

Noch vor wenigen Jahren war Hans-Dieter Bach eher ein Geheimtipp in Heilerkreisen, obwohl er schon damals die Säle auf seinen Vortragsreisen füllte. Antlitzdiagnostik ist sein Thema und das heißt: Das Äußere zeigt das Innere des Körpers wie auf einem Atlas. Alle Störungen zeichnen sich also auch außen deutlich ab. Der Antlitzdiagnostiker vermittelt, wo man diese Zeichen findet, wie man sie deutet und was man mit dieser Erkenntnis anfangen kann.

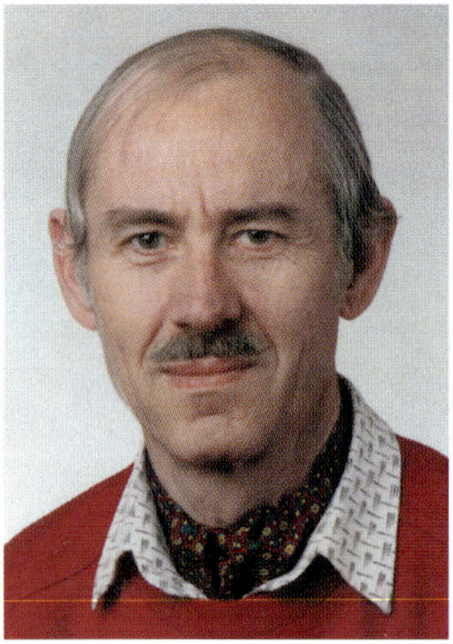

Hans-Dieter Bach, Heilpraktiker aus Telgte bei Münster, spürt Krankheiten und ihre Ursachen erfolgreich mit Hilfe der Antlitzdiagnostik auf

Durch seinen ersten Auftritt bei „Fliege" im Mai 2001 wurde Hans-Dieter Bach einem breitem Publikum bekannt. Einige Wochen später konnte er ein zweites Mal seine Fähigkeiten unter Beweis stellen, als er beauftragt wurde, den 14-jährigen Stefan zu behandeln. Dieser litt unter Lähmungserscheinungen, die von der Schulmedizin nicht eindeutig diagnostizierbar waren. Die Redaktion legte dem Heiler zwei Photos vor. Auf diesen erkannte Bach die organischen Schwachstellen des Jungen und versprach, ihn zu therapieren – mit Erfolg: Stefan konnte schon zwei Monate später wieder laufen und Sport treiben. Dies bestätigte er in einer weiteren Sendung im Oktober 2001.

Für Hans-Dieter Bach hatten diese TV-Sendungen ungeahnte Folgen. Unzählige Patienten suchten seinen Rat, überrannten seine Praxis. Der Heilpraktiker war diesem Ansturm bald nicht mehr gewachsen. Er zog sich für einige Monate zurück und schrieb als Anleitung für Patienten ein umfassendes Buch über die Antlitz- und Körperdiagnose.

In dieser Zeit meldete sich Dr. med. Achim Kürten bei ihm, Chefarzt des Zentrums für Chinesische Medizin der St. Hedwig-Kliniken Berlin: „Dr. Kürten hatte von meiner Arbeit als Antlitzdiagnostiker erfahren und lud mich in die Klinik ein, um mit ihm zusammen seine Patienten zu betreuen." Schnell entdeckten die beiden Heilkundigen Gemeinsamkeiten zwischen der Antlitzdiagnostik und der aus der Traditionellen Chinesischen Medizin (TCM) stammenden Ohrdiagnostik.

Auch mit Professor Richter aus Münster, der sich als Histologe mit Körpergeweben befasst, tauschte Bach Erfahrungen aus: „Professor Richter zeigte mir Fotos, die dokumentieren, dass das Innere eines Körpers schon dann auf eine ungesunde Lebensweise reagiert, wenn der Betroffene noch lange nichts spürt." Dies zeigt auch die Antlitzdiagnostik: „Es gibt äußere Zeichen von Antlitz und Körper, die schon die Disposition von Körperstörungen anzeigen." Bach hat einige der Fotos von Professor Richter in sein Lehrbuch übernommen.

Wir pflegen die negativen Gedanken ausgiebig und lassen die positiven verkümmern.

Das Herz bemerkt alles

„Warum sind eigentlich so viele Menschen krank?", fragte sich Hans-Dieter Bach und kam zu einer einfachen Antwort: „Weil wir unsere Emotionen schlecht behandeln. Wir pflegen die negativen Gedanken ausgiebig und lassen die positiven verkümmern." Die Folgen sind verheerend:

„Kummer, Sorge, Neid, Angst, Zweifel und Hass sorgen für Krankheit. Der daraus resultierende Energiemangel stört den Ablauf des Körpers und baut die Krankheit auf. Und es ist vor allem ein Organ, das sich dies alles merkt: das Herz."

Es schlägt 100 000 Mal am Tag, mehr als 36 Millionen Mal im Jahr. Zuverlässig versorgt es jedes Organ des Körpers mit Sauerstoff und Energie. Mit jeder Kontraktion pumpt der Hohlmuskel Lebenssaft in das 140 000 Kilometer lange Netz aus Schlagadern, Venen und feinsten Kapillaren in den Muskeln und inneren Organen.

Das Herz selbst, ein höchst robuster und kraftvoller Muskel, braucht unentwegt Nachschub. Eine Unterbrechung führt zur klassischen Kardio-Katastrophe. Die moderne Medizin setzt bei der Diagnose auf EKG, EEG, Computertomographie und Herzkatheter – sicherlich wichtige und zuverlässige Diagnoseverfahren, die auch ein Antlitzdiagnostiker wie Bach nicht wegdiskutieren kann. Zusätzlich aber kennt er die äußeren Zeichen geschwächter Herzenergie:

„Es gibt eindeutige Zeichen, die wir nur ernst nehmen müssen. Dann können wir rechtzeitig Maßnahmen treffen, um eine Katastrophe vielleicht noch zu verhindern."

Die äußeren Zeichen geschwächter Herzenergie

„Zunächst einmal gibt es Zeichen, die direkt auf das Herz hinweisen", erklärt Bach. „Die meisten dieser Kennzeichen markieren die für den Kranken noch unbekannte, versteckte Herzschwäche. Zum Beispiel erkennen wir sie an einer stärkeren Oberlidschwellung oder am Oberlid mit erschlafftem Gewebe."

Auch an der Zunge lässt sich eine latente Herzschwäche ablesen: „Zahneindrücke auf der Zunge zeugen immer davon, dass neben einer verminderten Herzkraft auch die Nierenleistung nachlässt." Ebenso zeigen blaue Lippen eine mangelnde Herzkraft und eine ungenügende Zirkulation des Kreislaufs. Das Herz ist hier dauernd zu schwach, um das verbrauchte Blut zur Lunge zu pumpen und neuen Sauerstoff in die Arterien zu drücken.

Die meisten dieser Kennzeichen markieren die für den Kranken noch unbekannte, versteckte Herzschwäche.

Zeichen für eine Herzschwäche gibt es auch an der Hand: „Massiv hervortretende Handrückenvenen zeigen, dass das Herz ungenügend venöses Blut zurückpumpt. Wenn die Hände über die Höhe des Herzens gehalten werden, müssen die Venen zusammenfallen. Tun sie es nicht oder dauert dies länger als zehn Sekunden, so ist dies ein sicheres Zeichen für nachlassende Herzkraft."

Weiter kann auch die Gesichtshaut auf eine Herzschwäche hindeuten: „Abnorme Blässe weist ebenso wie übernormale Rötung oder Blaufärbung der Gesichtshaut auf eine Herzbeeinträchtigung hin." Rötliche oder bläuliche Gefäße der Wangen in der Nähe der Nase sind Zeichen einer verminderten Durchblutung des Herzens mit nachlassender Herzkraft. Senkrechte Falten neben den Ohren deuten auf mangelnde Nieren- und Herzkraft hin. Ein ähnliches Zeichen, so der Experte, ist eine Falte unten im Ohrläppchen.

Ein Blick ins Gesicht führte endlich zur richtigen Diagnose

Vor rund zehn Jahren machten sich bei Sonja Hüter erste Beschwerden bemerkbar. Es begann mit Schmerzen in der linken Brust, die sich dann auf den ganzen Körper ausdehnten: „Ich hatte das Gefühl, als würden mir Teile meines Körpers herausgeschnitten." Hinzu kamen über viele Jahre äußerst schmerzhafte Stuhlverstopfungen, die eine dauernde Einnahme von Abführmitteln erforderlich machten. „Doch selbst mit großen Mengen dieser Mittel hatte ich fürchterliche Probleme mit meinem Stuhl und durchlitt manchmal Höllenqualen," berichtet die Patientin.

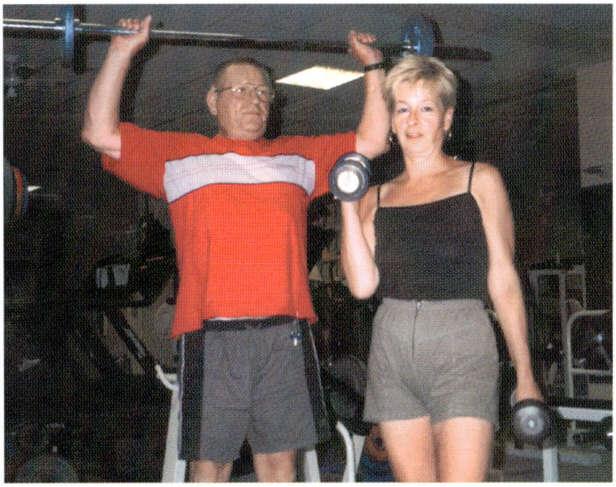

Sonja Hüter ist glücklich: Endlich kann die Schmerzgeplagte wieder mit ihrem Ehemann ins Fitnesstraining gehen – die Beschwerden sind verschwunden

In dieser Zeit wurde Sonja Hüter durch zahlreiche Krankenhäuser geschleust, ohne eine wesentliche Besserung zu erfahren. Mal wurde die Wirbelsäule behandelt, mal die Nerven. Zuletzt führten die Ärzte ihre Probleme auf die Bauchspeicheldrüse zurück. Insgesamt 15 Mal war sie deshalb im Krankenhaus, doch eine genaue Diagnose konnte nie gestellt werden. Schließlich wurde Sonja Hüter im Jahr 2000 an der Bauchspeicheldrüse operiert. Doch auch diese Maßnahme nahm ihr die starken Beschwerden nicht: „Ich hatte rund um die Uhr Schmerzen und konnte oft nur noch auf allen Vieren kriechen."

Die Fliege-Sendung brachte die Rettung

Die Ärzte machten sich bereits Gedanken über den nächsten Eingriff an der Bauchspeicheldrüse, als die geplagte Patientin im Sommer 2002 eine Fliege-Sendung der Reihe „Sanfte Medizin" sah. Auch der Antlitzdiagnostiker Hans-Dieter Bach war als Experte eingeladen.

„Ich hatte mich bereits damit abgefunden, mein Leben lang mit Schmerzen leben zu müssen," berichtet Sonja Hüter. „Da hörte ich in der Sendung von Herrn Bach, dass es keine unheilbaren Krankheiten gibt. Das gab mir wieder einen kleinen Hoffnungsschimmer." In dem Buch „Sanfte Medizin bei Fliege" aus dem BIO Ritter Verlag fand sie die Adresse von Hans-Dieter Bach. Sie nahm mit ihm Kontakt auf und keine drei Wochen später saß sie in seinem Wartezimmer.

Versteckte Herzschwäche am Gesicht erkannt

Bei der ersten Behandlung war Sonja Hüter erstaunt, wie schnell der Heilpraktiker seine Diagnose stellen konnte: „Er sah mir in die Augen und betrachtete meine Zunge. So erkannte er nicht nur sofort mein Problem mit der Bauchspeicheldrüse, sondern diagnostizierte auch eine Herzschwäche." Bach verschrieb ihr ein natürliches Herzmittel und ein Medikament auf pflanzlicher Basis für die Bauchspeicheldrüse. Sie sollte aber zunächst nur das Mittel für die Bauchspeicheldrüse nehmen, um die Verstopfungen zu lösen und damit den Körper zu entgiften.

Er sah mir in die Augen und betrachtete meine Zunge. So erkannte er nicht nur sofort mein Problem mit der Bauchspeicheldrüse, sondern diagnostizierte auch eine Herzschwäche.

Und tatsächlich: „Wenige Stunden nach der Einnahme lösten sich meine Verstopfungen. Nach jahrelangen Problemen konnte ich es zunächst gar nicht fassen. Von da an war ich von meiner chronischen Verstopfung befreit."

Jetzt konnten die Schmerzen im Körper in Angriff genommen werden. Sie wurden beim zweiten Termin mit Spritzen behandelt. Dabei injizierte Bach Naturheilpräparate entlang von Narben, so auch an der Narbe einer Blinddarmoperation, die fast 30 Jahre zurücklag. „Die Wirkung war verblüffend", berichtet Sonja Hüter voller Verwunderung. „Innerhalb kürzester Zeit waren die Schmerzen fast völlig verschwunden."

Natale Ferronato:

Krankheiten stehen den Menschen ins Gesicht geschrieben

Mit Hilfe der Pathophysiognomik, einer speziellen Form der Antlitzdiagnostik, lassen sich Störungen erkennen, bevor sie sich körperlich manifestieren

Natale Ferronato arbeitet seit über 30 Jahren als Naturarzt in der Schweiz. Bekannt wurde er durch sein System der Pathophysiognomik, das es ihm ermöglicht, schon im Vorfeld einer Erkrankung pathologische Strukturen zu erkennen. Wichtigstes Kriterium seiner Antlitzdiagnostik sind farbliche Veränderungen der Gesichtshaut.

Daraus werden entsprechend vorhandene Krankheitsveranlagungen sichtbar. Über die Diagnostik hinaus hat sich Ferronato auch als Therapeut einen Namen gemacht, da er vielen von der Schulmedizin austherapierten Patienten helfen konnte. Er gründete in der Schweiz die „Schule für Systematische Naturheilkunde" und gibt dort bis heute sein Wissen der Pathophysiognomik vor allem an Ärzte und Heilpraktiker weiter.

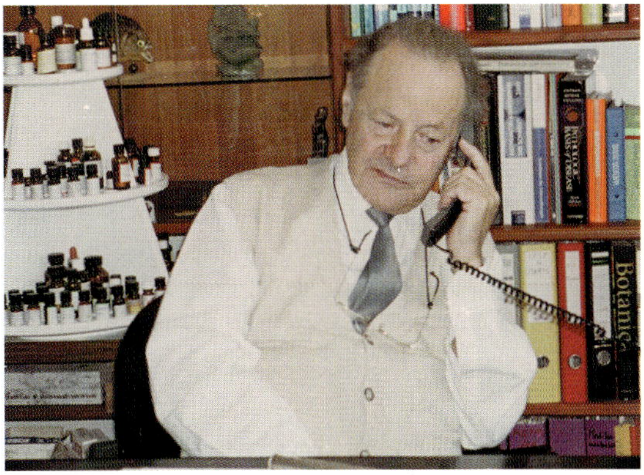

Natale Ferronato, Naturarzt aus Ennetbaden (Schweiz), nutzt zur Diagnose von Krankheiten die Pathophysiognomik und den Biotensor

Geboren wurde Natale Ferronato 1925 in Mailand, lebt aber seit früher Kindheit in der Schweiz. Über seine Mutter, die Krankenschwester war, kam der Junge schon früh in Kontakt mit kranken Menschen. Er erzählt von seinem Werdegang:

„Mein Interesse begann im Alter von 14 Jahren. Ich beobachtete die Patienten bei meiner Mutter ganz genau. Dabei fiel mir auf, dass die Gesichter der Kranken eine andere Farbe hatten als die der Gesunden. Nach und nach gelang es mir, Krankheitsvorgänge aus den Gesichtern herauszulesen."

Die lange Zeit der Genesung nutzte ich, indem ich mit dem autodidaktischen Studium der Medizin begann und meine Kenntnisse der Pathophysiognomik vertiefte.

Mit 18 Jahren besuchte der junge Mann erste Kurse über Antlitzdiagnostik. Die gewünschte Laufbahn als Mediziner wurde ihm jedoch durch zwei schwere Unfälle mit langfristigen Folgen verwehrt. Sie gaben seinem Leben eine völlig andere Wendung. Hilfe fand er in beiden Fällen bei homöopathischen und anderen naturheilkundlich arbeitenden Ärzten.

Ferronato gründete eine Familie und baute einen kleinen industriellen Betrieb auf, war jedoch krankheitsbedingt länger außer Gefecht gesetzt. Doch diese Phasen hatte für ihn auch etwas Gutes: „Die lange Zeit der Genesung nutzte ich, indem ich mit dem autodidaktischen Studium der Medizin begann und meine Kenntnisse der Pathophysiognomik vertiefte. So wurde ich schließlich zum Naturarzt."

Mit der Zeit entwickelte Natale Ferronato eine eigene Systematik, die ihm die Möglichkeit gab, Menschen und deren Gesichter mit ihren gesundheitlichen Problemen zu verknüpfen. „Ich suchte bei Kliniken nach Bestätigung, ließ dort meine Analysen untersuchen. Dabei erzielte ich eine hohe Trefferquote. Nur bei rund zwanzig Prozent der Patienten trafen meine Aussagen zunächst nicht zu. Bei vielen Menschen aber wurde die von mir diagnostizierte Krankheit später akut." Bald schon galt Ferronato als einer der angesehensten Antlitzdiagnostiker.

Wenn die Gesichtshaut die Krankheit verrät

Pathophysiognomik ist die Kunst im Gesicht Störungen und Krankheiten herauszulesen – manchmal schon Jahre, bevor der Patient etwas bemerkt. „Sie hilft, gezielter und schneller zu einem Befund zu kommen", erklärt Ferronato, „so dass Ärzte oder Heilpraktiker früher mit der Therapie beginnen können." Als ganzheitliche Methode ermöglicht es die Pathophysiognomik, eindeutige organ- und funktionsspezifische Krankheiten an bestimmten Arealen im Gesicht abzulesen. Dies setzt sehr viel Kenntnis und Erfahrung voraus. Da sich Ferronato hauptsächlich an der Gesichtshaut orientiert, spricht er auch von Gesichtshautdiagnostik:

Als ganzheitliche Methode ermöglicht es die Pathophysiognomik, eindeutige organ- und funktionsspezifische Krankheiten an bestimmten Arealen im Gesicht abzulesen.

Die Gesichtshaut zeigt – je nach Gesundheitszustand – Veränderungen in Farbe, Struktur und Spannung. Einige Beispiele: Gelb oder Orange steht für eine Lebererkrankung, Rot bis Violett am Kinn deutet auf Toxikosen, Blau auf eine vegetative Dystonie.

„Sind die einzelnen pathologischen Farben im Gesicht nicht eindeutig zu analysieren, sondern nur noch als eine Mischfarbe, dann handelt es sich um eine schwerere Erkrankung", warnt Ferronato.

Die Pathophysiognomik entschlüsselt aber nicht nur Farbveränderungen der Gesichtshaut: „Auch Falten spielen eine Rolle. Beispielsweise kann die Nasolabialfalte (Herzfalte) schon von Geburt an auf bestimmte Krankheitsdispositionen hinweisen. Andere Falten zeigen akute oder chronische Veränderungen der Organe an, beispielsweise an der Prostata. Auch Äderchen im Gesicht sind zu beachten. Sie sind häufig Zeichen entzündlicher oder chronischer Stauungen von Venen. Keine Bedeutung haben hingegen normale Altersfurchen."

Mit dem Biotensor zur passenden Therapie

Wie gesagt: Die Pathophysiognomik erlaubt ein rechtzeitiges Eingreifen in die Krankheitsentwicklung des Patienten. Für die genaue Therapie gibt die Gesichtshautdiagnose jedoch keine Anleitung. Da Natale Ferronato aber nicht nur analysieren, sondern auch Lösungen anbieten wollte, arbeitet er seit mehr als dreißig Jahren als Naturarzt (vergleichbar mit dem deutschen Heilpraktiker) in der Schweiz.

Um Störfelder im Körper zu lokalisieren und die passende Therapie zu bestimmen, benutzt er den Biotensor, ein polarisiertes Sensorgerät, das auf Schwingungen im Körper reagiert – etwa vergleichbar mit einer technisch ausgefeilten Wünschelrute. „Mit dem Biotensor kann ich vorhandene krankhafte Schwingungen orten, die mir wichtige Informationen geben", erklärt Ferronato. „Daraus entwickelt sich die entsprechende Therapie. Außerdem hilft mir der Biotensor auch, die passenden (homöopathischen) Arzneien zu finden."

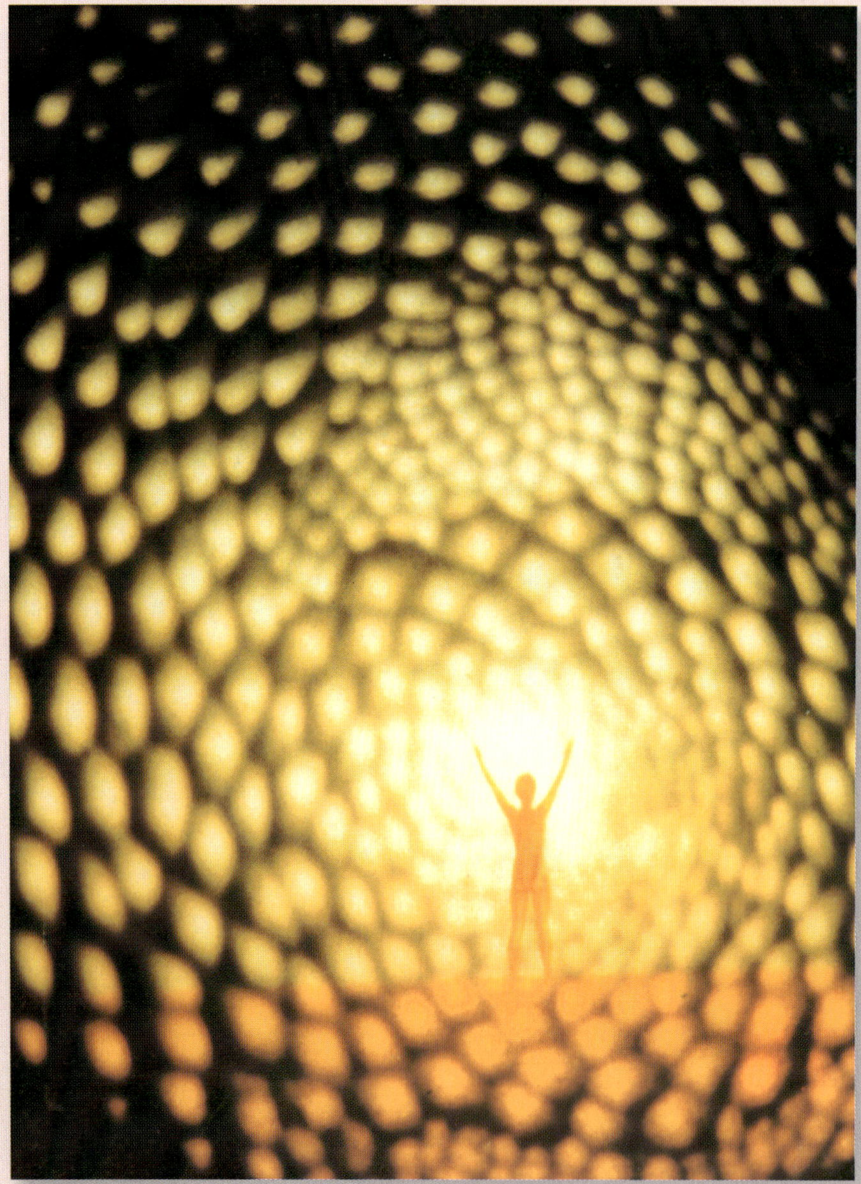

4. KAPITEL

Heilen mit Information

Feinstoffliche Medizin und Energetik fördern die Selbstheilungskräfte

In diesem Kapitel: • Georgos Vithoulkas: Die Homöopathie ist die Medizin der Zukunft - *Fallbeispiele:* Dank Homöopathie hat sich meine Sehkraft stark verbessert • Erst Homöopathie half gegen Attacken des Pfeiffer'schen Drüsenfiebers • Dr. med. Dagmar Uecker: Spagyrik – Ganzheitsmedizin aus dem Mittelalter • Dr. med. Reimar und Dr. med. Ulrike Banis: Mit Psychosomatischer Energetik dem Leiden auf den Grund gehen - *Fallbeispiele:* Fibromyalgie: Der Weg zur Gesundheit führte über die Heilung der inneren Konflikte • Neue Beweglichkeit mit 81 Jahren • Dr. med. Helgard Hoffmann: Mit der Wünschelrute versteckten Krankheiten auf der Spur - *Fallbeispiel:* Endlich geheilt von quälenden Rückenschmerzen • Dr. med. Rudolf Pekar: Mit Bio-Elektrotherapie den Krebs besiegen - *Fallbeispiel:* Die Bio-Elektrotherapie war stärker als der Prostatakrebs

Georgos Vithoulkas:

Die Homöopathie ist die Medizin der Zukunft

Mit Einzelmittel-Therapie lassen sich auch komplexe Krankheiten vollständig heilen

Der kleine Georgos hatte keine glückliche Kindheit. Im Alter von zwölf Jahren wurde er Vollwaise und war ganz auf sich allein gestellt. Doch schon damals zeigte sich seine Kämpfernatur. Das erste Geld verdiente er mit einem Bauchladen. Er begann ein Ingenieurstudium und versuchte sich als Schauspieler. In einem Laden entdeckt er zufällig ein Buch über Wiedergeburt. „Darin las ich etwas über spirituelle Entdeckungsreisen. Dieses Buch veränderte mein Leben radikal."

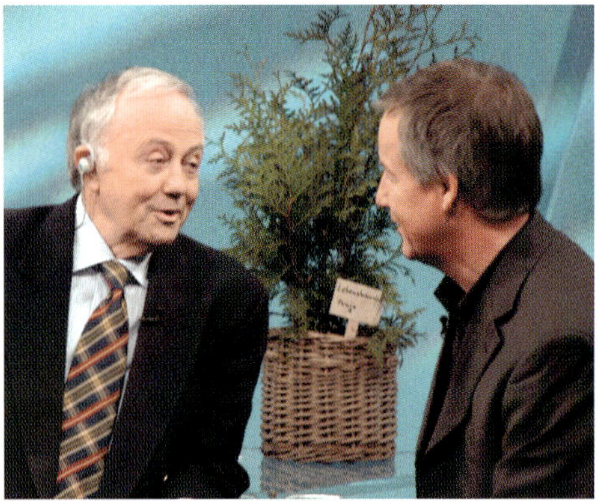

Georgos Vithoulkas, weltberühmter Homöopath aus Griechenland, hat die klassische Homöopathie international bekannt gemacht und erhielt 1996 den Alternativen Nobelpreis

Die Arbeit an einem Bauprojekt führte Vithoulkas zunächst nach Südafrika. Dort hatte er seinen ersten Kontakt mit der Homöopathie. In einem Meditationskurs bekam er von dem Guru Brabananda gegen seinen quälenden Heuschnupfen eine Flasche mit homöopathischen Mitteln. Und tatsächlich: Der Heuschnupfen verschwand.

Erste Heilerfolge Dank der klassischen Homöopathie

Indien war die nächste Station von Georgos Vithoulkas. In dem asiatischen Land absolvierte er Homöopathie-Kurse und lernte auch den spirituellen Meister Krishnamurti kennen, der damals sehr krank war. Vithoulkas konnte ihm helfen und ging mit Krishnamurti in die Schweiz, wo dieser lehrte und viele Schüler aus aller Herren Länder hatte. Dort behandelte Vithoulkas mit Erfolg viele Prominente, bis er 1966 nach Griechenland zurückkehrte. In den 70er-Jahren begann dann der große Durchbruch mit internationalen Kongressen, Vorträgen in den USA und der Gründung eines homöopathischen Zentrums in Athen. Georgos Vithoulkas wurde weltweit bekannt.

Vithoulkas Verständnis von Homöopathie

Vithoulkas ist ein entschiedener Vertreter der Einzelmittel-Homöopathie. Das heißt, dass immer nur ein einziger Stoff in homöopathischer Verdünnung verordnet wird und keine Mischungen (Komplexmittel). Es steht für ihn fest, dass diese Methode an den Behandler hohe Anforderungen stellt: „Er muss sorgsam fragen (Anamnese) und ein enormes Wissen haben. Er sollte in der Lage sein, neun von zehn Patienten heilen zu können", betont Vithoulkas.

Basis seiner Arbeit ist die Lehre von Samuel Hahnemann (1755-1843), dem Begründer der klassischen Homöopathie: „Hahnemann hatte Recht mit seiner Einsicht, dass Krankheiten keine isolierten Vorgänge im Körper sind, sondern Ausdruck einer Störung der Lebensenergie. Und Krankheiten werden nicht geheilt, wenn man die Symptome unterdrückt." Dies sei zum Beispiel bei Cortison und Antibiotika der Fall: „Die gestörte Energie wird dadurch weiter beeinträchtigt und greift tiefere Schichten des Menschen an."

Dem Tod von der Schippe gesprungen

Auch wenn Vithoulkas selbst krank wird, vertraut er seinen eigenen Fähigkeiten. Mitte der 80er-Jahre musste er allerdings die Hilfe der Schulmedizin in Anspruch nehmen: „Ich hatte mir bei einem Unfall den Arm gebrochen, kam in die Klinik mit Verdacht auf Hepatitis-Infektion. Dort verzichtete ich auf Schmerzmittel, nahm meine homöopathischen Arzneien und verließ die Klinik." Doch Vithoulkas erlitt einen Rückfall. Ein befreundeter Arzt vermutete einen Leberdefekt, der operiert werden sollte. „Ich ließ mich zu der OP überreden. Dabei ging aber vieles schief. Es bestand Lebensgefahr."

Als er wieder einigermaßen bei Sinnen war, nahm der Homöopath seine Behandlung erneut selbst in die Hand. Zwei Tage später konnte er das Krankenhaus verlassen. Seine Leber sollte angeblich völlig zerstört sein, Rettung versprach nur eine Organtransplantation. Doch auch dieses Problem löste Vithoulkas, indem er alle in Frage kommenden homöopathischen Lebermittel an sich selbst testete, darunter Lycopodium und Chelidonium. Seiner Leber geht es heute besser denn je.

Visionen für eine Medizin der Zukunft

Auch wenn er schon über 70 Jahre alt ist, hat sich Georgos Vithoulkas längst noch nicht aufs Altenteil zurückgezogen: „Manche Projekte werden vielleicht Träume bleiben, aber es gibt noch eine Menge zu tun. Wir brauchen gute homöopathische Ärzte – und da mangelt es an seriösen Ausbildungen." 1995 gründete er auf der griechischen Insel Alonissos eine Akademie, an der auch Ärzte zu klassischen Homöopathen ausgebildet werden: „Ich kann hier viel bewirken. Die Erfahrungen des ersten, über vier Jahre dauernden Kurses an der Akademie machen Mut."

Vithoulkas ist davon überzeugt, dass die klassische Homöopathie die Probleme der nationalen Gesundheitssysteme lösen könnte. „Homöopathie heilt und kostet wenig. Daran haben aber Pharmaindustrie und Schulmediziner kein Interesse. Deshalb wird alles unternommen, die Homöopathie in die Ecke zu drängen."

Doch die Erfolge der Homöopathie setzen sich immer mehr durch und schließlich durfte Georgos Vithoulkas für seine Arbeit auch viel Anerkennung ernten: 1996 den Alternativen Nobelpreis, Ende der 90er-Jahre zwei Professuren in San Sebastian und Kiew. In Deutschland ist der berühmte Homöopath vertreten durch die Georgos Vithoulkas-Stiftung in Stockdorf bei München.

Dank Homöopathie hat sich meine Sehkraft stark verbessert

Im Alter von 18 Jahren löste sich bei Matthias Kurz aus Ostberlin zum ersten Mal die Netzhaut des linken Auges ab. Die Ärzte vermuteten eine erbliche Vorbelastung. Durch das Gesundheitsabkommen zwischen der DDR und der BRD für besonders schwierige Fälle konnte der junge Mann im Westen behandelt werden: „Ein Regierungskrankenwagen brachte mich nach Essen, wo ich zwei Mal operiert wurde."

In den sechs Wochen seines Aufenthalts fasste Matthias Kurz den Entschluss, die Seite zu wechseln: „Ich ließ mir noch drei Tage Urlaub genehmigen und kehrte nicht mehr in die DDR zurück. Im Nachhinein betrachtet habe ich diese Wende in meinem Leben letztlich meinem Augenleiden zu verdanken."

Matthias Kurz zog nach Westberlin, holte dort das Abitur nach und studierte dann an der Freien Universität Musikwissenschaften. Mit der Zeit wurde die Sehkraft seines linken Auges wieder schwächer. Für die Musik benötigte Matthias Kurz sein Augenlicht nicht unbedingt und genau das war der Grund, warum er das Studium wechselte: „Ich wollte etwas tun, wozu ich meine Augen brauchte, um ihnen zu zeigen, wie wichtig sie mir waren." Deshalb begann er Filmwissenschaften zu studieren. Wieder hatte Matthias Kurz aufgrund seiner Augenkrankheit eine richtungsweisende Entscheidung gefällt.

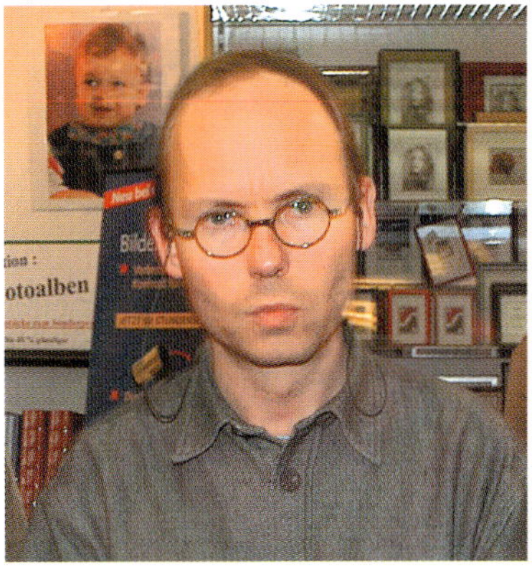

Matthias Kurz hatte nur noch eine Sehfähigkeit von 10 Prozent, als er zum Homöopathen ging. Danach steigerte sie sich auf 50 Prozent!

Anfang der 90er-Jahre löste sich auch am rechten Auge des jungen Mannes die Netzhaut. Er wurde zunächst erfolgreich operiert, doch wenig später wurden beide Augen vom Grauen Star befallen. Kurz musste abermals unters Messer und blieb nun eine Zeit lang von Rückschlägen verschont. 1999 verschlechterte sich sein Zustand jedoch dramatisch: „Ich begann Doppelbilder zu sehen und glaubte nun endgültig zu erblinden." Nach einer weiteren Operation stellte sich erneut ein postoperativer Grauer Star ein. Ein weiterer Eingriff wäre nötig gewesen. Doch Kurz hatte genug: „Ich beschloss, dass es so nicht mehr weitergehen konnte. Meine Augen waren inzwischen durch die vielen Operationen so angegriffen, dass jede weitere ein großes Risiko darstellte."

Eine außergewöhnliche Begegnung in Griechenland

Sein Berliner Heilpraktiker hatte ihm einmal von dem Homöopathen Georgos Vithoulkas erzählt. Im Frühjahr 2000 reiste Kurz deshalb für eine Woche nach Griechenland. Im Homöopathie-Zentrum auf Alonissos verbrachte er die erste Zeit mit Warten. Einen festen Termin gibt es nämlich bei Vithoulkas nicht: „Er entscheidet aus dem Bauch, wen er als Nächstes behandelt. Eines Morgens wacht man auf und erfährt, dass der große Tag gekommen ist."

Auch die Behandlung selbst ist außergewöhnlich. Georgos Vithoulkas zelebriert sie meist öffentlich. Im Rahmen eines Seminars wurde bei Matthias Kurz eine ausführliche Anamnese erstellt: „Ich saß mit Vithoulkas und einer Dolmetscherin in einem kleinen Zimmer und wusste, dass im Nachbarraum mehr als hundert Interessierte über eine Videoleinwand mein Seelenleben mitbekamen." Und noch etwas irritierte

Matthias Kurz anfangs: „Vithoulkas konzentrierte sich auf sein PC-Programm, stellte mir gezielte Fragen und war kein bisschen nett zu mir. Aber ich begann zu begreifen, dass er sich gar nicht für mich interessieren musste, damit es mir gut ging. Ich musste als Patient selbst die Verantwortung für meine Krankheit übernehmen."

Neue Einsichten durch die Krankheit

Georgos Vithoulkas verschrieb Matthias Kurz ein homöopathisches Mittel, das ganz speziell auf ihn und seine Krankheit zugeschnitten war.

Im Verlauf eines halben Jahres verbesserte sich der Augenzustand von anfänglich zehn Prozent Sehfähigkeit auf über 50 Prozent – ein wirklich beachtlicher Erfolg nach den vielen Operationen. Seit einer Kontrolle im Frühjahr 2002 ist der Zustand konstant geblieben.

Auch wenn Matthias Kurz seine vollständige Sehkraft nie zurückgewinnen wird, ist die homöopathische Behandlung durch Georgos Vithoulkas für ihn ein großer Gewinn: „Ich konnte eine erneute Operation vermeiden und meine Augen sind heute in einem besseren Zustand als vorher." Und noch etwas hat Matthias Kurz von der Homöopathie gelernt: „Ich bin meiner Krankheit nicht ausgeliefert, sondern sie hat ihren Sinn und ich kann von ihr lernen."

Erst Homöopathie half gegen Attacken des Pfeiffer'schen Drüsenfiebers

Vor einigen Jahren erwachte Lisa Böltz eines Morgens mit ungeheuren Halsschmerzen und einem starken Durstgefühl. Diagnose: Pfeiffer'sches Drüsenfieber. Bereits nach zwei Wochen Bettruhe durfte die Schülerin wieder am Unterricht teilnehmen, doch nur wenige Wochen später musste sie wegen einer Rippenfellentzündung wieder das Bett hüten.

In den folgenden Sommerferien bekam sie während eines Sprachschulaufenthalts in England so starke Halsschmerzen, dass sie auch dort einige Tage pausieren musste. Nach den Ferien häuften sich die Fälle von hohem Fieber und Halsbeschwerden. Von ihrem Hausarzt bekam Lisa Böltz gegen ihre Beschwerden Antibiotika verschrieben.

Da diese aber nur für eine begrenzte Zeit halfen, riet ihr die Mutter eine Homöopathin aufzusuchen. Zunächst war das Mädchen skeptisch. Doch nachdem sie von ihrem Hausarzt keine Antibiotika mehr verschrieben bekam, die Fieberschübe zunahmen und sie sich immer erschöpfter fühlte, suchte Lisa endlich die Homöopathin auf. Diese konnte zunächst ebenfalls wenig ausrichten. Dafür hatte sie guten Kontakt zu Georgos Vithoulkas. Sie machte dem Mädchen das Angebot, mit ihr gemeinsam in Griechenland ein Seminar des berühmten Homöopathen zu besuchen: „Ich hatte schon von diesem Mann gehört und meine Heilpraktikerin meinte, dass das eine einmalige Chance wäre, endlich gesund zu werden."

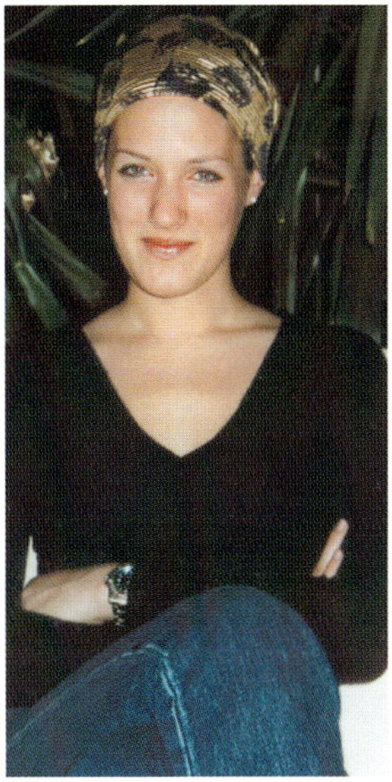

Einst plagten sie immer wiederkehrende Fieberschübe – heute hat Lisa Böltz das Schlimmste gut überstanden

Deutliche Linderung durch Globuli

Im Juni 2002 flog Lisa Böltz dann gemeinsam mit ihrer Homöopathin nach Griechenland. Eine Woche verbrachte sie auf der Insel Alonissos. Bereits am zweiten Tag erwarteten sie Georgos Vithoulkas, sein Übersetzer, ihre Homöopathin und ein Kameramann in einem Raum. Lisa Böltz wusste, dass das folgende Gespräch aufgezeichnet und live in den Seminarraum übertragen werden sollte und war sehr nervös:

Georgos Vithoulkas führte eine längere Anamnese durch: „Obwohl er von meiner Homöopathin schon einige Informationen bekommen hatte, befragte er mich über eine Stunde lang ganz genau über meinen Krankheitsverlauf und meine private Situation."

Schließlich kam er zu dem Verdacht, dass bei Lisa Böltz auch ein Chronisches Müdigkeitssyndrom vorliegen könnte. Diese Annahme wurde durch einen späteren Bluttest in Deutschland bestätigt. Vithoulkas verschrieb dem Mädchen zwei Mittel: Natrium phosphoricum und Silicea.

Durch regelmäßige Einnahme der „homöopathischen Kügelchen" (Globuli) wurden die Abstände der Fieberanfälle und Halsbeschwerden schon nach kurzer Zeit größer: „Ich musste nicht mehr eine ganze Woche der Schule fernbleiben, sondern fiel nur noch für höchstens zwei Tage aus." Heute fehlt sie höchstens einen Tag, wenn es ihr nicht gut geht. „Die Halsschmerzen und das Fieber sind fast verschwunden."

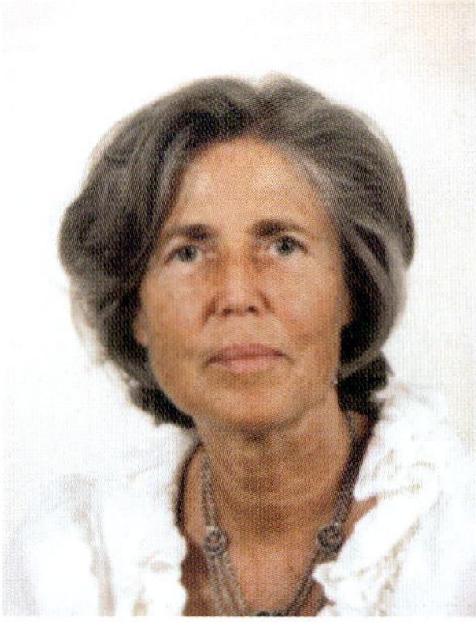

Dr. med. Dagmar Uecker, Ärztin für Allgemeinmedizin aus Bad Soden, hat die spagyrische Medizin zu ihrem Schwerpunkt gemacht

Dr. med. Dagmar Uecker:

Spagyrik: Ganzheitsmedizin aus dem Mittelalter

Eine überlieferte Regulationstherapie wird wieder von vielen Ärzten und Heilpraktikern mit Erfolg angewendet

Die Wurzeln ihrer Zuneigung zu Medizin und Naturmedizin liegen bei Dagmar Uecker schon in der Jugendzeit. Der erste Beleg für ihr Interesse an der Naturmedizin war ein Referat über den großen Heiler Paracelsus, das sie im Geschichtsunterricht hielt: „Ich war damals 14 und gebe zu, dass ich das Referat übernahm, um eine bessere Note zu erzielen. Von Paracelsus hatte ich keine Ahnung. Aber je mehr ich mich mit ihm beschäftigte, desto mehr faszinierte mich dieser geheimnisvolle Gelehrte. Das war sozusagen der Beginn meiner Suche nach dem allumfassenden Wissen. Paracelsus hat mich aufgeweckt."

Nach dem Abitur studierte die junge Frau Medizin, lernte das Verlangte, interessierte sich aber immer mehr für die alternativen Heilmethoden. „Ich hatte das Glück, dass ich damals einen erfahrenen Gelehrten an meiner Seite hatte. Er war Chemiker, Arzt und Philosoph. Dieser Mensch hat mir die Homöopathie, die Akupunktur und auch die anthroposophische Medizin nahe gebracht."

Während ihrer Facharztausbildung und der folgenden Kliniktätigkeit nahm die Medizinerin jede Gelegenheit wahr, ihre Kenntnisse der anderen Heilmethoden zu vertiefen. So erlernte sie beim großen Wiener Homöopathen Dorsci die klassische Homöopathie.

„Vor mehr als zehn Jahren entdeckte ich in der Bibliothek eines Freundes in Amsterdam die Werke der bekannten Alchemisten und Freimaurer", erinnert sich Dagmar Uecker. „Über diesen Freund wurde ich dann ins Schloss von Alexander von Bernus eingeladen. Bei dem bekannten Alchemisten wurde ich zum ersten Mal Zeugin einer spagyrischen Heilmittelherstellung, die nach alten paracelsischen Rezepten konzipiert war. Ich durfte also ganz praktisch lernen, wie ein spagyrisches Heilmittel entsteht." Schließlich war für Paracelsus ein guter Arzt nur derjenige, der die Arzneimittel selber herstellen konnte. Seit dieser Zeit beschäftigt sich Dr. Uecker intensiv mit spagyrischer Medizin.

Was ist Spagyrische Medizin?

Die Spagyrik geht direkt auf den großen Heiler Paracelsus (16. Jh.) zurück. Ähnlich wie in der Homöopathie und in der Bachblütentherapie wird auch in der Spagyrik durch spezielle Verfahren die geistige Heilkraft der Pflanzen erschlossen. Die Zubereitung spagyrischer Arzneimittel ist allerdings wesentlich komplizierter, was sicherlich dazu beitrug, dass diese weniger bekannt wurden.

Außerdem betrachten viele die Spagyrik noch immer als die Geheimlehre, wie sie von Alchemisten vergangener Jahrhunderte praktiziert wurde. Die Inquisition hat die Alchemisten Europas in die Verbannung getrieben – zu unheimlich war den Herrschenden ihr Wissen. Heute erlebt die Spagyrik eine Renaissance: Sowohl Ärzte als auch Heilpraktiker haben sie für sich entdeckt.

Von Paracelsus hatte ich keine Ahnung. Aber je mehr ich mich mit ihm beschäftigte, desto mehr faszinierte mich dieser geheimnisvolle Gelehrte.

Ziel der Spagyrik ist die Veredelung der Stoffe (Heilkräuter, Mineralien, Metalle) durch eine spezielle Methode der Arzneimittelzubereitung. Dadurch will man vor allem die Wirkkraft, die energetische Heilinformation in das Heilmittel einfließen lassen. Deshalb kann das spagyrische Präparat nicht mit einem chemischen Mittel verglichen werden.

Spagyrik ist Scheidekunst. Der Grundsatz lautet: Löse und verbinde und du wirst das Heilmittel haben. Die spagyrische Arbeit besteht aus drei aufeinanderfolgenden Schritten: Zuerst wird eine Trennung von Stoffen vollzogen, dann werden diese gereinigt und schließlich werden sie wieder zusammengefügt.

„Das Indikationsgebiet der Spagyrik ist weitreichend", erklärt Dr. Dagmar Uecker. „Denn überall, wo ein lebendes System in seiner Selbstregulationsfähigkeit gestört ist, können wir mit spagyrischen Heilmitteln Hilfe zur Selbstheilung geben. Da unsere Selbstregulationsfähigkeit durch unsere unnatürliche Lebensweise stark reduziert wird, sind die spagyrischen Heilverfahren sehr sinnvoll."

Wer sich mit der Spagyrik gut auskennt, kann sich auch eine Hausapotheke anschaffen. Denn es gibt wirksame Mittel, die bedenkenlos eingenommen werden können:

Azinat etwa bei akuten Entzündungen, Renalin bei chronischen Infekten der Haut oder Cerebretik bei Unruhezuständen oder Schlafstörungen.

Auch die spagyrische Medizin stößt jedoch an ihre Grenzen, so Dr. Uecker: „Wo ungesteuertes Chaos das Leben bedroht (etwa bei einer Psychose oder im Schockzustand), bei einer Regulationsstarre (z. B. Krebs im Endstadium oder nach ausgereizter Chemotherapie) oder wo ein Mangel herrscht, der ausgeglichen werden muss (z.B. Diabetes, Anämie) können wir mit Regulationstherapien wie mit der spagyrischen Medizin allein nicht helfen."

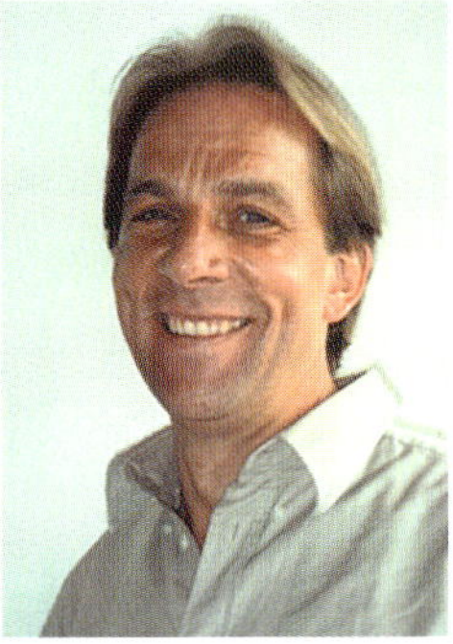
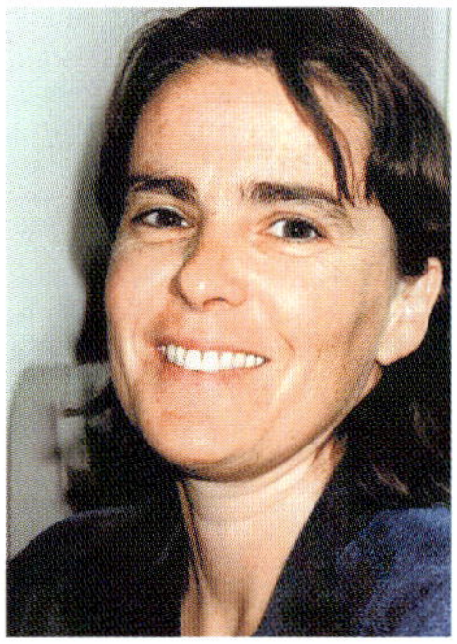

Dr. med. Reimar Banis und Dr. med. Ulrike Banis, Allgemeinmediziner und Naturheilärzte, arbeiten im österreichischen Bregenz in eigener Gemeinschaftspraxis mit Komplexmitteln

Dr. med. Reimar Banis und Dr. med. Ulrike Banis:

Mit der Psychosomatischen Energetik dem Leiden auf den Grund gehen

Vor allem bei Erkrankungen unklarer Ursache hat ein Arztehepaar Erfolg mit seinem „Rebatest" und mit homöopathischen Komplexmitteln

Reimar Banis absolvierte nach dem Abitur zunächst eine Heilpraktiker-Ausbildung, studierte dann in Heidelberg Medizin und fügte auch noch einen amerikanischen Doktortitel (M.D.) hinzu. Auch Ulrike Banis ging zunächst den Weg der Schulmedizin und machte ihren Doktor. Schon bevor sich das Arztehepaar 1995 in einer privaten Gemeinschaftspraxis zusammentat, suchten die beiden nach alternativen Behandlungs- und Heilwegen.

Dr. Ulrike Banis befasste sich mit Akupunktur, Chirotherapie und Kinesiologie: „Ich war aber stets unzufrieden, obwohl ich eine Menge unterschiedlichster Richtungen kennen gelernt habe." Ihrem Mann erging es ähnlich. Er beschäftige sich mit Yoga, Wilhelm Reich, Psycho- und Körpertherapien, Homöopathie und Bachblüten:

„Bei vielen Methoden ging es den Patienten erstmal prima", so Dr. Banis, „aber bald war wieder alles beim Alten. Das war für mich der Ansporn, der Sache auf den Grund zu gehen und zu erforschen, was da eigentlich passiert."

Nach langem Testen und Probieren fiel dann der Groschen. „Auf der Suche nach der Energie-Ebene, wo beispielsweise die Bachblüten wirken, fand ich ein System aller Schwingungsebenen, das mit immer höheren homöopathischen Potenzen korreliert und mit den verschiedenen Schwingungsebenen der Lebenskraft in uns übereinstimmt." Dies war das Schlüsselerlebnis. Auf Grund dieser Erkenntnis entwickelte Dr. Reimar Banis zusammen mit seiner Frau die so genannte Psychosomatische Energetik.

Das so genannte Reba-Testgerät erzeugt ein energetisches Schwingungsfeld, das mit dem Patienten in Resonanz tritt.

Energetische Störungen kann man messen

Mit dieser neuen Naturheilmethode kann man Störungen der feinstofflichen Energie und des Unbewussten (in Form seelischer Konflikte) auf einfache Weise erkennen. Ja, es besteht die Möglichkeit, Gesundheit regelrecht zu messen. Mit Hilfe eines Gerätes findet der Arzt in wenigen Minuten die passenden Medikamente aufgrund von Schwingungsinformationen des Patienten. Die einer Krankheit zu Grunde liegenden seelischen Konflikte kann man dann mit neuartigen homöopathischen Komplexmitteln bearbeiten.

Getestet wird mit einem Gerät, das Dr. Reimar Banis zusammen mit dem Physiker Dieter Jossner entwickelt hat. Der Arzt erklärt: „Das so genannte Reba-Testgerät erzeugt ein energetisches Schwingungsfeld, das mit dem Patienten in Resonanz tritt." Bei der Testung, oft in Kombination mit Verfahren wie Kinesiologie oder Elektro-Akupunktur, wird der Patient mit dem Gerät verbunden. Auf den Testskalen der vier Energie-Ebenen (Vital-, Emotional-, Mental- und Kausalebene) erscheinen dann die Werte. Liegt ein Wert unter 50 Prozent, hat der Patient wenig Energie auf dieser Ebene. Der Energiefluss ist blockiert.

Nun sucht man nach der Ursache für die Blockade. Dies kann ein äußerer Grund wie Erdstrahlen, Wasseradern oder Elektrosmog sein (Geopathie) oder auch ein seelischer Konflikt. Dr. Ulrike Banis: „Insgesamt gibt es 28 Konflikte, die auf sieben Chakren (Energiezentren) verteilt sind. Mit einer Urtinktur machen wir den Konflikt sichtbar. Dann wird ermittelt, was der Patient braucht, was ihm gut tut, welcher Konflikt aufgelöst werden soll."

Komplexmittel für Körper und Seele

Therapiert wird mit homöopathischen Komplexmitteln, die Dr. Reimar Banis zusammengestellt hat: „Da gibt es zum einen verschiedene Chakramittel, mit denen Energieblockaden auf der Körperebene aufgelöst werden. Außerdem haben wir so genannte Emotionalmittel, die helfen sollen, versteckte seelische Konflikte zu überwinden. Auch für die schnelle Beseitigung geopathischer Störungen (etwa durch Erdstrahlen) wird ein homöopathisches Komplexpräparat (Geovita) benutzt. Es hilft dem Körper, etwa nach dem Einfluss von Elektrosmog oder der Umstellung eines Bettes an einem gestörten Platz, seine Energie schneller wieder zu balancieren."

Bei hochsensiblen Erwachsenen, Kindern und auch Tieren sind Heilungen innerhalb von Stunden möglich – oft genügt schon eine einzige Behandlung.

Die Erfolge geben dem Ärztehepaar Recht, wie Reimar Banis berichtet: „Bei hochsensiblen Erwachsenen, Kindern und auch Tieren sind Heilungen innerhalb von Stunden möglich – oft genügt schon eine einzige Behandlung. Im Normalfall dauert unsere Kurz-Psychotherapie mit den homöopathischen Tropfen vier Wochen." Nur bei sehr tief greifenden Konflikten ist mit einer Behandlungszeit von bis zu einem Jahr zu rechnen.

Die homöopathischen Komplexmittel zeigen vor allem bei unklaren vegetativen Erkrankungen Erfolg, bei denen übliche schulmedizinische Untersuchungen wie Blutbilder oder Magenspiegelungen keine Hinweise bringen. So zum Beispiel bei Bettnässen, Reizblase, Schlaflosigkeit oder Kreuzschmerzen bis hin zu Tinnitus und Herzrhythmusstörungen, Depressionen oder Magengeschwüren. Heute arbeiten mit der neuen Methode weltweit schon mehr als tausend Ärzte, Heilpraktiker und Psychotherapeuten.

Fibromyalgie: Der Weg zur Gesundheit führte über die Heilung der inneren Konflikte

Eva Pflüger wuchs in Passau mit einer sehr dominanten Mutter auf: „Sie tolerierte überhaupt keine Gegenmeinung. So wurde ich schon als Kind mit der Zeit immer stiller und schluckte meinen Frust hinunter. Mein Halbbruder durfte sich alles erlauben, ich dagegen fühlte mich wie Aschenputtel", erinnert sich Eva Pflüger. Schon als Jugendliche litt sie häufig unter Magenschleimhautentzündung.

Mit 16 Jahren entschied sich das junge Mädchen, von zu Hause wegzugehen und eine Stelle in Stuttgart anzutreten. Dort lernte sie schon bald einen Mann kennen, den sie 1961 gegen den Willen ihrer Mutter heiratete: „Das war meine Rache für die jahrelange Bevormundung." Doch auch in ihrer Ehe kam die junge Frau kaum zu Wort. Wie bereits in ihrer Kindheit, ging sie Streit aus dem Weg und schluckte ihren Ärger hinunter. Kurz nach der Geburt des zweiten Kindes verließ ihr Mann sie 1965.

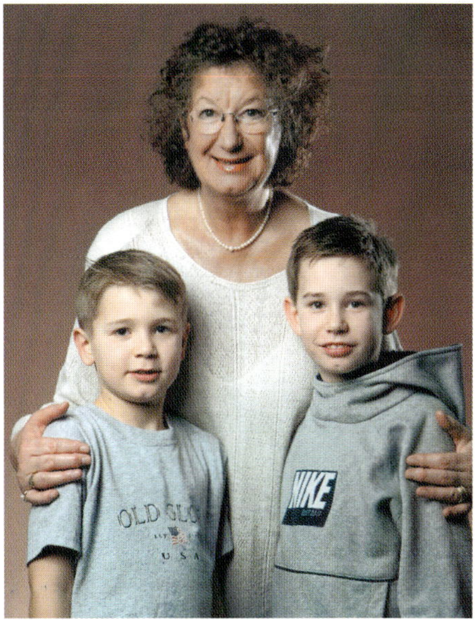

Homöopathische Komplexmittel halfen Eva Pflüger, ihre über Jahre angestaute Wut loszulassen und gesund zu werden

Anstatt ihrem Zorn freien Lauf zu lassen, schwieg sie wieder und weinte tagelang. Ihre Schwiegermutter zeigte sich genauso dominant wie die eigene Mutter und mischte sich in die Erziehung der Kinder ein. Auch Eva Pflügers Tochter nutzte von klein auf die Schwäche ihrer Mutter aus. „Anfangs konnte ich mich mit Petra noch streiten, doch sie wurde mit der Zeit immer lauter, und ich gab dann wieder nach."

1966 lernte die junge Mutter den Besitzer eines Möbelgeschäfts kennen und begann auch bei ihm zu arbeiten. Häufig musste sie nun schwere Möbel schleppen und bekam dadurch Rückenbeschwerden, die sie von einem Masseur behandeln ließ. Nach fünf Jahren starb ihr Lebensgefährte 1971 an einer Lungenembolie.

Um ihren Lebensunterhalt zu verdienen, entschied sich Eva Pflüger 1972 für die Ausbildung zur Masseurin. Bereits fünf Jahre später machte sie sich selbstständig und eröffnete eine eigene Massagepraxis. Mit der Selbstständigkeit und durch private Probleme nahmen aber auch die psychischen Belastungen wieder zu. Eva Pflüger bekam schließlich sogar ein Magengeschwür.

Letzter Ausweg: Dr. Reimar Banis

Bereits Ende der 70er-Jahre hatte Eva Pflüger Artikel von Reimar Banis gesammelt, denn das Thema Energie hatte sie schon immer interessiert: „Ich fand diese Veröffentlichungen ziemlich spannend und empfahl auch meinen Patienten, sich bei schweren Erkrankungen an Dr. Banis zu wenden." Die Therapieerfolge wurden Eva Pflüger von ihren Patienten oft bestätigt. Sie selber war zunächst mit ihrem Hausarzt sehr zufrieden.

Als sie jedoch Mitte der 80er-Jahre an einer Arthrose der Gelenke und der Wirbelsäule erkrankte, konnten ihr weder ihr Arzt noch ein Orthopäde und ein Rheumatologe weiterhelfen. Aus Hilflosigkeit verschrieb man ihr sogar Psychopharmaka. Erst 1997 wurde Weichteilrheuma (Fibromyalgie) diagnostiziert. Verschiedene alternative Therapien wie Akupunktur und Homöopathie konnten nicht helfen – genauso wenig wie die Behandlung in Rheumakliniken. Endlich erinnerte sich Eva Pflüger wieder an Dr. Banis und beschloss, ihn nun auch selbst zu konsultieren.

Die Wut im Bauch war Ursache der Schmerzen

Als Eva Pflüger im Juli 2001 die Praxis von Dr. Reimar Banis aufsuchte, konnte sie sich kaum noch bewegen. Der Arzt stellte bei seiner Messung mit dem Reba-Testgerät extrem niedrige Vitalwerte (50 Prozent) und Emotionalwerte von nur zehn Prozent fest.

Banis verordnete homöopathische Komplexmittel zur Auflösung der lange angestauten Wut. Bereits nach zwei Monaten schlugen die Mittel äußerst positiv an.

Als „Lebensthema" diagnostizierte er bei der Masseurin eine riesengroße Wut im Oberbauch-Chakra (Magen und Bauchspeicheldrüse). Dies lag wohl daran, dass sie ihren Ärger bis dahin immer hinuntergeschluckt hatte und nicht Nein sagen konnte.

Banis verordnete homöopathische Komplexmittel zur Auflösung der lange angestauten Wut. Bereits nach zwei Monaten schlugen die Mittel äußerst positiv an. Im Dezember kam es noch einmal zu einem Rheumarückfall, der durch eine Infektion im Kieferraum ausgelöst wurde. Nach der Behandlung durch einen Kieferchirurgen ging es Eva Pflüger kontinuierlich besser. Wut ist für sie heute kein Thema mehr, dies zeigten die Werte beim Energietest. Sie hat heute deutlich mehr Selbstbewusstsein als früher und ist seit langer Zeit beschwerdefrei: „Mein Weichteilrheuma ist so gut wie weggeblasen." Ihre Massagepraxis hat Eva Pflüger mittlerweile an ihren Sohn übergeben, hilft aber immer noch stundenweise aus.

Neue Beweglichkeit mit 81

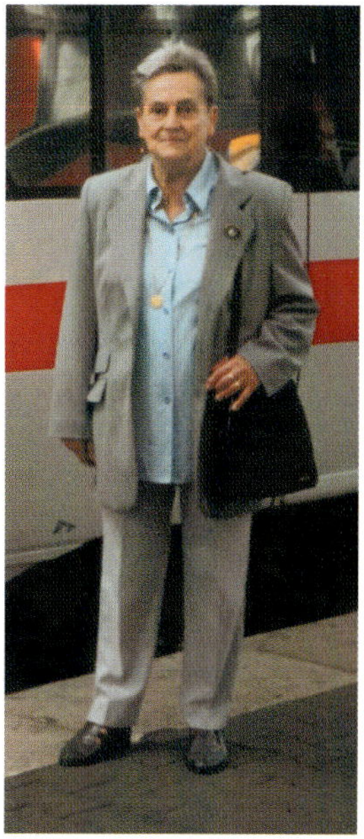
Die Zeit der tauben Füße und schmerzenden Beine ist für Alice Britz vorbei. Sie kann sogar wieder ohne Probleme im Garten arbeiten

Alice Britz aus dem badischen Kehl war bis zu ihrem 70. Lebensjahr kerngesund. Dann aber begann eine langjährige Leidensgeschichte: Vor mehr als zehn Jahren verspürte die alte Dame zum ersten Mal ein Taubheitsgefühl in den Zehen, das sich dann bis zu den Hüften hinaufzog: „Meine Füße waren oft ganz pelzig." Zunächst vermutete man eine Rheumaerkrankung, doch konnte nichts dergleichen festgestellt werden. Man verwies die Patientin an einen Nervenarzt. Alice Britz erhielt Massagen, doch ihr Zustand veränderte sich nicht: „Ich hatte immer wieder so starke Schmerzen in den Beinen, dass ich davon sogar bewusstlos wurde."

Nun hatte die Patientin ständig Angst, dass sie hinfallen könnte: „Während eines Urlaubs im Loire-Tal stürzte ich tatsächlich bei einer Besichtigungstour die Schlosstreppen hinunter und knackst mir dabei zwei Rippen an. Ich wollte für niemanden eine Belastung sein und hatte deshalb versucht, die Treppen alleine zu bewältigen." Zu Hause stürzte sie immer wieder auf offener Straße, musste sich beim Treppensteigen am Geländer festhalten und konnte schließlich nur noch am Stock gehen. „Es war furchtbar. Ich wollte doch nicht als alte, gebeugte Frau gesehen werden, aber es ging einfach nicht mehr anders."

Eine Fliege-Sendung leitete die Wende ein

Drei Klinikaufenthalte brachten keinerlei Verbesserung. Ärzte und Patientin waren mit ihrem Latein am Ende. Dann sah Alice Britz die Fliege-Sendung „Gesund durch die Wünschelrute" mit Dr. med. Ulrike Banis. Sofort stellte die geplagte Frau ihr Bett um und kontaktierte danach die Ärztin. Einige Wochen später besuchte die Patientin, die sich noch nie mit alternativer Medizin beschäftigt hatte, zum ersten Mal die Praxis des Arztehepaars Banis. Behandelt wurde sie von Dr. Reimar Banis, der gleich den Reba-Test durchführte. Alice Britz erzählt:

„Der Test ergab, dass ich ab dem Unterleib bis zum Oberkopf nicht geerdet war. Das leuchtete mir auch ein, denn ich hatte schon lange das Gefühl, dass zwischen meinen Füßen und meinem Kopf keine Verbindung mehr bestand."

Frau Britz zeigte auf der Emotionalebene niedrige Werte, was auf einen verborgenen Konflikt hindeutete. „Ich war schon immer sehr sensibel, was auch der Test bestätigte", berichtet sie. „Es gab eine Zeit, in der ich nur noch geweint habe. Wenn es familiäre Probleme gab, gingen mir diese meistens sehr nahe. Heute kann ich mich dagegen recht gut behaupten."

Die Zusammenhänge zwischen dem verborgenen Konflikt, der Energie und ihren unklaren Beinbeschwerden sind Alice Britz nur wenig bewusst. „Ich verstehe ja von diesen Dingen nicht viel. Aber Dr. Banis hat mir dazu erklärende Zeichnungen gemacht und sich auch sonst sehr um mich gekümmert." Die alte Dame bekam homöopathische Komplexmittel, die sie zweimal täglich einnehmen musste. Als sie ein paar Wochen später zur Kontrolle erschien, konnte sie wieder ohne Stock gehen und ihre häuslichen Tätigkeiten verrichten. „Für mich ist es ein Wunder", sagt Alice Britz. „Und das Schönste ist, dass ich wieder in meinem Garten arbeiten kann."

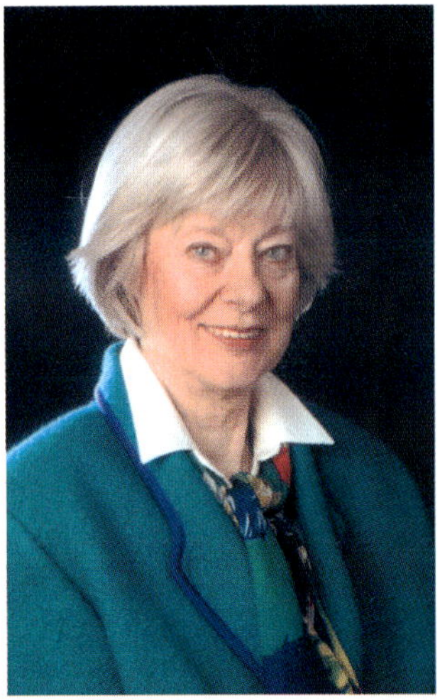

Dr. med. Helgard Hoffmann aus Heilbronn, Ärztin für Allgemeinmedizin und Naturheilkunde, nähert sich Krankheitsursachen mit Hilfe der Meridian-Diagnostik

Dr. med. Helgard Hoffmann:

Mit der Wünschelrute versteckten Krankheiten auf der Spur

Wie sich die Störfelder im Körper mit der Lecher-Antenne aufspüren lassen

Helgard Hoffmann ging in ihrem Leben schon immer unkonventionelle Wege. Nach dem Abitur an einer Klosterschule studierte sie in Österreich Medizin, lebte dann viele Jahre in Kanada. Ende der 60er-Jahre kehrte die Ärztin nach Deutschland zurück und eröffnete 1971 eine Praxis für Allgemeinmedizin in Heilbronn. „Ich kenne und schätze die Wohltaten der Schulmedizin", erklärt sie. „Doch für mich blieben stets zu viele Fragen unbeantwortet. Deshalb suchte ich nach anderen Wegen in der Medizin, auch wenn sie aus einer fremden Kultur stammten." So beschäftigte sich die Medizinerin mit der Akupunkturlehre und verband die Chirotherapie mit der Meridian-Diagnostik.

Der Weg zur Wünschelrute

„Eigentlich sind meine Patienten dafür verantwortlich, dass ich mich für die Arbeit der Rutengänger interessierte", erinnert sich Dr. Hoffmann. „Sie überschütteten mich mit Informationen über Störfelder und Schlafplatzuntersuchungen. Irgendwas musste doch dran sein! Also wollte ich mehr wissen und beschloss die Technik des Rutengängers selbst zu erlernen."

Die Ärztin besuchte Kurse des bekannten Radiästhesisten Reinhard Schneider, der für eine messbare, physikalische Radiästhesie steht: „Schneider arbeitete mit der Lecher-Antenne, einer besonderen Wünschelrute, mit der man elektromagnetische Schwingungen messen kann. Messwerte geben darüber Aufschluss, wie stark ein gefundenes Störfeld ist." Diese Erkenntnisse integrierte die Medizinerin nun in ihre praktische Arbeit. Zunächst waren es die üblichen Störfelduntersuchungen etwa bei Schlafplätzen, doch Helgard Hoffmann wollte mehr.

Man weiß beispielsweise, dass es Wechselbeziehungen zwischen Zähnen und Organen gibt und dass Zähne starke Störfelder sein können.

Die Radiästhesie – ein Weg zur Störfelddiagnostik

In der Akupunkturlehre kennt man ein System von 14 Meridianen, in denen wie in Kanälen der Strom der so genannten Lebensenergie (Qi) fließt. Bei einem gesunden Menschen strömt die Energie ohne Unterbrechung, bei Kranken ist eine Störung im Energiefluss vorhanden.

„Mit der Wünschelrute, speziell mit der Lecher-Antenne, kann man eine vorhandene Störung orten und messen", erklärt Helgard Hoffmann. „Ich erfahre nicht nur, wo das Störfeld sich befindet, sondern auch, wie intensiv die Störung ist."

Man weiß beispielsweise, dass es Wechselbeziehungen zwischen Zähnen und Organen gibt und dass Zähne starke Störfelder sein können. Mit Hilfe der Lecher-Antenne lässt sich der betreffende Zahn aufspüren. „Ist er gefunden, sollte zunächst dieses Störfeld beseitigt werden", erklärt Dr. Hoffmann. „Mit meiner Rute suche ich dann auch noch das entsprechende Mittel, das zum Beispiel Schadstoffe als Ursache für diese Störung ausleitet."

Die Rute – ob Lecher-Antenne, Plastik-Rute oder Einhandrute – lässt sich also sowohl in der Diagnostik als auch in der Therapie einsetzen. Sie hilft weitere Ursachen für Erkrankungen festzustellen, wie Helgard Hoffmann erläutert: „Wenn das

Störfeld die dominante Ursache war, erübrigt sich nach der Beseitigung eine weitere Therapie. Liegen der Erkrankung jedoch noch weitere Ursachen zu Grunde, dann ist die Störfeldsanierung die Gewähr dafür, dass eine entsprechende Therapie gut anschlägt und Erfolg hat."

Endlich geheilt von quälenden Rückenschmerzen

Beate Graupner aus Tübingen stammt von einem Bauernhof. Ihre Mutter gab ihr ein großes Maß an Naturverbundenheit mit auf den Lebensweg. Als junge Frau lernte Beate Zahnarzthelferin und bemühte sich stets um eine ganzheitliche Lebensführung. „Richtig geklickt hat es bei mir jedoch, als meine zweite Tochter im Alter von zwei Jahren an einer Milchallergie erkrankte", erzählt sie. Da die Ernährung nun radikal umgestellt werden sollte, pflanzte Frau Graupner einen biologisch-dynamischen Garten an. Das Kind wurde bald gesund und seither legte die Familie immer Wert auf gute Ernährung.

Richtig geklickt hat es bei mir jedoch, als meine zweite Tochter im Alter von zwei Jahren an einer Milchallergie erkrankte.

Dennoch blieb Beate Graupner von eigenen gesundheitlichen Problemen nicht verschont. Seit einem Treppensturz im Alter von zwanzig Jahren war der Rücken ihr Schwachpunkt und verursachte immer wieder Beschwerden. Nachdem die Kinder aus dem Haus waren, nahm Beate Graupner ihren Beruf als Zahnarzthelferin wieder auf: Anfang der 80er-Jahre arbeitete sie bei dem bekannten Arzt Dr. Schwarz in der Amalgamforschung. Durch ihn erfuhr sie dann auch von Dr. Helgard Hoffmann und ihren ungewöhnlichen Diagnose- und Therapiemethoden.

„Als ich mal wieder gesundheitliche Probleme hatte, beschloss ich, diese Ärztin aufzusuchen", berichtet Beate Graupner. „Ich war zunächst überrascht, wie sie mit mir arbeitete. Sie fragte mich, ob mein Bettplatz in Ordnung sei, ob ich keine Schlafstörungen hätte. Dann hat sie mit der Lecher-Rute meinen Rücken abgetastet.

Kurz vor Weihnachten 2001 kam es für Beate Graupner knüppeldick: „Ich bin regelrecht zusammengebrochen, litt an einer schweren Ischialgie." In ihrer Verzweiflung suchte sie einen Orthopäden auf, der ihr starke Schmerzmittel spritzte. Sobald sie reisefähig war, fuhr die Patientin aber wieder zu Helgard Hoffmann nach Heilbronn: „Ich wollte wissen, wie ich mein Rückenproblem endgültig lösen konnte."

Und Dr. Hoffmann konnte tatsächlich helfen. „Zunächst suchte sie mit ihrer Rute nach einem Störfeld, ging den Rücken rauf und runter. Dann stellte sie fest, dass an der rechten Seite – vom Kopf bis zum Fuß – etwas nicht in Ordnung war. Ich erzählte ihr von einem Zahn im rechten Unterkiefer, mit dem ich schon lange Probleme hatte."

Die Ärztin testete den Zahn und fand auch die entsprechende Störzone. Dann nahm sie ihr Testset mit verschiedenen Ampullen und suchte nach einem geeigneten Mittel für die Therapie: „Sie fand ein Schlangentoxin, das sie mir dann spritzte. Sofort spürte ich die Wirkung. Meine Rückenschmerzen ließen nach, ich fühlte mich entspannter."

Bald darauf konsultierte Beate Graupner einen Zahnarzt, der von dem Zahn eine Röntgenaufnahme machte und feststellte, dass er vereitert war. Da er nicht mehr gerettet werden konnte, ließ die Patientin ihn kurz entschlossen entfernen. Die Ursache des Übels war damit endgültig behoben: „Meine Rückenschmerzen sind bis heute weg – einfach verschwunden."

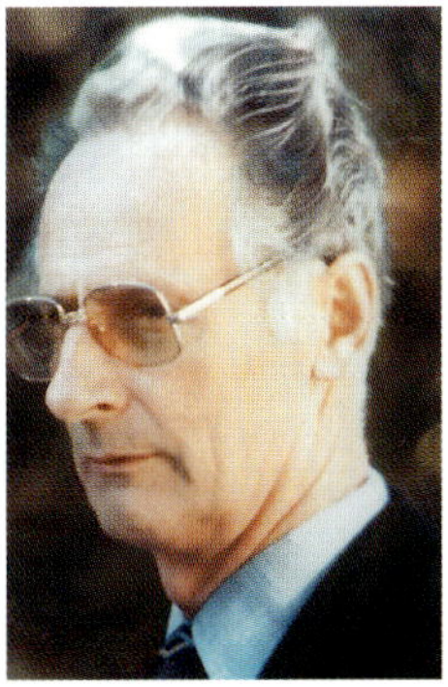

Dr. med. Rudolf Pekar, der in Bad Ischl/Österreich lebt, konnte mit seiner Bio-Elektrotherapie bei vielen Patienten Krebs heilen

Dr.med. Rudolf Pekar:

Mit Bio-Elektrotherapie den Krebs besiegen

Schwacher Gleichstrom macht Tumoren den Garaus

Schon als junger Arzt suchte Dr. med. Rudolf Pekar nach neuen Wegen in der Medizin: „Ich hatte eine eigene Praxis, aber es hat mich sehr bald nicht mehr interessiert, Spritzen zu setzen oder Rezepte auszustellen. Ich wollte mehr über Heilung wissen." Also nahm der Mediziner Kontakt mit Kollegen und Universitäten auf und begann zu experimentieren. Er setzte bei Rheumatismus und Neuralgien Flächenelektroden mit Schwachstrom ein (Feinstrom-Methode) und konnte schon bald die ersten Erfolge verbuchen.

Mitte der 60er-Jahre erkannte der Mediziner schlagartig, dass Krebs ein Thema in seiner Familie war: Brüder, Schwester, Tanten und auch seine Mutter erkrankten an

Tumoren. „Als meine Mutter 1964 an Gallensteinkrebs verstarb, beschloss ich, auf diesem Gebiet meine eigenen Erkenntnisse zu sammeln."

Strom lässt Tumore schrumpfen

Pekar machte Versuche mit krebskranken Tieren, doch der Stromeinsatz war noch recht umständlich. „Eines Tages hatte ich die Königsidee, die beiden Drahtelektroden direkt im Tumor einzusetzen. Als ich nach einem Kurzurlaub zurückkam, traute ich meinen Augen nicht: Der Tumor war hochgradig geschrumpft. Das hat mich dazu bewogen, das Gleiche beim Menschen zu testen." Pekar begann seine Versuche mit bösartigen Hauttumoren und hatte damit bald verblüffende Erfolge. Nun machte sich der Mediziner daran, die Wirkung von Strom auf verschiedenste bösartige Tumore eingehend zu ergründen.

Mit der Bio-Elektrotherapie kann man also dem Krebs auf sanfte Weise begegnen.

Durch mehr als 200 Jahre Forschung über den Aufbau biologischer Substanz weiß man, dass jede biologische Struktur elektrische Eigenschaften aufweist und dass jedes biologische Geschehen auch ein elektrischer Vorgang ist. Daraus kam Dr. Rudolf Pekar zu folgendem Schluss:

„Gesundheit und Krankheit hängen von biochemischen Strömen in unserem Körper ab. Mir wurde klar, dass der Körper seine Energie zur Selbstregulation mit bioelektrischen Strömen erzielt. Also kann man mit elektrischem Strom auch Krebszellen beeinflussen."

Wie sich herausstellte, lassen sich damit tatsächlich Tumore zerstören und zum Verschwinden bringen. Mit der Bio-Elektrotherapie kann man also dem Krebs auf sanfte, aber wirkungsvolle Weise begegnen.

Wie der sanfte Gleichstrom wirkt

Bei der Bio-Elektrotherapie werden zwei Platindraht-Elektroden in den Tumor beziehungsweise in umliegendes Gewebe direkt eingeführt. In anderen Fällen setzt man Platinplättchen als Elektroden auf die Haut. Zwischen den Elektroden wird ein schwacher, ungefährlicher Gleichstrom angelegt. Da der Tumor einen anderen Spannungszustand hat als das gesunde Gewebe, hindern ihn die elektrischen Ströme zunächst daran weiter zu wuchern. Die malignen Zellen lösen sich dann nach und nach durch einen chemischen Prozess auf.

Die größten Erfolge erzielt die Bio-Elektrotherapie bei Krebsarten, bei denen der Tumor mit dünnen Sonden leicht erreichbar ist. Also im Fall von Haut-, Brust- und Prostatakrebs. Auch wenn die Wucherungen direkt auf der Haut liegen, kann die Methode eine Operation ersetzen.

Das erste Mammakarzinom behandelte Dr. Pekar Anfang der 70er-Jahre: „Damals kam eine 50-jährige Frau zu mir. Sie wollte sich nicht operieren lassen. Ich entschloss mich, die Bio-Elektrotherapie einzusetzen und hatte schon nach einer einzigen Behandlung Erfolg. Der Tumor bildete sich zurück. Das war mein Einstieg, und bis heute habe ich auf diese Weise vielen Frauen mit Brustkrebs helfen können."

Pekar sieht jedoch auch bei anderen Krebsarten gute Heilchancen: „Mit der Bio-Elektrotherapie kann ich selbst bei schwierigem Lungen-, Leber- und Magenkrebs Erfolge erzielen. Allerdings kamen zu mir meist austherapierte, von der Schulmedizin abgeschobene Patienten. Aber selbst bei den schwierigsten Fällen habe ich nicht abgewunken und konnte so häufig Leben erhalten."

Mit der Bio-Elektrotherapie kann ich selbst bei schwierigem Lungen-, Leber- und Magenkrebs Erfolge erzielen.

Die Tragödie der Onkologie

Obwohl – vielleicht auch gerade weil – Pekar mit seiner Bio-Elektrotherapie große Heilerfolge erzielte, hat die Schulmedizin ihn kaum beachtet oder sogar gemieden. Häufig versuchte man ihn wegen seiner unkonventionellen Methoden zu disziplinieren, was allerdings misslang. Hin und wieder aber hörte der engagierte Arzt auch Lob von erfahrenen Medizinern, so auch von Professor Dietrich H. W. Grönemeyer, dem bekannten Radiologen, der die Bio-Elektrotherapie befürwortet.

Die klassische Krebsmedizin erklärt Dr. Pekar für gescheitert, da sie bei der Tumorzerstörung nur ungenügende Ergebnisse aufweist. Im Grunde aber, meint der Krebsarzt, gehe es um etwas ganz anderes: „Nicht auf die Tumorvernichtung kommt es an, sondern auf die Erforschung der Ursachen für Krebs. Denn wenn man die Ursache einer Krankheit kennt, dann kann man deren Ausbruch eventuell verhindern. Genau da aber ist die Schulmedizin auf dem Nullpunkt angelangt." Das Drama der Krebsforschung hat Pekar in dem Buch „Krebs – die biologische und die medizinische Tragödie" beschrieben und hofft, damit auch einige Kollegen wachrütteln zu können.

Heute ist Dr. Rudolf Pekar über 90 und lebt mit seiner Frau im österreichischen Kurort Bad Ischl, wo er bis vor wenigen Jahren praktizierte. Der Pionier im Ruhestand

stand weiß, dass ihm nicht mehr viel Zeit bleibt, um in der Krebsmedizin etwas zu bewirken. So lange es irgendwie geht, will er weiter kämpfen – aber das kann er nicht allein: „Letztlich kommt es auf den Patienten an. Der muss Druck machen, ihm müssen durch eine radikale Aufklärungsarbeit die Augen geöffnet werden. Ich hoffe natürlich, dass meine Erfahrungen irgendwann auf breiter Ebene anerkannt werden. Vielleicht gibt es ja in naher Zukunft endlich eine Forschungseinrichtung, die sich den unkonventionellen Methoden widmet. Es wäre schön, wenn ich das noch erleben könnte."

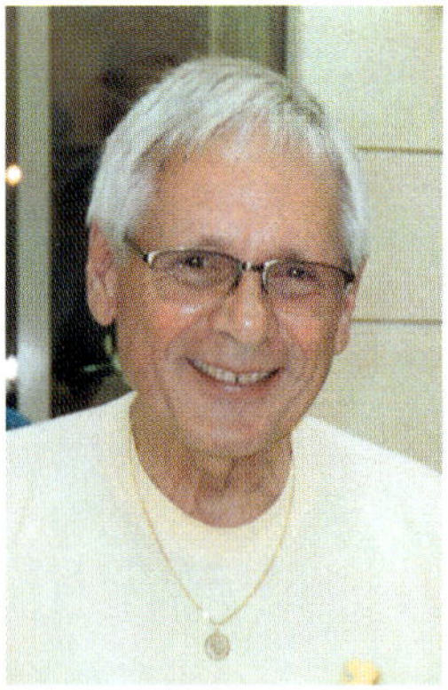

Horst Dmoch darf sein Leben wieder in vollen Zügen genießen. Die Kombination aus Psychotherapie und Bio-Elektro-Behandlung ließ dem Krebs keine Chance

Die Bio-Elektrotherapie war stärker als der Krebs

1999 machte Horst Dmoch mit seiner Frau Urlaub an der Costa del Sol. Dort bemerkte er zum ersten Mal einen plötzlich auftretenden, starken Harndrang: „Ich hatte große Schmerzen beim Wasserlassen und oft kam noch ein starker Darmdrang hinzu." Die Blase meldete sich von diesem Zeitpunkt an ständig. Nur noch selten konnte Dmoch wirklich tief schlafen.

Zunächst zögerte der selbstständige Kaufmann einen Arztbesuch aus Angst vor der Diagnose hinaus. Im Hinterkopf hatte er einen langjährigen Freund, der an Prostatakrebs erkrankt war und von Chemotherapie und Bestrahlung heftige Nachwirkungen davongetragen hatte. Irgendwann aber war die Untersuchung nicht mehr zu umgehen. Der Urologe bestätigte tatsächlich die böse Vorahnung: Prostatakarzinom. Als einzige Behandlungsmöglichkeit wurde eine Totalresektion der Prostata vorgeschlagen. Dmoch war zutiefst schockiert. „Die Vorstellung impotent zu werden, war grausig für mich."

In einem Seminar über körperorientierte Psychologie lernte Dmoch, dass die Ursache von Krankheiten häufig in der Psyche zu finden ist. Dies konnte er auch bei sich selbst feststellen: Wenn er beispielsweise unter Stress oder Angstgefühlen litt, ohne dass dies sein Bewusstsein registriert hatte, reagierte sein Körper mit Verkrampfung im Beckenbereich (Prostata, Darm und Nieren).

Langsam kam der Patient dahinter, dass in der Kindheit erlittene psychische Verletzungen sich in seiner Gefühlswelt und zugleich auch ganz fest in seinem Körper verankert hatten.

Dmoch erinnerte sich, wie seine Mutter wiederholt abends seine Hände über dem Kopf am Bett festgebunden hatte, damit er nicht mit seinem „Löllermann" spielen konnte. Der Hausarzt hatte sogar gedroht, ihm mit der Schere den Penis abzuschneiden. Mit einer Therapeutin arbeitete Dmoch diese Kastrationsangst auf. Heute ist der Mann wieder mit sich selbst im Reinen: „Ich lasse mich nicht mehr von der Umwelt einschüchtern, sondern verfolge meinen Weg, indem ich mir treu bleibe und mir erlaube, meine Gefühle zum Ausdruck zu bringen."

Wochen später fiel Horst Dmoch durch eine glückliche Fügung ein Buch über Engel in die Hände. Kurze Zeit später entschloss er sich gegen eine Operation und wählte den alternativen Weg. Er suchte Heilpraktiker zur Stärkung des Immunsystems auf und machte eine 42-tägige Fastenkur.

Endlich wieder das Leben genießen können

Am 18. Oktober 2001 sah Horst Dmoch die Fliege-Sendung zum Thema „Mein Lebenswerk – Ich weiß, wie man heilen kann." Unter den Studiogästen war auch der österreichische Krebsarzt Dr. med. Rudolf Pekar, der seine Bio-Elektrotherapie vorstellte. Dmoch war von dieser sanften Therapie sehr beeindruckt. Kurze Zeit nach Ausstrahlung der Sendung las er in der Zeitung einen Artikel mit der Überschrift: „Alternative zum Skalpell. Mit Strom Krebs besiegen." Dies nahm Dmoch als Zeichen. Sofort meldete er sich bei dem Heilpraktiker an, der die Anzeige aufgegeben hatte und der nach der „Pekar-Methode" arbeitete.

Bereits nach sechs dreistündigen Behandlungen ging es mit dem Patienten zusehends bergauf. Sein Urologe bestätigte ihm knapp zwei Monate später die Heilung. Für Dmoch grenzt dies an ein Wunder: „Ich bin Herrn Fliege und seiner Sendung unendlich dankbar. Heute kann ich wieder ganz normal und ohne Schmerzen auf die Toilette gehen und habe wieder eine Erektion – sehr zur Freude meiner 21 Jahre jüngeren Frau." Voller Lebensfreude genießt Horst Dmoch, der bereits Mitte 70 ist, sein Rentnerdasein: „Der Bio-Elektrotherapie verdanke ich mein Leben. Ich fühle mich einfach sauwohl und gehe derzeit am liebsten segeln."

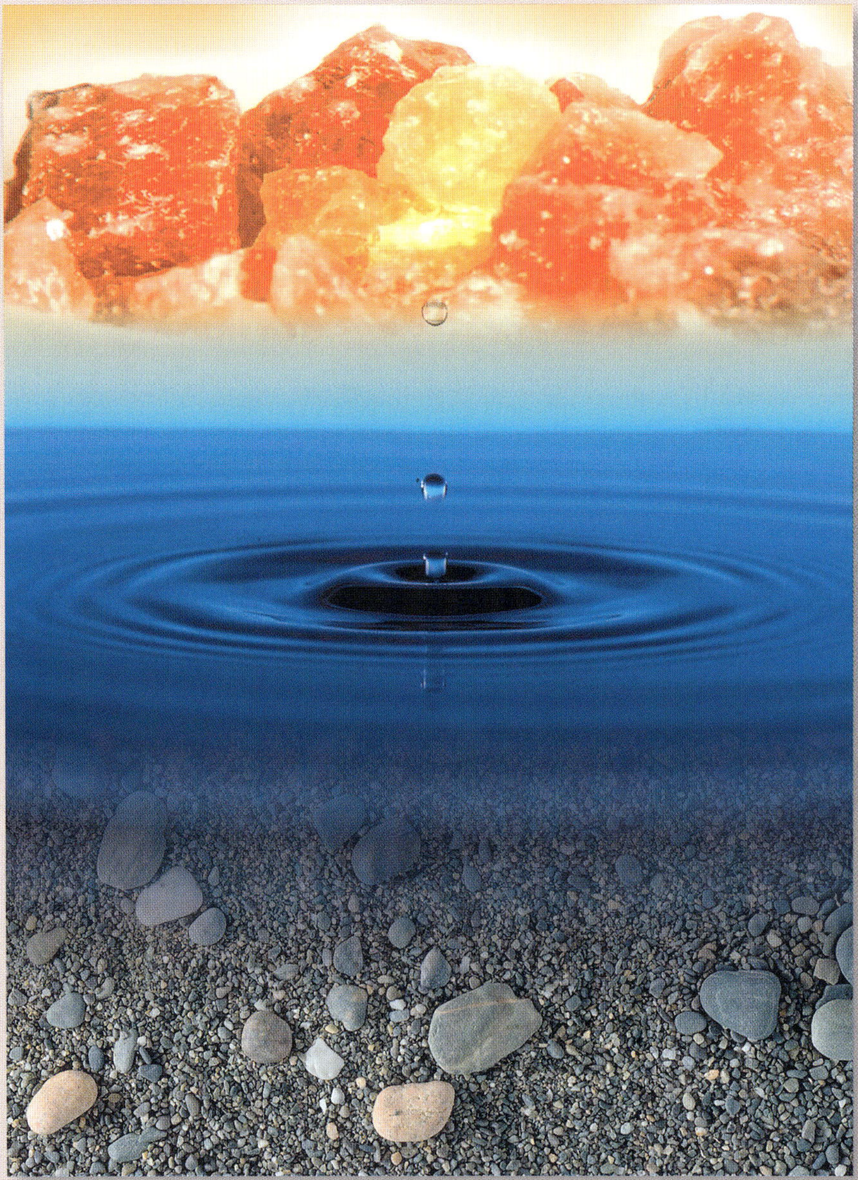

5. KAPITEL

Heilen mit Steinen, Wasser und Salz

Stoffe aus der Natur bringen Linderung selbst bei chronischen Leiden

In diesem Kapitel: • Birgitt Neffe: Mit Heilsteinen Schmerzen zu Leibe rücken - *Fallbeispiel:* Nach 40 Jahren Rheuma: Warme Steine besiegten das Leiden • Peter Ferreira: Natürliches Kristallsalz versorgt den Körper mit Energie - *Fallbeispiele:* Heilung im Salzbergwerk • Mit Klostersalz habe ich den Tinnitus vertrieben • Sole als Heilmittel gegen Heuschnupfen und Ausschlag • Siegfried Woll: Mit revitalisiertem Wasser den Körper beleben - *Fallbeispiel:* Revitalisiertes Wasser half bei Diabetes

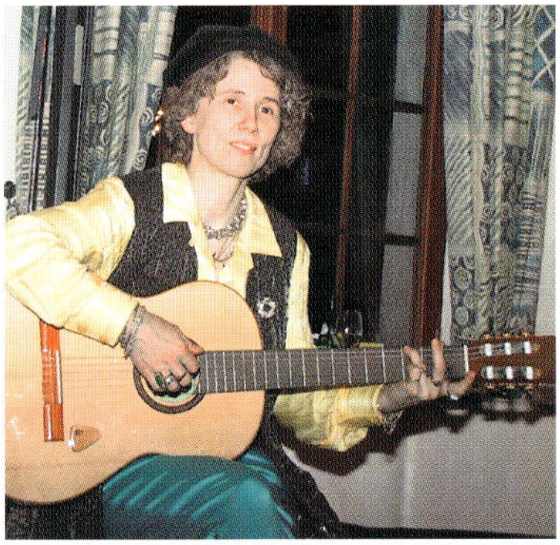

Birgitt Neffe, Heilpraktikerin in Pfaffenhofen und Gräfelfing, arbeitet mit warmen Steinen, um ihre eigenen Heilenergien zu verstärken

Birgitt Neffe:

Mit Heilsteinen Schmerzen zu Leibe rücken

Eine Heilpraktikerin aus Bayern setzt auf das überlieferte Wissen ihrer Vorfahren

Schon als junges Mädchen war Birgitt Neffe ein außergewöhnliches Kind, das vieles hinterfragte. Da ihre Großmutter die Familie mit Natur-Medizin versorgte, waren ihr chemische Medikamente aus der Apotheke eher fremd: „Meine Oma gab uns bei Erkältungen Kräutertee und legte uns bei Verstauchungen Quarkwickel an." Die Schule empfand das Mädchen eher als belastend: „Da war alles strukturiert. Freies Denken wurde nicht gerade gefördert."

Das Interesse an der alternativen Medizin konnte ihr dennoch keiner nehmen. Da sie für die Heilpraktikerausbildung mit 18 Jahren noch zu jung war, entschied sich Birgitt Neffe zunächst für ein Musikstudium und gründete danach drei eigene Musikschulen. 1986 begann sie eine Ausbildung zur Waldorfpädagogin. Anschließend unterrichtete sie ein Jahr an einer Waldorfschule und sparte sich das Geld für die Heilpraktikerschule zusammen. Mit dieser Ausbildung fing sie schließlich 1992 an.

Nach ihrem Heilpraktiker-Abschluss eröffnete Birgitt Neffe 1994 eine eigene Praxis in Pfaffenhofen in der Nähe von Neu-Ulm. Mittlerweile hat sie auch noch eine Praxis in Gräfelfing bei München übernommen. Sie bildete sich ständig fort und spezialisierte sich in Bach-Blüten-Therapie. Bei Dieter Dorn wurde sie persönlich in der Dorn-Therapie ausgebildet. Bei dieser Methode wird die Wirbelsäule nach Fehlstellungen abgetastet und diese mit sanftem Daumendruck korrigiert.

Heilen mit Händen und Steinen

Von ihrer Großmutter wusste Birgitt Neffe schon lange, dass ihr Ur-Ur-Urgroßvater bereits ein Heiler gewesen war. Insgeheim spürte sie, dass auch sie ähnliche Fähigkeiten hatte. Als sie sich im Sommer 1994 einen Fuß verstauchte, versuchte sie sich selbst zu helfen: „Ich strich mit meinen Händen ein paar Mal am Knöchel entlang und konzentrierte mich auf die Stelle, die schmerzte. Innerhalb kürzester Zeit waren die Schmerzen wie weggeblasen." Von da an behandelte Birgitt Neffe auch ihre Patienten zusätzlich mit ihren Händen.

Immer wieder aber hatte die Heilpraktikerin es auch mit Patienten zu tun, bei denen sie mit dieser Behandlung nicht weiter kam. Da fielen ihr eines Tages die drei Heilsteine ein, die sie von ihrer Großmutter geerbt hatte. „Meine Oma hatte diese schon von ihrem Urgroßvater übernommen." Birgitt Neffe begann nun, die sehr alten Kalksteine in ihre energetische Behandlung mit einzubeziehen.

Sie erwärmte die Steine, indem sie sie mit 80 Grad heißem Wasser mehrmals übergoss. „Diese Temperatur ist wichtig, damit die Steine sich auch innerlich erwärmen können." Um nun mit dem warmen, ein wenig abgekühlten Stein an der schmerzenden Körperpartie des Patienten entlang gleiten zu können, ölte sie die betreffende Stelle noch mit Olivenöl ein – auch dies eine alte Methode der Großmutter.

Die Steine verstärken Energien

Nach Überlieferung ihrer Urväter verwendet Birgitt Neffe die drei Heilsteine für unterschiedliche Körperregionen: Im Organbereich setzt sie den größten Stein ein. Bei Muskelverhärtungen kommen meist die beiden kleineren Kalksteine zum Einsatz. Mit dieser Methode konnte sie schon vielen Rheumapatienten die Schmerzen nehmen.

Vor einigen Jahren besuchte ein Steinkundiger Birgitt Neffe und begutachtete ihre Heilsteine. Genau datieren konnte er sie allerdings nicht. „Er meinte, dass diese Kalksteine wahrscheinlich schon viele Millionen Jahre alt sind, aber das habe ich nie untersuchen lassen."

Jedenfalls ist sich die Heilerin sicher, dass nicht jeder Mensch mit der Kraft der Steine umgehen kann: „Der Stein allein heilt nicht. Es ist vor allem die Energie des Menschen, der sie benutzt."

Sie erwärmte die Steine, indem sie sie mit 80 Grad heißem Wasser mehrmals übergoss. Diese Temperatur ist wichtig, damit die Steine sich auch innerlich erwärmen.

Nach Birgitt Neffes Meinung wirken die Steine wie ein „Brennglas", das die eigene Energie verstärkt. Übrigens gibt die Heilerin ihre Steine nicht gern aus der Hand: „Ich möchte jeden negativen Einfluss von ihnen fernhalten."

Nach 40 Jahren Rheuma – Warme Steine besiegten das Leiden

„Das Schlimmste, was mir passieren kann, ist, dass mir diese Behandlung auch nicht hilft." Mit dieser Einstellung kam Sylvia Weber 1998 zu Birgitt Neffe. Fast 40 Jahre mit Rheuma hatte die Bauingenieurin damals bereits hinter sich – was sollte noch kommen?

Sylvia Weber wurde 1960 in Rumänien geboren. Erblich vorbelastet, litt sie bereits seit frühester Kindheit an entzündlichem Rheuma. „Meine Krankheit wurde aber gar nicht ernst genommen. Man hat mich einfach mit Aspirin abgespeist." Während der Studienzeit verschlechterte sich ihr Zustand: „Einmal konnte ich eine wichtige Prüfung nicht mitschreiben, weil meine Hände so geschwollen waren, dass ich keinen Stift mehr halten konnte. Dadurch verlor ich ein Jahr."

Immer wieder litt sie unter Rheumaschüben, die mit starken Schmerzen verbunden waren.

Dennoch wurden Sylvias Rheumabeschwerden von den Medizinern nicht ernst genommen: „Die behandelnden Ärzte hielten mich für zu jung, um schon derart starkes Rheuma zu haben. Sie schoben meine Beschwerden einfach auf andere unklare Ursachen." Immer wieder musste Sylvia Weber Ausfälle und Krankenhausaufenthalte wegstecken. Aber sie biss die Zähne zusammen und absolvierte erfolgreich ihr Studium als Bauingenieurin.

Kein Ausweg mit konventionellen Methoden

Auch nach ihrer Übersiedelung 1989 nach Deutschland war die junge Frau bei zahlreichen Ärzten in Behandlung, jedoch ohne größeren Erfolg. Immer wieder litt sie unter Rheumaschüben, die mit starken Schmerzen verbunden waren. Statt einer richtigen Rheumabehandlung erhielt sie aber stets nur Massagen, Fango und vor allem Schmerzmittel. „Die deutschen Ärzte nahmen mich genauso wenig ernst wie vorher ihre Kollegen in Rumänien."

Geprägt durch eine konventionelle Auffassung von Medizin, konnte die junge Frau damals mit alternativen Heilmethoden wenig anfangen. Da ihr die Schulmedizin aber nicht weiterhelfen konnte, probierte sie wahllos alle möglichen natürlichen Behandlungsweisen aus – ohne Erfolg. So hatte sie bereits von der Bewegungstherapie über Akupunktur und manuelle Therapien bis hin zu Energiemassage und Magnetfeld-Therapie vieles ausprobiert, als sie 1998 zu Birgitt Neffe kam. Für die Hintergründe und die genaue Arbeitsweise der Heilpraktikerin interessierte sich Sylvia Weber nicht: „Ich sagte ihr gleich bei der ersten Begegnung, dass für mich nur die Ergebnisse zählen."

Sie spürte von Mal zu Mal weniger von ihrem Rheuma. Seit einem Jahr ist sie nun schon beschwerdefrei: „Keine Schübe mehr - toi, toi, toi!"

Zunächst wurde die Patientin im Stehen an bestimmten Punkten von Frau Neffe massiert und musste sich nach Anweisung bewegen: „Vor allem die Bewegung der Arme war dabei ganz wichtig." Im Liegen wurde Sylvia Weber anschließend mit Massageöl eingerieben. Dann massierte die Heilerin die junge Frau mit warmen Steinen, die alle eine unterschiedliche Form, Farbe und Größe hatten.

Kommentar der Patientin: „Ich war besonders skeptisch wegen der Wärme. Denn im Winter, wenn es kalt und trocken war, ging es mir meistens besser. Bei Wärme dagegen hatte ich mehr Schmerzen. Deshalb war ich sehr erstaunt, dass mir die Wärme dieser Steine so gut tat."

„Ich weiß nicht warum, aber es wirkte"

Die Ergebnisse sprachen für sich: Bereits nach der ersten Behandlung mit den Heilsteinen wurden die Schmerzen erträglicher. Drei Jahre lang ging Sylvia Weber nun in regelmäßigen Abständen zu Birgitt Neffe – und spürte von Mal zu Mal weniger von ihrem Rheuma. Seit einem Jahr ist sie nun schon beschwerdefrei: „Keine Schübe mehr - toi, toi, toi!" Die Wissenschaftlerin hat an der Fachhochschule Stuttgart einen Lehrstuhl für Bauingenieurwesen inne und wieder richtig Freude an ihrer Arbeit.

Mit ihrem naturwissenschaftlich geprägten Geist sucht Sylvia Weber immer noch nach einer Begründung für die Wirkung der Steine, tut sich jedoch schwer damit: „Durch meinen Job kenne ich mich mit Baustoffen aus, und diese Steine waren ja einfache Kalksteine. Wie die wirken, kann ich mir bis heute nicht erklären. Fakt ist aber, dass ich seit einem Jahr keine Rheumaschmerzen mehr habe. Und letztlich zählt nur das für mich."

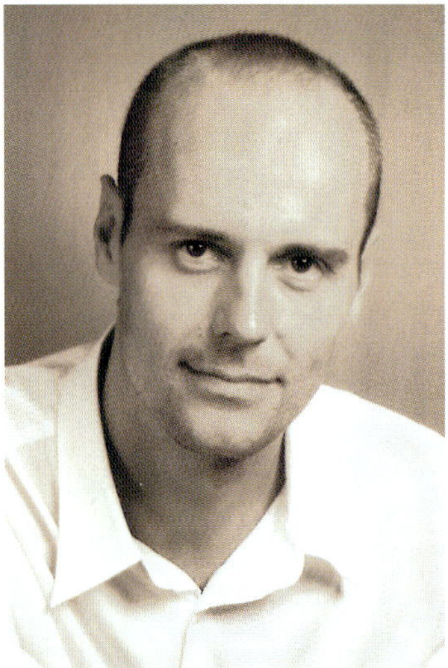

Der Biophysiker Peter Ferreira beschäftigt sich seit Jahrzehnten mit Salz und seinen unterschiedlichen Qualitäten

Peter Ferreira:

Natürliches Kristallsalz versorgt den Körper mit Energie

Deutschlands wohl bekanntester Salzexperte sorgt mit seinen faszinierenden Erkenntnissen über das „weiße Gold" weithin für Aufsehen

Es muss nicht verwundern, dass Salz für Peter Ferreira den beruflichen Werdegang bestimmte: Er wurde auf dem Obersalzberg bei Berchtesgaden geboren und sammelte als Kind leidenschaftlich gern Mineralien. Schon früh beschäftigte er sich mit physikalischen Zusammenhängen: „Ich wollte wissen, warum ein Kristall so aussieht, wie er aussieht. Ich wollte die perfekte Ordnung und Geometrie verstehen, welche die Natur hervorgebracht hat."

Nach dem Abitur studierte Ferreira Physik und interessierte sich dabei vor allem für den Zusammenhang zwischen Physik und Biologie. Später wurde er bei beruflichen Auslandsaufenthalten in USA, Portugal und Polen immer wieder mit den Stoffen Wasser und Salz konfrontiert. Als er für die UNESCO die königliche Salzmine Wieliczka in Polen betreute, begegnete er Hunderten von Menschen, die in einem unterirdischen Sanatorium auf Heilung hofften – ein Schlüsselerlebnis für den jungen Wissenschaftler.

Erste eigene biophysikalische Forschungen unternahm er im Heilstollen im heimatlichen Berchtesgaden. Anschließend untersuchte er in langjährigen Studien verschiedene Kristallsalze. Sein Forschungsschwerpunkt lag auf der Untersuchung von Salz aus einer Mine in Pakistan. Ferreiras wichtigste Erkenntnis: Bei den Salzen kommt es weniger auf die Zusammensetzung, als vielmehr auf die Struktur an.

Salz und Wasser: Bausteine des Lebens

Der menschliche Körper besteht zu einem großen Teil aus Wasser, in dem Salze gelöst sind. Natürliches Kristallsalz enthält sämtliche Mineralien und Spurenelemente, die der Körper braucht.

„Die Gitterstruktur von Salz ist würfelförmig aufgebaut und in diesem Würfel steckt reinste Energie", so Ferreira. „Deshalb wirkt natürliches Kristallsalz wie ein Starterkabel, mit dem man den Energiehaushalt des Körpers wieder in Gang bringen kann."

Umgekehrt kann man sagen, dass Krankheit ein Defizit an Energie ist. Durch die besonderen Schwingungsmuster der Salzkristalle, die nichts anderes als Information sind, wird der Körper wieder an seinen Urzustand „erinnert". Er kann dadurch seine Selbstheilungskräfte aktivieren und somit wieder zu seiner natürlichen Ordnung finden.

Warum Salz nicht gleich Salz ist

Durch die besonderen Schwingungsmuster der Salzkristalle, die nichts anderes als Information sind, wird der Körper wieder an seinen Urzustand „erinnert."

Salz zählt nicht zu den Therapeutika, sondern zu den Lebensmitteln – und da haben Menschen ganz unterschiedliche Qualitätskriterien: „Wenn es mir genügt, dass meine Suppe salzig schmeckt, reicht Kochsalz völlig aus", sagt Ferreira. „Natürliches Salz, wie etwa das Meersalz, erfüllt jedoch auch biochemische Kriterien. Die Mineralien, die in ihm enthalten sind, können zu einem Großteil vom Körper aufgenommen werden." Der Nachteil ist allerdings, dass die Meere heutzutage durch Schwermetalle zunehmend belastet sind und damit auch schädliche Stoffe über das Salz in den Körper gelangen können.

Dieses Problem stellt sich bei Steinsalz (noch) nicht, da es aus unterirdischen Salzbergwerken gewonnen wird. „Die im Steinsalz enthaltenen Mineralien haben jedoch nicht genügend Kompression erfahren und können somit nur teilweise von der Zelle aufgenommen werden, da sie zu grobstofflich sind", erklärt Peter Ferreira.

„Erst durch hohen Druck, wie das beim Kristallsalz der Fall ist, können die lebensnotwendigen Mineralien und Spurenelemente vollständig vom Körper aufgenommen werden."

Hinzu kommt, dass der hohe Druck die Geometrie der Salzkristalle optimal ausbildet: „Je perfekter die Form der Kristalle, desto besser die Energie, die an den Körper abgegeben werden kann. Wir brauchen beim Salz nicht Quantität sondern Qualität." In diesem Sinne ist Kristallsalz für Peter Ferreira sogar noch mehr als ein Lebensmittel: ein Beispiel für das Ordnungsprinzip der Natur und seine Ganzheitlichkeit – und damit bewusstseinserweiternd.

Heilung im Salzbergwerk

Wolf Bürklins Urgroßvater war Arzt gewesen, der seinen Beruf über alles liebte und sich dafür mit Leib und Seele aufopferte. Er starb bereits mit 35 Jahren an TBC. Für seinen Urenkel Wolf war als Kind schon klar, dass er ebenfalls Arzt werden wollte. Die Familie aber drängte ihn zum Jurastudium. Der junge Mann war damit nicht glücklich und studierte nebenbei heimlich Philosophie. Nach dem Studium und einer betriebswirtschaftlichen Ausbildung wurde er schließlich erfolgreicher Bankier, legte aber die Philosophiebücher niemals aus der Hand.

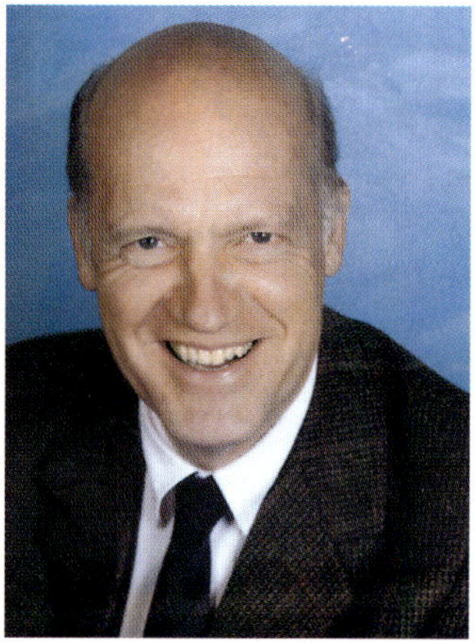

Nach drei Wochen im Heilstollen war Wolf Bürklin von seinen Nasennebenhöhlenbeschwerden völlig kuriert

Bereits seit seiner Kindheit litt Wolf Bürklin an Nasennebenhöhlen-Beschwerden (Sinusitis). Mindestens einmal im Jahr musste er sein Leiden behandeln lassen – auch mit Penicillin. Als Student ließ er sich an den Nebenhöhlen operieren, doch der Eingriff bewirkte keine Verbesserung. Der junge Mann fügte sich also zunächst in sein Schicksal. Vor einigen Jahren ereilte ihn aber noch zusätzlich ein Tinnitus, der ihn ständig quälte. Das Pfeifen im linken Ohr wurde von Jahr zu Jahr immer lauter. Bürklin erinnert sich: „Meine Kollegen aus der Finanzwelt belächelten mich nur und meinten, dass sie alle auch schon seit Jahren darunter leiden würden und ich mich damit abfinden müsse."

Reine Luft: Rettung wartete unter der Erde

Im Alter von 57 Jahren wollte der erfolgreiche Bankier in den Ruhestand gehen und sein Domizil nach Südeuropa verlegen, um dort seine philosophischen Studien zu vertiefen. In dieser Phase lernte Bürklin Maria Sophie Erdödy kennen. Die Frau litt schon seit Jahren unter einer schweren Bronchitis, die durch den Aufenthalt im Berchtesgadener Salzheilstollen gelindert wurde. Auch Bürklins Cousine konnte nur Gutes über dieses Heilverfahren berichten.

Nach diesen positiven Anregungen versuchte der geplagte Mann es selbst: „Vielleicht könnte ich ja durch die Salzluft sowohl meinen Tinnitus als auch meine Sinusitis in den Griff bekommen." Nach einem dreiwöchigen Aufenthalt waren beide Beschwerden tatsächlich verschwunden: „Das war für mich wie ein Wunder."

Der Berchtesgadener Heilstollen ist der einzige von 14 Salzheilstollen in Deutschland, der in einem heute noch tätigen Bergwerk beheimatet ist. Obwohl Salzabbau in Berchtesgaden eine über 500-jährige Tradition hat, wurde der Heilstollen erst in der zweiten Hälfte des 20. Jahrhunderts für die Öffentlichkeit entdeckt. Er hat eine Luftfeuchtigkeit von rund 85 Prozent, die Temperatur beträgt durchweg zwölf Grad Celsius und der Staubgehalt ist extrem niedrig. Pollen von Gräsern, Kräutern oder Bäumen sind in der Luft nicht nachgewiesen worden.

Die Heilstollentherapie bietet sich unter anderem an bei Asthma bronchiale, allergischer und chronisch obstruktiver Bronchitis.

Die Heilstollentherapie bietet sich unter anderem an bei Asthma bronchiale, allergischer und chronisch obstruktiver Bronchitis (einer besonders schweren Form der Bronchitis mit Krampfhusten), Heuschnupfen und anderen Formen von allergischem Schnupfen sowie bei allergischer Nebenhöhlenentzündung und überempfindlichen Atemwegen.

Auch andere sollen profitieren

Nachdem Bürklin von seinen Leiden befreit war, betrübte ihn die Nachricht, dass die Besitzer des Salzbergwerkes den Heilstollen schließen wollten: „Ich hatte dort eine so wundersame Heilung erfahren. Ähnliches sollte unbedingt auch anderen Menschen zuteil werden." Also engagierte sich der ehemalige Bankier für den Erhalt der Heilstätte. In Frau Erdödy fand er eine Partnerin, die bereit war, mit ihm gemeinsam den Stollen zu pachten. Im Juli 2002 eröffneten die beiden den neu gestalteten Salzheilstollen. Dort betreut der ehemalige Bankier heute seine Gäste persönlich. Da er auch sozial schwachen Familien den Aufenthalt im Heilstollen ermöglichen möchte, soll eine private Stiftung gegründet werden.

Mit Klostersalz habe ich den Tinnitus vertrieben

Angelika Neher hatte schon als Kind ein sehr sensibles Gehör. Lärm und laute Geräusche konnte sie kaum ertragen. Als junge Frau mied sie sogar den Besuch von Diskotheken. Ende 2001 wachte die schon 45-Jährige eines Morgens mit Klingeln und Rauschen im rechten Ohr auf: „Es hörte sich an wie ein laufender Wasserhahn, aus dem auch noch Luft zischt."

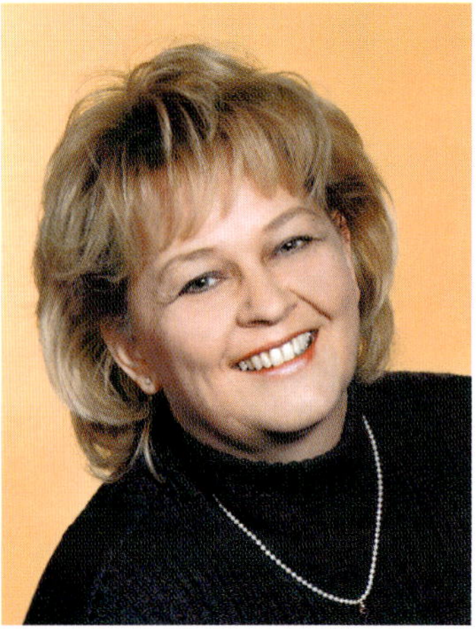

Andauernde Ohrgeräusche raubten Angelika Neher den Schlaf – bis sie die Heilwirkung des Klostersalz-Elixiers entdeckte

Die gelernte Arzthelferin versuchte zunächst das störende Rauschen zu ignorieren. Beim täglichen Lärmpegel in der Arztpraxis fiel ihr das permanente Geräusch im Ohr nicht auf. In der Nacht dagegen wurde es für Angelika Neher immer schwieriger, die Störung einfach zu verdrängen. Nach knapp zwei Wochen vertraute sie sich ihrem Arbeitgeber an, der sie gleich untersuchte. Die Diagnose: Tinnitus.

Belastende Heimlichtuerei

Da ihr Ehemann damals beruflich stark eingebunden war und sie ihn nicht mit ihrer Krankheit belasten wollte, verschwieg Angelika Neher ihrer Familie das Problem und vertraute sich nur ihrer besten Freundin an. Außerdem ließ sie sich weiterhin von ihrem Arzt und Arbeitgeber behandeln, der seinen Patienten auch homöopathische Arzneien verschrieb. Frau Neher probierte alles aus – ihr Tinnitus verschlechterte sich trotzdem. Mit der Zeit fand die geplagte Frau kaum noch Schlaf und gab schließlich ihre Arbeit auf. Der Familie verriet sie trotzdem weiterhin nichts. „Ich sagte nur, dass ich mich einfach schlecht fühlte."

Schließlich lernte Angelika Neher auf einer Veranstaltung die Heilpraktikerin Bärbel Drexel kennen und hörte zum ersten Mal vom Klostersalz und seiner heilenden Wirkung. „Ich fand diese Geschichte sehr interessant und bat Frau Drexel, mir eine Tinktur zusammenzustellen."

Klostersalz – magisches Heilelixier

Klostersalz wird im Sinne der so genannten spagyrischen Medizin nach einem ganz bestimmten Verfahren hergestellt: Ein Teil des Kristallsalzes wird stark erhitzt und mit reinem Obstbrand gelöscht. Die verdampfende Flüssigkeit wird über eine Spirale in ein Gefäß geleitet und aufgefangen. Den anderen Teil des Salzes setzt man etwa zwei Tage lang dem direkten Sonnenlicht aus. Dann wird beides zusammen mit Obstbrand in einem Gefäß geschüttelt und potenziert. Nach einer Ruhezeit von einem Tag ist das Klostersalzelixier gebrauchsfertig. Es gilt als effektives Heilmittel, das selbst bei schwerwiegenden Krankheiten wie Gicht, Rheuma, Leberbeschwerden oder Hämorrhoiden erfolgreich angewandt werden kann.

Nachdem Angelika Neher ein Fläschchen mit der Klostersalz-Urtinktur erhalten hatte, behandelte sie sich selbst damit regelmäßig jeden Tag:

„Ich musste morgens und abends mit einer Pipette jeweils einen Tropfen der Tinktur in mein rechtes Ohr träufeln und dann einige Minuten still liegen." Nach etwa fünf Wochen waren die Ohrgeräusche größtenteils verschwunden und haben sich kurze Zeit später endgültig verabschiedet.

Als Angelika Neher die Geschichte ihrem Mann und ihren Kindern erzählte, konnten sie es kaum glauben. Bei ihr selbst ist allerdings die Angst, wieder einen Rückfall zu bekommen, bis heute nicht ganz gewichen: „Ich bewahre das braune Fläschchen noch immer auf."

Sole als Heilmittel gegen Heuschnupfen und Ausschlag

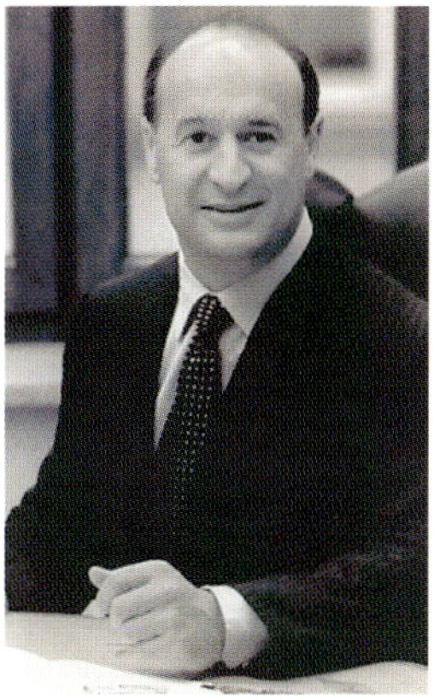

Täglich ein Glas Solewasser. Das ist Franz Nerbs Geheimrezept gegen Heuschnupfen, Ausschläge und heftige Erkältungen

Franz Nerb, Manager bei einer niederbayerischen Immobilienfirma, war bis zu seinem 40. Lebensjahr ein Verfechter der Schulmedizin. Seine Meinung: „Naturheilkunde ist nur was für Weicheier." Dementsprechend ging er auch mit Krankheiten um. Beschwerden waren für ihn nur lästig und hielten ihn von der Arbeit ab. Sie mussten also schnell und effizient bekämpft werden. Schon beim kleinsten Anflug einer Krankheit schluckte Nerb „schwere Hämmer" – oft sogar schon prophylaktisch. Bei Kopfschmerzen zum Beispiel nahm er nicht nur ein oder zwei Tabletten ein, sondern gleich zehn oder mehr an einem Tag. Er trank täglich 20 Tassen Kaffee, aß gern und viel, arbeitete hart und feierte ausgelassen. Sein Motto: „Man muss gut und schnell leben."

Mit 40 Jahren bekam Franz Nerb dann die Quittung für seinen exzessiven Lebensstil: Alle paar Wochen ereilte ihn eine Erkältung. Zusätzlich setzen ihn ein starker Heuschnupfen und schlimme Ausschläge oft tagelang außer Gefecht. Medikamente und Tabletten konnten seine Beschwerden nicht mehr eindämmen. „Ich stellte mich darauf ein, mit den Folgen meines Raubbaus leben zu müssen."

Wie Wasser und Salz das ganze Leben veränderten

Im Herbst 2001 erhielt Franz Nerb von einem Freund Literatur zum Thema Wasser und Salz. Nach anfänglicher Skepsis machten ihn die beschriebenen Erfolge von Salzanwendungen schließlich neugierig. Er begann, jeden Tag ein Glas Wasser mit Salzlösung (Sole) zu trinken – in der Hoffnung, damit im Frühjahr seinen Heuschnupfen lindern zu können: „Nach zwei Wochen schon merkte ich, dass ich fitter wurde. Die erwartete Erkältung blieb aus."

Im Frühjahr darauf erwartete der Manager seinen Heuschnupfen – doch der kam nicht und damit auch nicht die schlimmen Ausschläge. Einige Zeit später erkrankte Nerbs Frau in Folge einer Antibiotikatherapie an einem Scheidenpilz und auch bei ihm selbst zeigte sich eine Pilzerkrankung. Von den bisherigen Heilungserfolgen mit Salzwasser animiert, zögerte er nicht lange und tauchte sein bestes Stück in ein Glas mit Sole. Nach nur zweitägiger Anwendung war der Pilz völlig verschwunden.

Die vielen positiven Erfahrungen waren Franz Nerb Anlass genug, sein Leben umzustellen. Er trinkt bis heute täglich sein Glas Sole und geht darüber hinaus bewusster mit seinem Körper und seiner Gesundheit um. Mittlerweile könnte er sich sogar vorstellen, zum Homöopathen zu gehen. „Allerdings habe ich bis heute keinen Arzt mehr gebraucht", sagt er lachend.

Siegfried Woll:

Mit revitalisiertem Wasser den Körper beleben

Durch Mineralien, Kristallbilder und Farbsymbole lässt sich die Schwingung von Wasser verändern

Der frühe Tod seines Vaters zwang Siegfried Woll früh auf eigenen Beinen zu stehen. Obwohl der junge Mann sich gern im sozialen Bereich engagiert hätte, machte er eine Lehre als Siebdrucker. Seine Zeit bei der Bundeswehr nutzte er dann aber, um sich als Krankenpfleger ausbilden zu lassen. Anschließend arbeitete er in Krankenhäusern, später im Behindertenbereich und zuletzt in der Psychiatrie.

1981 litt seine zweijährige Tochter an Schlafstörungen, deren Ursache nicht auszumachen war. Wolls Mutter schlug vor, einen Rutengänger zu Rate zu ziehen. Dieser entdeckte eine Störzone. Nachdem das Kind in einem anderen Zimmer untergebracht war, waren die Schlafstörungen verschwunden – und Siegfried Wolls Interesse geweckt.

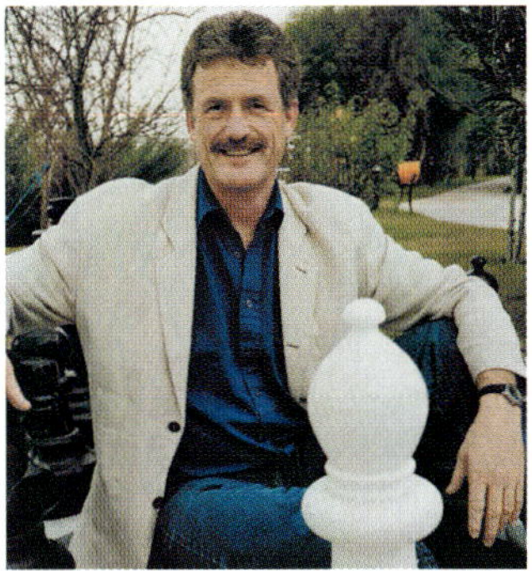

Siegfried Woll, ausgebildeter Krankenpfleger und Rutengänger aus Rohrdorf in Oberbayern, widmet sich der Revitalisierung von Wasser durch Fotos und Farbsymbole

Von da an beschäftigte sich der Krankenpfleger aus Rohrdorf bei Rosenheim auch mit Radiästhesie. Aus dem anfänglichen Interesse wurde Leidenschaft und diese sollte für Siegfried Woll zur Berufung werden. 1995 ging er für fünf Monate in Klausur nach Südspanien. Wieder zurück in Deutschland wusste er, dass er das Rutengehen zu seinem Beruf machen wollte. Nach zwei Jahren intensiver Aus- und Weiterbildung auf dem Gebiet der Radiästhesie arbeitet er nun seit 1998 als geprüfter Rutengänger.

Auch Wasser hatte Siegfried Woll schon immer interessiert. Von einem erfahrenen alten Rutengänger lernte er, dass sich Wasser mit Hilfe von Mineralien, wie etwa Kristallsalzen, verändern lässt. Die Schwingungen der Mineralien übertragen sich auf die Schwingung des Wassers und bauen diese auf.

Später machte Siegfried Woll eigene Experimente mit Farbsymbolen und fand dabei heraus, dass bestimmte Farben die krank machende Wirkung von Wasseradern eindämmen können.

Masaru Emoto: „Wasserqualität hängt von der Kristallstruktur ab"

Den entscheidenden Impuls zum Thema Wasser erhielt Siegfried Woll im Frühjahr 2000 durch einen Vortrag des japanischen Wasserexperten Masaru Emoto. Von ihm lernte er, was die Form der Wasserkristalle über die Qualität des Lebenselixiers aussagt: Reines Wasser bildet geordnete Kristalle, verseuchtes Wasser bildet missgestaltete Kristalle. Daneben behauptet Emoto, dass Wasser ein Gedächtnis hat. Demnach werden Informationen im „leeren" Raum zwischen dem Atomkern und den kreisenden Elektronen gespeichert und können auch wieder abgegeben werden. (Dies wäre übrigens auch ein Beweis für die Wirksamkeit homöopathischer Mittel). Um die Wasserkristalle sichtbar zu machen, hat Masaru Emoto sie eingefroren und fotografiert. In seinem Buch „Die Botschaft des Wassers" dokumentiert er die Ergebnisse:

Zum Beispiel beschallte der Forscher Wasserkristalle mit unterschiedlicher Musik und stellte fest, dass diese bei klassischen Klängen sehr schöne Formen ausbildeten. Bei der Beschallung mit Heavy Metal dagegen zeigten sich hässliche Strukturen. Emoto ging noch einen Schritt weiter und beschriftete Wassergläser etwa mit den Worten „Liebe" oder „Hass". Auch hier das verblüffende Ergebnis: Die Wasserkristalle im „Liebesglas" hatten eine schönere Form angenommen. Dagegen waren die Kristallstrukturen in dem „Hassglas" zerstört.

Mit Farben und Fotos wird Wasser revitalisiert

Inspiriert von Emotos Wasserkristallbildern startete Siegfried Woll eigene Experimente: „Fast ein Jahr lang habe ich mich mit den Fotos auseinandergesetzt und Versuche bezüglich der Wirkung dieser Bilder auf das biologische System Mensch, aber auch auf Tiere und Pflanzen durchgeführt." Daneben machte er auch Experimente mit Wasser, die zu erstaunlichen Resultaten führten: Zerstörte Wasserstrukturen, verursacht etwa durch die Mikrowelle, konnte er mit bestimmten Bildern wieder aufbauen. Dabei stellte er das Glas mit dem „toten" Wasser auf ein bestimmtes Wasserkristallfoto. Das Foto fungiert als Frequenzgeber, ähnlich wie ein Mineral oder Magnet, und bringt durch die abgegebenen vitalen Schwingungen das „tote" Wasser wieder in Schwung.

Außerdem fand Woll heraus, dass die Wirkung der Fotos verstärkt werden kann, wenn man Farbsymbole hinzuzieht. Für seine Experimente verwendete er das Wasserkristallfoto eines japanischen Gletschers und ein bestimmtes Farbsymbol, die übereinander gelegt einen starken Frequenzgeber bilden. „Die davon ausgehende aufbauende Schwingung ist mit dem Biometer messbar und kann in Minutenschnelle Wasser stark energetisieren."

Mit Hilfe eines kinesiologischen Tests kann Siegfried Woll im Studio die Revitalisierung von Wasser demonstrieren. Dafür wird einem Studiogast ein Glas mit „totem" Leitungswasser an die Thymusdrüse gehalten. Ergebnis: Geschwächt durch das Wasser, lässt sich sein ausgestreckter Arm mühelos niederdrücken. Nach der Revitalisierung mit dem Farbsymbol, das Jürgen Fliege in seiner Sendung liebevoll „Bierdeckel" nannte, bewirkt das selbe Wasser nun, dass erheblich mehr Kraft aufgebracht werden muss, um den Arm des Probanden niederzudrücken. Mit einem Biometer kann das Ergebnis zusätzlich überprüft werden. Die Ergebnisse aus Siegfried Wolls Experimenten lassen sich im Alltag sehr gut nutzen: Jeder Mensch kann mit einfachsten Mitteln sein Wasser zu Hause revitalisieren und damit seine Gesundheit unterstützen.

Revitalisiertes Wasser half bei Diabetes

Otto Mayer, selbstständiger EDV- und Netzwerktechniker aus der Nähe von Rosenheim, leidet seit seinem siebten Lebensjahr an Diabetes Typ 1. Diese Variante der Zuckerkrankheit gilt als nicht heilbar. Über 30 Jahre ließ er sich schulmedizinisch behandeln, seine Krankheit verschlimmerte sich jedoch mit den Jahren. Kam er zu Beginn noch mit einer Injektion Insulin pro Tag aus, so wurden daraus im Lauf der Jahre drei und später sogar fünf Spritzen täglich. Die stetige Verschlechterung seiner Krankheit ließ Otto Mayer schließlich nach alternativen Methoden suchen.

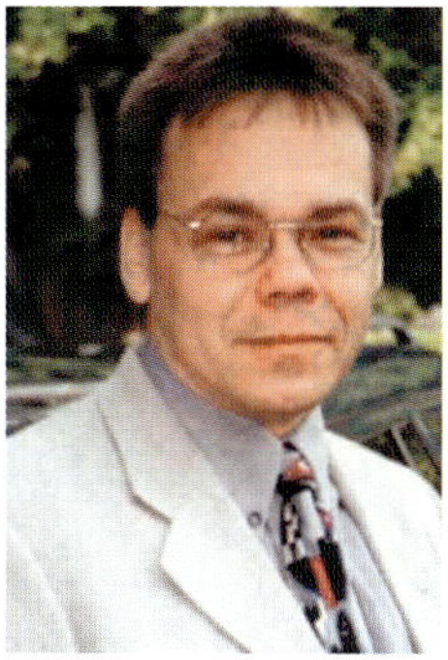

Durch den gezielten Einsatz von Kristallsalz und vitalisiertem Wasser geht es Otto Mayer trotz unheilbarer Diabetes nun schon viel besser

Neue Hoffnung: gesundes Wasser und Salz

Auf diesem neuen Weg beschäftigte er sich auch mit dem Thema Radiästhesie. Vielleicht war ja sein Schlafplatz die Ursache für sein schlechtes Allgemeinbefinden? Mayer engagierte den Rutengänger Siegfried Woll, der nicht nur den Schlafplatz auspendelte, sondern den Diabetiker auch auf die Bedeutung von Wasser für den lebenden Organismus hinwies. Mayer veränderte daraufhin seine Ess- und Trinkgewohnheiten und lernte, bewusster mit Wasser und Salz umzugehen.

Otto Mayer holt heute sein Wasser direkt von der St. Leonhardquelle ganz in seiner Nähe. Zu Hause stellt er das Quellwasser auf ein Farbsymbol von Siegfried Woll. Die vom Symbol ausgehenden aufbauenden Schwingungen energetisieren das Wasser zusätzlich. Auch das Essen vitalisiert er mit Hilfe dieses Symbols. Daneben trinkt er täglich ein Glas Sole, denn das in Wasser gelöste Kristallsalz enthält viele wichtige Mineralien und Spurenelemente. Das Kristallsalz benutzt er auch in der Küche.

Diese Umstellung hat in zwei Jahren einiges verändert. Er fühlt sich insgesamt sehr viel wohler und vitaler. Vor allem aber konnte er langsam aber stetig seine Insulin-Einnahme reduzieren – und das bei gleichzeitig konstant bleibenden Blutzuckerwerten. In genauer Absprache mit seinem Hausarzt braucht Otto Mayer heute nur noch eine bis höchstens zwei Insulinspritzen täglich. „Auch meine angeschlagene Bauchspeicheldrüse konnte ich durch die Anwendungen wieder zum Leben erwecken." Eine Verbesserung seiner Diabetes durch Wasser und Salz hätte Otto Mayer vorher nie für möglich gehalten. Heute geht er noch einen Schritt weiter und hegt sogar die Hoffnung, irgendwann ganz auf Insulin verzichten zu können.

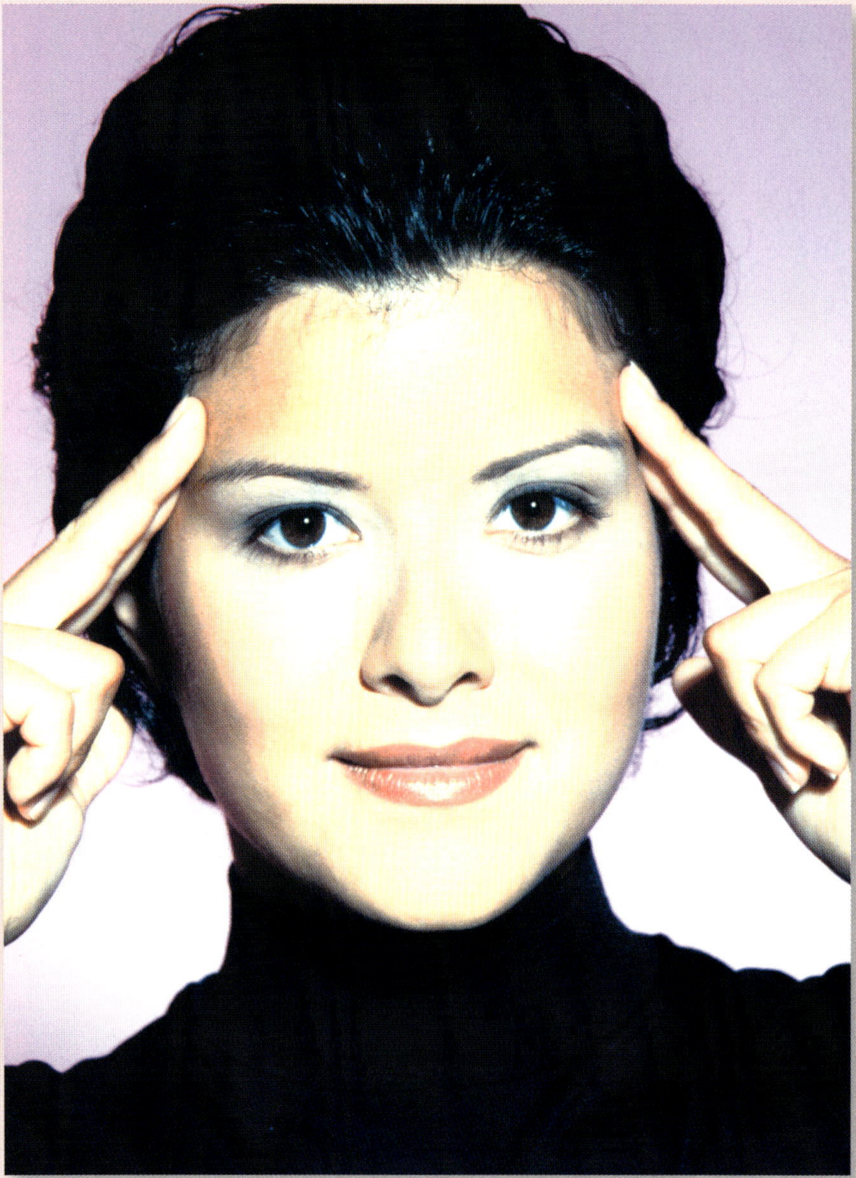

6. KAPITEL

Asiatische Heilmethoden

Heilwerden durch ganzheitliche Harmonisierung

In diesem Kapitel: • Ingrid Schlieske: Japanisches Heilströmen – die ideale „Hausapotheke" gegen viele Alltagsbeschwerden - *Fallbeispiel:* Migräne und Depressionen einfach „weggeströmt" • Felicitas Gräfin Waldeck: Mit Jin Shin Jyutsu den Menschen dienen - *Fallbeispiel:* Chronisches Nierenleiden – verschwunden durch die Kraft der Hände • Walter Felser und Heidi Riefler: Augenakupunktur: Ein neuer Blick auf Augenleiden - *Fallbeispiel:* Durch Augenakupunktur vom Grünen Star befreit • Rita Klowersa: Akupressur als Selbsthilfe für zu Hause - *Fallbeispiel:* Bei Knie- oder Rückenschmerzen helfe ich mir heute selber • Gertrud Hirschi: Mudras für die Gesundheit

Ingrid Schlieske:

Japanisches Heilströmen – die ideale „Hausapotheke" gegen viele Alltagsbeschwerden

Oft genügen wenige Handgriffe, um Schmerzen zu stillen und die Heilung endlich in Gang zu bringen

Ingrid Schlieske leitet eine Schule für Fitness und Ernährung mit 500 Außenstellen. Das japanische Heilströmen hat sie vor mehr als zehn Jahren im Rahmen ihrer Heilpraktikerausbildung kennen gelernt. Seitdem ist sie davon nicht mehr los gekommen. Durch ihr Erfolgsbuch im BIO Ritter Verlag wurde das Strömen in Deutschland bekannt. Neben der Trennkost gehört auch das Heilströmen zum thematischen Schwerpunkt der Seminare an Ingrid Schlieskes Schule.

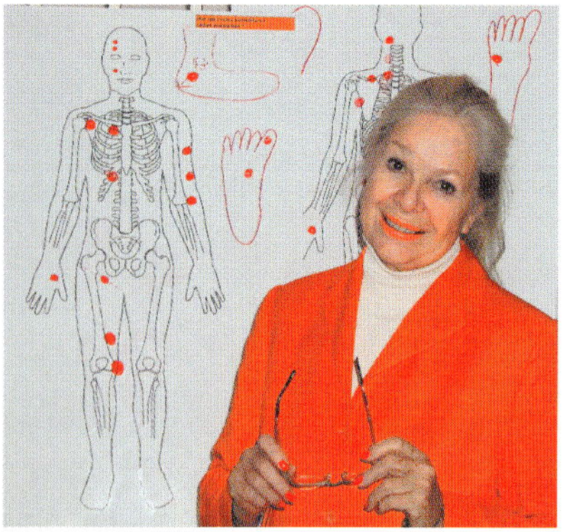

Ingrid Schlieske, Heilpraktikerin aus Schotten, hat sich auf Japanisches Heilströmen und Trennkost spezialisiert. Sie ist Autorin mehrerer Bücher

Als sie die Heilpraktikerausbildung abgeschlossen hatte, stellte sich für Ingrid Schlieske die Frage, auf welche Heilmethode sie sich spezialisieren sollte. Als Möglichkeiten zog sie die Homöopathie, Bachblüten, Kräuter, Reiki und Energiearbeit in Betracht – aber sie konnte sich nicht so recht entscheiden. Da machte sie durch eine Freundin Bekanntschaft mit Jin Shin Jyutsu, dem japanischen Heilströmen. „Irgendwie wusste ich gleich, dass ich damit mein Ding gefunden habe", berichtet Ingrid Schlieske. „Meine Freundin überließ mir dazu einige handschriftliche Unterlagen. Ich habe dann noch zwei Kurse belegt und weiteres Material zusammengetragen. Seither ströme ich täglich."

Beim Heilströmen handelt es sich um altes japanisches Volkswissen, das viele Parallelen zu den Überlieferungen anderer Völker aufweist. Bereits unsere Vorfahren strömten sich, ohne es so zu nennen. Bei Nervosität, Ängsten, Sorgen sagt man: „Ich halte dir die Daumen." Mütter legen ihren fiebernden Kindern ganz automatisch die

Hand auf die Stirn oder auf den schmerzenden Bauch. Unwillkürlich legen wir die Hand auf das Brustbein, wenn wir husten müssen. All dies sind instinktive Haltungen, die wir in uns haben – und die helfen.

Wie man richtig strömt

Man geht davon aus, dass Blockaden im und am Körper Heilung und Energiestrom behindern. 26 Energiepunkte sind auf der Körperoberfläche zu erreichen. Auf diese Punkte braucht man nur die Fingerspitzen zu legen, damit Blockaden sich lösen. Dazu Ingrid Schlieske:

„Wenn man ein wenig geübt ist im Strömen, spürt man gleich, dass ein Energiestrom in Gang gesetzt wird. Ich selbst empfehle, dass die Fingerspitzen etwa drei Minuten auf einem Punkt ruhen. Bei akuten oder chronischen Krankheiten sind bis zu 20 Minuten angebracht."

Heilströmen ist kinderleicht und eignet sich hervorragend zur Selbstanwendung. Jeder kann praktisch sofort damit beginnen. Es genügt zu wissen, wo sich die Energiepunkte am Körper befinden. Den genauen Sitz eines Punktes kann man überprüfen, indem man stärkeren Druck anwendet. In der Regel schmerzen die Punkte deutlich, wenn eine Befindlichkeitsstörung vorliegt. Danach kann der Druck gelockert werden, die Fingerspitzen liegen dann nur leicht auf dem Energiepunkt.

Heilströmen kann bei nahezu allen Alltagsbeschwerden angewendet werden.

Wo hilft das Heilströmen?

„Heilströmen kann bei nahezu allen Alltagsbeschwerden angewendet werden", erklärt die Heilpraktikerin. „Es ist sehr wirkungsvoll bei Kopf- und Zahnschmerzen, Durchfall, Grippe, Heuschnupfen, Allergien, Energie- und Schlaflosigkeit, Depressionen und vielem anderen mehr. Ergänzend lässt es sich auch bei schweren oder chronischen Krankheiten sowie nach Unfällen, Schlaganfall oder Herzinfarkt anwenden."

Ingrid Schlieske macht selbst jeden Tag gute Erfahrungen mit der einfachen Technik: „Für mich persönlich ist das Strömen deshalb so wertvoll, weil ich damit täglich meine Energie aktiviere. Zeit meines Lebens war ich müde und schlaff. Heute fühle ich mich mit über 60 doppelt so fit wie vor 20 Jahren. Für mich gehört das Strömen zu meinem Leben wie das tägliche Zähneputzen."

Migräne und Depressionen einfach „weggeströmt"

Birgit Klüber aus Ehrenberg ist selbstständige Unternehmensberaterin und allein erziehende Mutter. Sie strömt seit etwa acht Jahren – nicht nur bei sich. Das japanische Heilströmen gehört schon zum Familienalltag, auch die Kinder und Freunde kommen bei Bedarf in den Genuss der sanften Heilmethode.

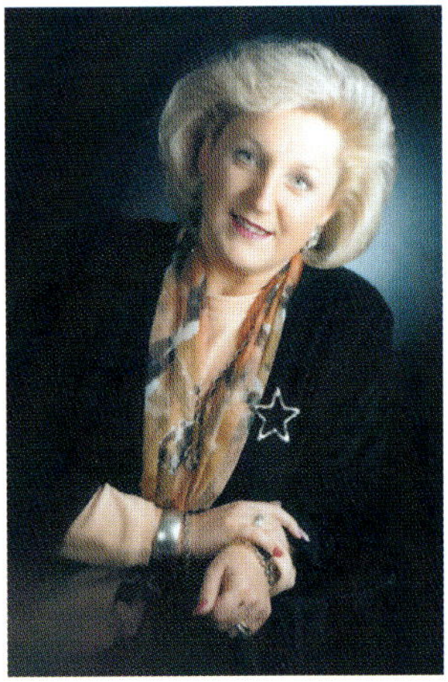

Birgit Kübler litt unter fürchterlichen Migräneanfällen, bevor sie die wirkungsvolle Methode des Heilströmens kennen lernte

Bereits im Alter von 19 Jahren litt Birgit Klüber unter starken Kopfschmerzen mit Migräneschüben: „Seither war ich immer kränklich, etliche Infektionen begleiteten mich durch jedes Lebensjahr." Die Migräne wurde in den folgenden Jahren immer heftiger. Zwei bis dreimal pro Woche musste die junge Frau die Anfälle ertragen: „Ich wurde mit starken Schmerzmitteln und Valium behandelt. Darüber hinaus entwickelte sich eine schwere Depression. Diese wurde mit verschiedenen Psychopharmaka bekämpft. Ich schluckte alles Mögliche und mir wurde klar, dass ich mich von den Tabletten abhängig gemacht hatte. Irgendwann bewahrte mich nur noch die Existenz meiner Tochter vor dem Selbstmord."

Frau Klüber durchlebte eine Odyssee durch die Schulmedizin – ohne greifbaren Erfolg. Doch auch die alternative Medizin konnte ihr nicht so recht helfen. Akupunktur, Ozon, Biofeedback, Bachblüten brachten nicht das gewünschte Ergebnis. „Erst als ich eine konsequente Ernährungsumstellung auf Trennkost vornahm und das Japanische Heilströmen kennen lernte und praktizierte, konnte ich meine Migräne und meine Depressionen besiegen", berichtet Birgit Klüber. „Beides hat mir enorm geholfen, beides praktiziere ich bis heute."

Nun besuchte sie einen Kurs, um die Methode des Heilströmens wirklich von Grund auf zu erlernen: „Heute beherrsche ich das Strömen perfekt. Und das Faszinierende dabei ist: Ich kann mir selbst helfen. Das ist das, was ich schon immer wollte: selbst Verantwortung zu übernehmen. Denn ich habe gelernt, dass ich mich nicht gesund machen lassen kann. Vor allem bei aufkommenden Infektionen ströme ich heute ganz intensiv und das Ergebnis kann sich sehen lassen: In den vergangenen sechs Jahren war ich nicht nennenswert krank."

Birgits Strömen im Dienste der Familie

Die zweifache Mutter setzt das Heilströmen innerhalb ihrer Familie im Sinne einer Hausapotheke ein: „Meine Töchter sind mittlerweile zehn und 14 Jahre alt und kennen das Strömen von klein auf. Das Schöne an dieser Methode ist, dass sie über Berührung funktioniert. Meine Kinder sind Kuschelkinder, daher war es ihnen immer angenehm, wenn sie von mir geströmt wurden."

Bei Husten, Schnupfen, jeglichen Infektionen legt Birgit Klüber die Hände auf. Im Laufe der Jahre lernten die Töchter aber auch sich selbst zu behandeln. Sie kennen mittlerweile viele Übungen. Auch ihrer über 70-jährigen Mutter konnte Birgit Klüber schon bei den verschiedensten Beschwerden helfen: „So blieb ihr bis heute dank Heilströmen die Gallen-OP erspart."

Die Kontakte der älteren Tochter mit dem Strömen kommen aus der Zeit der Grundschule. Anna-Sophia litt sehr unter Schulängsten. „Ich habe sie unermüdlich motiviert, die Fingerhaltungen zu praktizieren – besonders abends vor dem Einschlafen. Das hat geholfen", berichtet Birgit Klüber.

1995 schaukelte Anna-Sophia und stürzte so unglücklich, dass sie sich beide Arme mehrfach brach. Bei zwei Operationen wurden ihr Klammern und Schrauben eingesetzt. In den ersten Tagen hatte sie sehr starke Schmerzen, so dass die Mutter sofort mit dem Strömen begann. Und siehe da: Die Schwellungen gingen zurück. Allerdings stellte sich als Folge der zweiten OP nach Entfernen des Gipses heraus, dass dabei auch ein Nerv verletzt worden war. Das Mädchen konnte nun Hand und Finger nicht mehr bewegen, der Arm war gelähmt.

Das Schöne an dieser Methode ist, dass sie über Berührung funktioniert.

Die Ärzte erklärten, dass die Lähmung erst nach gut einem Jahr zurückgehen würde. „Ich aber war mir sicher, dass ich durch das Heilströmen erfolgreicher sein würde", erinnert sich Birgit Klüber. Und so war es dann auch: Bereits nach drei Monaten konnte Anna-Sophia mit Gitarrenunterricht beginnen und zu Weihnachten schon recht agil die Hand einsetzen. Ein weiteres Vierteljahr später erinnerten nur noch die Narben an den Armbruch."

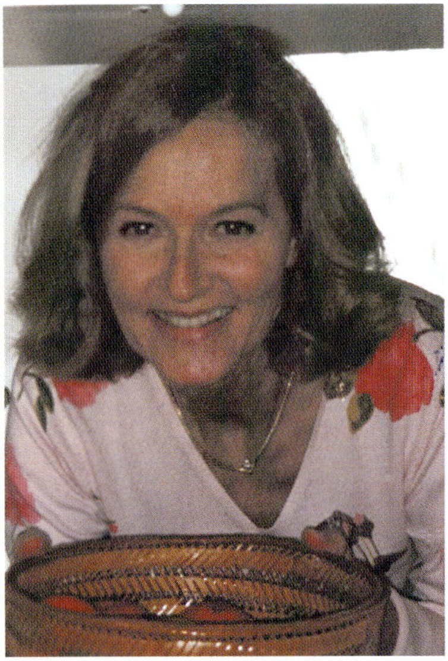

Felicitas Gräfin Waldeck, Heilpraktikerin aus München, hat mit der Technik des Heilströmens sogar bei schulmedizinisch austherapierten Patienten viel Erfolg

Felicitas Gräfin Waldeck:

Mit Jin Shin Jyutsu den Menschen dienen

Heilströmen mit den Händen - für jeden erlernbar

Als junge Frau hatte Felicitas Gräfin Waldeck einige Jahre bei einer Fluglinie gearbeitet und später ihren Mann in seiner Steuerkanzlei unterstützt. Doch der Wunsch, kranken Menschen zu helfen, war stärker: In den 70er-Jahren absolvierte sie eine Ausbildung für die Krankenhauspflege. Ihre tägliche Arbeit in der Klinik weckte dann mehr und mehr den Wunsch, sich umfassender um die Gesundheit von Menschen zu bemühen. Sie machte ab 1984 eine Ausbildung zur Heilpraktikerin.

Während dieser Zeit kam Felicitas Waldeck durch ihre Yogalehrerin in den Genuss einer Behandlung mit Jin Shin Jyutsu. „Danach war ich total aus den Schuhen. Ich fühlte mich wie benebelt und weiß bis heute nicht, wie ich nach Hause gekommen bin." Am nächsten Tag geriet sie mit dem Auto in einen Stau. Im Stop-and-Go-Verkehr fing der Motor an zu qualmen. „Ich bin sonst immer schnell in Hektik ausgebrochen. Hier jedoch schob ich das Auto einfach auf den Grünstreifen, ließ es dort stehen und fuhr per Anhalter weiter. Diese Gelassenheit wäre vorher undenkbar gewesen. Sie musste mit der Behandlung zu tun haben."

Nun wollte Felicitas Waldeck mehr über Jin Shin Jyutsu wissen. Von einer ersten Begegnung mit Mary Burmeister, einer Schülerin des japanischen Meisters Jiro Murai, blieb vor allem eines in Erinnerung: „Trotz aller sprachlichen Barrieren hatte ich von Anfang an das Gefühl, hier eine Wahrheit zu hören."

Einige Zeit später wiederholte Mary Burmeister ihre Vortragsreihe in Deutschland - diesmal mit Übersetzung: „Jetzt endlich verstand ich, was Jin Shin Jyutsu war: nicht nur eine Therapie, sondern auch eine Philosophie, die auf ganzheitliche Weise Körper, Verstand und Bewusstsein verbindet."

Bei dieser Philosophie unterscheidet man zwischen der universellen Energie, die außerhalb des Menschen ist, und der Lebensenergie, die innerhalb eines Menschen fließt. Die Verbindung zwischen außen und innen stellt der sogenannte Zentralstrom her, der den Menschen in jedem Augenblick mit der universellen Energie verbindet und ihn mit allem Lebensnotwendigen versorgt. Über die Hände kann dieser Energiestrom hergestellt werden.

Von nun an beschäftigte sich Felicitas Waldeck intensiv mit Philosophie und Praxis des Jin Shin Jyutsu. Nach ihrem Heilpraktikerabschluss eröffnete sie 1987 eine Praxis in München. Sie behandelt ihre Patienten ausschließlich mit der Technik des Heilströmens und konnte damit auch schon Menschen helfen, die als austherapiert galten.

Was genau ist Jin Shin Jyutsu?

Jin Shin Jyutsu ist japanisch und heißt wörtlich: Mensch, Schöpfer, Kunst. Gemeint ist, dass man „die Kunst des Schöpfers durch den Menschen" vermitteln kann. Jin Shin Jyutsu, bei uns heute auch Heilströmen genannt, ist eine Jahrtausende alte Kunst zur Harmonisierung der Lebensenergie und zum Lösen von Energieblockaden im Körper. Der japanische Meister Jiro Murai sammelte Anfang des 20. Jahrhunderts dieses alte Wissen und machte es der Öffentlichkeit zugänglich.

Jin Shin Jyutsu ist japanisch und heißt wörtlich: Mensch, Schöpfer, Kunst.

Jin Shin Jyutsu ist für jeden erlern- und anwendbar. Ohne es zu wissen, benutzen wir diese Methode ohnehin häufig im Alltag: Wenn wir zum Beispiel beim Nachdenken den Kopf in die Hände stützen, drücken wir intuitiv bestimmte Punkte. Dadurch werden die Gehirnströme aktiviert. Genauso legt der Mensch intuitiv seine Hände auf schmerzende Stellen, stützt etwa den Rücken mit den Händen oder legt jemandem die Hand auf die Schulter, um ihm das Gefühl der Nähe zu geben. Dabei dienen die Hände als „Starterkabel" und unterstützen den Energiefluss.

Grundlage für Jin Shin Jyutsu sind 26 Energiepunkte, die so genannten Energieschlösser. Sie befinden sich an bestimmten Körperstellen. Indem diese Energieschlösser mit den Händen berührt werden, bringt der Mensch seine Energie in Fluss. So werden die Selbstheilungskräfte aktiviert.

„Unser Körper ist vergleichbar mit einem Haus, in dem 26 Zimmer sind, mit den 26 Jin-Shin-Jyutsu-Schlössern zum Öffnen. Diese Zimmer bringen wir in Ordnung, damit unsere Seele darin wohnen kann" , so die Therapeutin.

Fast alle Energiebahnen fließen durch die Finger und können dadurch harmonisiert werden. Jeder Finger ist mit bestimmten Organen und Energieschlössern verbunden. Bei konkreten Beschwerden oder Blockaden dienen die Hände als Schlüssel zum Öffnen der Energieschlösser.

Auf diese Weise bekommt der Körper neue Impulse und Kraft und kann den Selbstheilungsprozess in Gang setzen. Wenn also Kinder zum Beispiel am Daumen lutschen, beeinflussen sie damit automatisch die Magen- und Milzenergie.

Wenn jemand schwer erkrankt ist, oder sich stark beeinträchtigt fühlt, kann er sich von einem Jin-Shin-Jyutsu-Therapeuten „strömen" lassen. Felicitas Waldeck: „Dabei muss ich als Therapeut nicht einmal genau wissen, was dem Patienten fehlt. Da alles miteinander in Verbindung steht, ist es im Prinzip egal, wo man anfängt. Je genauer man jedoch die Beschwerden lokalisieren kann, desto gezielter und schneller lassen sich die Selbstheilungskräfte aktivieren."

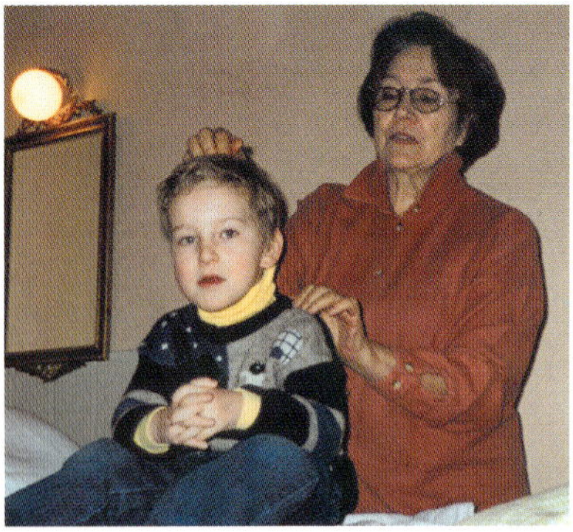

Nierenleiden, Brusttumor oder Lungenschaden – mit Hilfe der Jin Shin Jyutsu-Technik konnte Eva Böhm sich selbst und anderen immer wieder helfen

Ein chronisches Nierenleiden – verschwunden durch die Kraft der Hände

Im „Stalingrad-Winter" 1942 erkrankte Eva Böhm im Alter von sieben Jahren an Scharlach. Als Folge der Krankheit blieb ein Nierenschaden zurück, der lange Zeit unbemerkt blieb. Während ihrer insgesamt fünf Schwangerschaften litt Eva Böhm jedes Mal an einer Nierenbeckenentzündung: „Mein Arzt riet mir jedes Mal, nach der Schwangerschaft meine Nieren untersuchen zu lassen. Aber mit einem Stall voller Kinder fand ich nie die Zeit dazu." Ihre naturheilkundlich orientierte Hausärztin schickte sie schließlich 1992 zu Felicitas Gräfin Waldeck. Bei ihr lernte Eva Böhm die japanische Heilmethode Jin Shin Jyutsu kennen und schätzen.

In der ersten Sitzung wurden speziell ihre Nieren und ihre Lunge durch Berührung bestimmter Punkte am Körper „geströmt" . Anfangs war Eva Böhm noch etwas skeptisch, doch bald schon merkte sie, dass die Behandlung mit den Händen ihr gut tat. „Da ich jedoch unter vielen Beschwerden litt, riet mir Frau Waldeck, die Methode selbst zu erlernen, um meinen Gesundheitszustand dauerhaft zu verbessern."

Eva Böhm besuchte mehrere Seminare über Jin Shin Jyutsu. Heute wendet sie das Erlernte an sich selber an: Sie „strömt" sich täglich und konnte so ihre chronische Nierenerkrankung praktisch ausheilen.

Wie sich auch meine Lunge regenerierte

Auf diese Weise bekommt der Körper neue Impulse und Kraft und kann den Selbstheilungsprozess in Gang setzen.

Vor einigen Jahren bemerkte Eva Böhm beim täglichen „Strömen" , dass eine bestimmte Stelle an ihrer Brust besonders viel Energie benötigte. Sie ging zum Arzt, der einen bösartigen Tumor feststellte. „Ich sollte sofort operiert werden. Da ich jedoch zu dem Zeitpunkt noch berufstätig war, erbat ich mir 14 Tage Aufschub, um meine Geschäfte zu ordnen. In der Zeit strömte ich mich wie eine Weltmeisterin."

Nach der Operation erfuhr Eva Böhm, dass der entfernte Tumor schon vorher geschrumpft war: „Er hatte sich innerhalb von zwei Wochen fast halbiert. Für mich stand fest, dass das mit dem Strömen zusammenhängen musste." In der Nachsorge wurde Eva Böhm routinemäßig bestrahlt. Als Nebenwirkung der Bestrahlung nahm man in Kauf, dass der obere Bereich der Lunge einen Schaden davontrug. Auch diesen strömte Eva Böhm täglich – und sie hatte Erfolg: Bei den jährlichen Nachuntersuchungen wurde eine stete Verbesserung festgestellt: „Der behandelnde Arzt sagte mir, dass meine Lunge wieder wunderbar durchblutet sei. Von Jin Shin Jyutsu wollte er allerdings nichts wissen." Anfälliger als früher wird Eva Böhms Lunge jedoch immer bleiben. Deswegen strömt sie das Organ schon beim leisesten Anzeichen einer Erkältung, um schlimmere Infekte zu vermeiden.

Schnelle Hilfe beim Zahnarzt

Eva Böhms Ehemann verfolgte das wachsende Interesse seiner Frau für die japanische Heilmethode stets mit Skepsis: „Er hält nichts von Jin Shin Jyutsu und lässt sich von mir auch nicht strömen."

Vor einem Zahnarztbesuch, bei dem ihm ein Zahn gezogen werden sollte, musste Herr Böhm seine blutverdünnenden Medikamente absetzen, die er als Schlaganfall-Patient braucht. Während der Behandlung hörte die Wunde jedoch nicht auf zu bluten. Seine Frau erinnert sich: „Ich saß im Wartezimmer und immer wieder kam der verzweifelte Arzt zu mir. Da erinnerte ich mich, dass es bei Jin Shin Jyutsu eine Strömung zur Blutstillung gibt. Der Zahnarzt bat mich herein und ich hielt meine rechte Hand über die blutende Stelle, die linke Hand über der Rechten. Nach wenigen Minuten war die Blutung völlig gestillt."

Dass der Erfolg an der Jin-Shin-Jyutsu-Methode gelegen haben könnte, wollten sowohl der Ehemann als auch der Zahnarzt nicht wahr haben. „Mein Mann lässt sich zwar bis heute nicht von mir strömen", berichtet Eva Böhm. „Aber er gibt mir mittlerweile Tipps, wo ich das Strömen noch überall anwenden könnte."

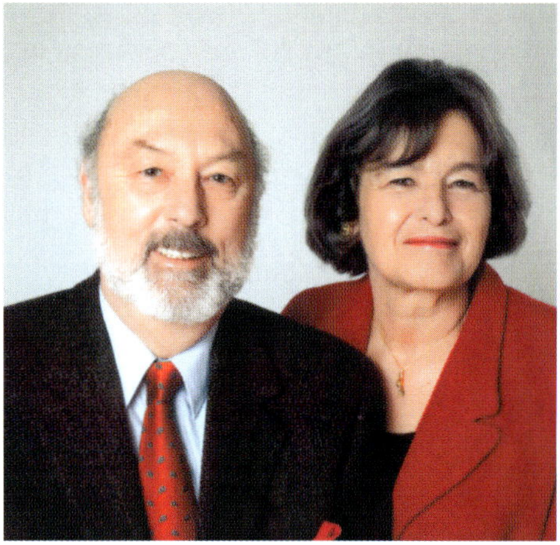

Das Heilpraktiker-Team Walter Felser und Heidi Riefler bietet in Bad Wörishofen als Schwerpunkt Augenakupunktur nach Professor Boel an

Walter Felser und Heidi Riefler:

Augenakupunktur: Ein neuer Blick auf Augenleiden

Die Heilpraktiker Walter Felser und Heidi Riefler waren in ihrer Praxis stets auf Akupunktur mit Schwerpunkt Ohrakupunktur spezialisiert. Ihre Ausbildung in Augenakupunktur absolvierten sie dann bei Professor Dr. John Boel in Dänemark, der bereits mehrere Tausend Patienten mit Augenleiden aller Art erfolgreich behandeln konnte. Heute gehören Felser und Riefler zu den erfahrensten Augenakupunkteuren in der BRD.

„Die Augenakupunktur ist eine natürliche Methode, da sie ohne Chemie auskommt und ganzheitlich ansetzt", erklärt Felser.

Der Augenakupunkteur betrachtet nicht nur das Auge allein, sondern die gesamte Konstitution des Körpers und insbesondere Dysbalancen, die Augenkrankheiten zur Folge haben können. Die Nadeln werden dabei am Körper und im Gesicht gesetzt. Natürlich gibt es niemals Nadeln in die Augen.

Die Einzigartigkeit der Augenakupunktur besteht in der Kombination der Punkte. Dabei werden vier Nadeln fest an Knie und Füßen gesetzt. Je nach Erkrankung kommen dann noch weitere Nadeln hinzu.

Aber nicht nur das Setzen der Nadeln spielt eine Rolle. Nach der Traditionellen Chinesischen Medizin (TCM) steht das Auge in Beziehung zur Leber. Für die Gesamttherapie bedeutet dies, dass durch Ernährungsumstellung und Medikamente eine Entlastung der Leber angestrebt wird. Vor der Augenakupunktur raten die Behandler deshalb zu einer Ernährungsumstellung. Die Patienten sollten vor allem auf Fleisch, Milch, Mehlprodukte, Alkohol und viel Fett verzichten. Statt dessen sollten Obst, Gemüse, Reis, Kartoffeln und Fisch auf dem Speiseplan stehen.

Zwar können nicht alle diese Leiden geheilt, jedoch meist stark gelindert beziehungsweise ihr Fortschreiten gebremst werden.

„Unser Therapiekonzept bieten wir als Kuranwendung an", erklärt Walter Felser. Zu Beginn steht ein ausführliches Gespräch mit dem Patienten über die Möglichkeiten der Therapie. „Wir erklären ihm, dass seine Mitarbeit absolut notwendig ist." Dann folgt eine genaue Untersuchung, um festzustellen, ob eine Augenakupunktur überhaupt sinnvoll ist. Die Anzahl der Behandlungen liegt im Durchschnitt bei 12 bis 15 Sitzungen.

Erfolge und Grenzen der Augenakupunktur

Grundsätzlich lassen sich alle Augenleiden mit Augenakupunktur behandeln. Die durchschnittliche Erfolgsquote liegt bei über 60 Prozent.

Die größten Erfolge erzielt diese Methode aus der TCM bei Makuladegeneration, Grünem Star, Weitsichtigkeit, Alterssichtigkeit, Sehnervschädigungen, Erblindung durch Gehirnschädigungen sowie Sehstörungen auf Grund von Medikamentenvergiftungen.

Zwar können nicht alle diese Leiden geheilt, jedoch meist stark gelindert beziehungsweise ihr Fortschreiten gebremst werden. Bei Augenerkrankungen, die nicht durch eine Funktionsstörung am Auge direkt, sondern durch funktionelle Störungen im Gehirn bedingt sind, verspricht die Therapie eine 80-prozentige Chance auf vollständige Heilung.

Walter Felser zu den Grenzen der Augenakupunktur: „Wenn Strukturen zugrunde gegangen sind, können sie auch durch Akupunktur nicht wieder aktiviert werden."

Beim Grauen Star jedoch sind die Erfolge der Augenakupunktur eher bescheiden, wogegen hier eine Linsenoperation oft gute Erfolge hat. Allerdings kann sich die Augenakupunktur auch hier nach einem längeren Behandlungszeitraum durchaus als erfolgreich erweisen.

Durch Augenakupunktur von Grünem Star befreit

Hans Lengenfelder aus Gmund am Tegernsee fährt seit gut 35 Jahren Lkw – ein Beruf, für den er nicht nur gute Nerven braucht, sondern auch ein gutes Augenlicht. Vor einigen Jahren bemerkte er zum ersten Mal, dass mit seinen Augen etwas nicht stimmte: „Innerhalb eines Jahres bekam ich drei Mal eine stärkere Brille und der Augendruck wurde kontinuierlich stärker." Der Lkw-Fahrer bekam vom Arzt Augentropfen verschrieben und machte sich keine weiteren Gedanken über die Sache.

Ich fiel in ein tiefes Loch und wusste nicht mehr ein noch aus.

Ende 1999 aber änderte sich die Situation schlagartig. Die Augendruckwerte waren extrem hoch und die behandelnde Ärztin stellte bei dem Vater von zwei Kindern ein Glaukom (Grüner Star) fest: „Sie klärte mich auf, dass diese Krankheit zur Erblindung führen kann. Ich fiel in ein tiefes Loch und wusste nicht mehr ein noch aus. Mit dem stetig abnehmenden Sehvermögen war schließlich auch mein Beruf als Lkw-Fahrer gefährdet."

Die Augentropfen, die der Patient erhielt, brachten keine Besserung, sondern lösten heftige Kopfschmerzen aus. Auch eine Laserbehandlung verlief ergebnislos. „Ich war am Ende mit meinen Kräften. Und was noch schlimmer war: Niemand gab mir die Hoffnung, dass ich mein Augenlicht retten könnte."

Augenakupunktur schenkte ein neues Leben

Hans Lengenfelders Tochter machte ihren Vater auf eine Methode aufmerksam, die gerade bei Grünem Star überdurchschnittliche Therapieerfolge verzeichnen kann. „Ich hatte von der Augenakupunktur noch gar nichts gehört", erinnert sich Lengenfelder. „Ich wusste nur, dass da mit Nadeln gearbeitet wird. Und davor hatte ich fürchterliche Angst." Dennoch entschied er sich, einen Versuch zu wagen.

„Zunächst sollte ich meine Ernährungsgewohnheiten ändern. Auf Weißbrot, Fleisch, Milchprodukte und Alkohol musste ich verzichten." Dann begann die eigentliche Behandlung.

Nach einer Intensivtherapie mit zehn Behandlungstagen ging der Patient zur Kontrolle zu einem Augenarzt. Das Ergebnis: keine sonderlich erhöhten Augendruckwerte.

„Es war wie ein Wunder", schwärmt Hans Lengenfelder. „Ich war geheilt. Die letzte Messung, die ich vorgenommen habe, ergab völlig normale Werte. Ich kann es immer noch nicht glauben. Selbst Augentropfen brauche ich nicht mehr. Und vor allem: Ich kann meinen Beruf als Lkw-Fahrer weiter ausüben."

Rita Klowersa:

Akupressur als Selbsthilfe für zu Hause

Ein bestimmter Bereich unterhalb des Schlüsselbeins dient als Akupressurzone für viele unterschiedliche Beschwerden

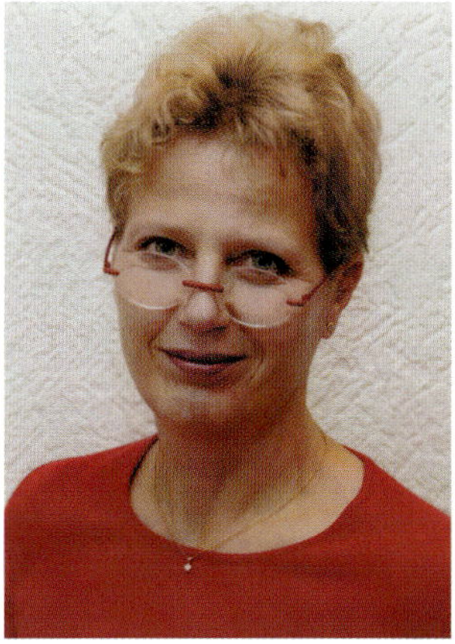

Rita Klowersa, Ärztin für Allgemeinmedizin, Chirotherapie und Naturheilverfahren in Bielefeld, entdeckte eine neue Methode der Akupressur

Fünf Jahre lang arbeitete Rita Klowersa als Chirurgin in einer Klinik ihrer Heimatstadt Berlin. Doch glücklich war sie mit dieser Tätigkeit nur bedingt: „Ich fühlte mich oft in einem Dilemma und fragte mich, was ich mit Patienten machen sollte, die nicht operiert werden mussten, etwa bei Rücken- oder Gelenkschmerzen. Schmerzmittel waren ja oft nur eine vorübergehende Lösung."

Schließlich entschloss sie sich zu ihrem ersten Kurs für Neuraltherapie – eine Methode, bei der ganz gezielt Injektionen an bestimmte Schmerzpunkte, Narben oder Gelenke gegeben werden. Und zwar nicht, um kurzfristig zu blockieren, sondern um Heileffekte zu erzielen. „Die Kollegen nannten mich fortan Hexe, kamen aber gelegentlich und diskret gern zu Therapie."

Ein weiterer Impuls für eine neue Sichtweise der Medizin kam von Rita Klowersas Tochter: „Sie hatte Neurodermitis der schlimmsten Art. Das Wasser rann nur so aus den offenen Gewebezonen an den Armen und Beinen. Dies war für uns ein Grund, von Berlin ins ländliche Südbaden zu ziehen. In der natürlichen Umgebung dort wurde es automatisch ein wenig besser."

Nach dem Umzug fand die Ärztin eine Anstellung in der Bad Krozinger Schwarzwaldklinik. Dort riet ihr der Chefarzt, sich mit Akupunktur zu beschäftigen. Rita Klowersa war begeistert: „In der Akupunkturausbildung lernte ich viel über Schwermetallbelastungen. Ich erfuhr, dass man austesten kann, ob jemand darauf reagiert, und fing an, das Gelernte bei meiner Tochter umzusetzen." Und siehe da:

Da in den Kursen immer wieder die Schulterregion untersucht wurde, befasste sich die Ärztin auch mit der Zone am Schlüsselbein.

Sie stellte bei dem Mädchen eine Amalgambelastung fest, die sie dann mit Nadeln behandelte. Schnell zeigte sich eine deutliche Besserung der Symptome. „So wurde meine Tochter für mich zum Motor für eine neue Sicht der Medizin."

Die Entdeckung einer neuen Akupunkturzone

Seit 1991 arbeitet Rita Klowersa als Referentin der Deutschen Akademie für Akupunktur. Vor einigen Jahren hielt sie einen Vortrag über Dr. Felix Mann, einen großen Akupunkteur aus England. Dieser behauptete, dass es gar keine Akupunkturpunkte gäbe und schon gar keine Meridiane. „Mir gefielen seine Ansichten: keine Punkte, dafür Areale therapieren. Nadeln nicht nur in den Weichteilen, sondern auch auf Knochen."

Rita Klowersa probierte es aus und erreichte erstaunlich gute Ergebnisse. Da in den Kursen immer wieder die Schulterregion untersucht wurde, befasste sich die Ärztin auch mit der Zone am Schlüsselbein. „Irgendwann fiel bei mir der Groschen:

Es könnte einen Zusammenhang zwischen der Schlüsselbeinregion und sämtlichen Körperregionen geben, wie man es auch vom Ohr oder von der Hand kennt. Ich begann also diese Region genauer zu untersuchen und entwickelte eine komplette Schlüsselbeinkarte."

Die Zahnärztin Dr. Felicitas Klein wurde mit ihren Kniebeschwerden Klowersas erste „Schlüsselbein-Patientin". „Ich gab ihr eine kleine Injektion unter diesem Knochen. Die Frau stand auf, der Knieschmerz war fast verschwunden." Ein erster Erfolg, dem weitere folgten. Daraus entwickelte sich mit der Zeit eine Selbsthilfemethode für die Schlüsselbeinregion, die jeder Patient zu Hause anwenden kann.

Wie die Methode zur Selbsthilfe funktioniert

Der Patient sollte vor einem Spiegel stehend mit einer Fingerkuppe zunächst die gesamte Region unterhalb des Schlüsselbeins auf Verquellungen, Schmerz und andere Unregelmäßigkeiten untersuchen. Die Stellen werden markiert, dann kann man anhand einer Karte die entsprechende Körperregion zuordnen. Diese Regionen werden dann mit der Fingerkuppe unter Verwendung eines Öls täglich massiert – im Akutfall so lange, bis die Symptomatik nachlässt. „Mit ein bisschen Geduld ist das eine sehr effektive Selbsthilfemethode, die wirklich jeder erlernen kann."

Schon spricht man in der Gesundheitsszene von einer Art Volksakupressur, die bei vielen Beschwerden helfen kann. „Alle Schmerzen des Bewegungsapparates, Kopfschmerzen und auch alle akuten Organbeschwerden lassen sich damit behandeln", so Rita Klowersa. „Besonders wichtig finde ich die vorbeugende Untersuchung auf schmerzhafte Stellen in Bezug auf potenzielle Störfelder, die an anderen Stellen des Körpers Probleme verursachen können."

Die Stellen werden markiert, dann kann man anhand einer Karte die entsprechende Körperregion zuordnen.

Mit ihrem sehr fundierten Wissen gehört Rita Klowersa heute zu den bekanntesten Akupunkturausbildern in Deutschland.

Die Heilkraft der Hände

Außerdem hat sich die Ärztin auch mit der Heilkraft der Hände beschäftigt. „Wenn man mit der offenen Handfläche in etwa 20 Zentimetern Entfernung über einen Körper streicht, dann spürt man ganz deutlich warme und kalte Regionen, Kribbeln in den Händen, Kribbelregionen beim Patienten. Auffällige Areale können eindeutig identifiziert und genauer untersucht werden. Nimmt man ein schmerzhaftes Gelenk zwischen die Hände, wird der Patient meist eine beruhigende energetische Wirkung verspüren."

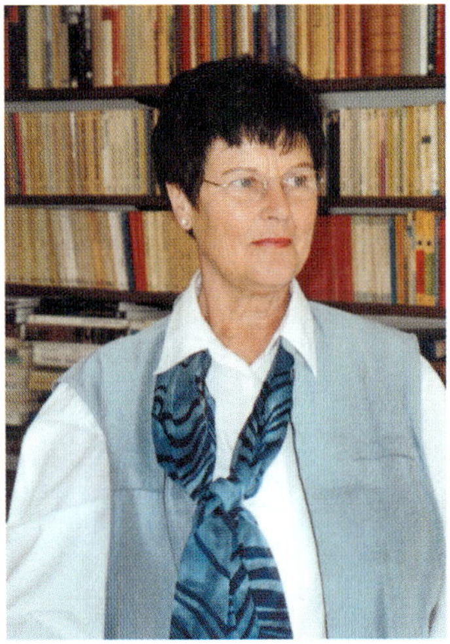

Felicitas Klein, von Beruf Zahnärztin, hat gelernt, eigene Schmerzen mit Hilfe einer speziellen Akupressurmethode zu lindern

„Bei Fuß- oder Rückenschmerzen helfe ich mir heute selber"

Schon früh widmete sich Dr. Felicitas Klein als Zahnärztin der ganzheitlichen Medizin. Besonders faszinierte sie die Traditionelle Chinesische Medizin (TCM) und hier besonders die Akupunktur. Da sie mehr über diese Methode erfahren wollte, entschied sie sich 1988 für eine Akupunkturausbildung. Dabei lernte sie die Ärztin Rita Klowersa kennen, die ein neues Akupressurfeld unterhalb des Schlüsselbeins entdeckt hatte.

1962 hatte Felicitas Klein bei einem Reitunfall einen schweren Bruch des ersten und zweiten Lendenwirbels erlitten. Sie musste sechs Wochen lang im Gips liegen. Seither hat sie Probleme mit ihrem Rücken, die sich vor allem bei Wetterumschwüngen mit massiven ziehenden Schmerzen bemerkbar machen. Mit Hilfe der neuen Akupressur-Therapie kann Felicitas Klein bei akuten Beschwerden ihr Rückenleiden eindämmen. Mit den Händen bearbeitet sie dabei am Schlüsselbein die Region, die auf den Lendenwirbelbereich einwirkt. Innerhalb kürzester Zeit lassen sich damit die Schmerzen beseitigen und die volle Bewegungsfreiheit wieder herstellen.

Durch die meist stehende Tätigkeit als Zahnärztin – und dies auch noch jahrelang in falschem Schuhwerk – bekam Felicitas Klein in den letzten Jahren massive Probleme mit ihrem linken Großzehgelenk. Die Schmerzen waren manchmal so stark, dass sie den Fuß gar nicht mehr abrollen konnte. Nach Entfernung eines kranken Zahns ging der Schmerz im Zehengelenk stark zurück.

Ganz verschwanden die Beschwerden aber erst, als sich Klein mit der Akupressur-Therapie selbst behandelte. Sie drückte dafür den Bereich am Schlüsselbein, der für die Beinregion zuständig ist. Nach wenigen Anwendungen waren die Schmerzen im Großzehgelenk erträglicher geworden, bis sie schließlich ganz verschwanden. Mittlerweile hat Dr. Felicitas Klein die Zahnarztpraxis ihrem Sohn übergeben, macht aber gern noch Vertretungen – und ist dabei stets gut zu Fuß.

Gertrud Hirschi:

Mudras für die Gesundheit

Einfache Fingerübungen aus dem Yoga helfen bei schwerem Asthma, Allergien und Rückenschmerzen

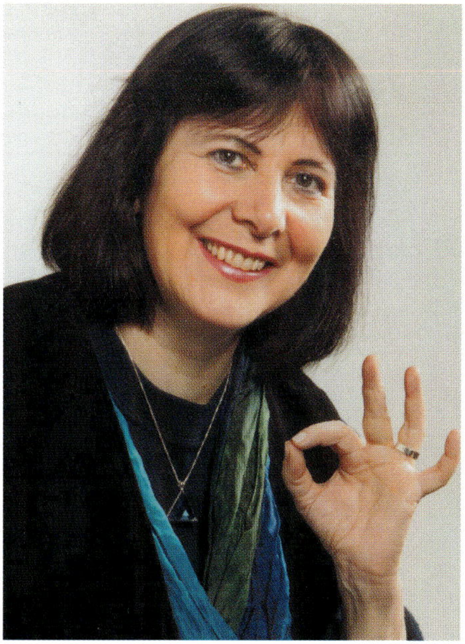

Gertrud Hirschi aus Winterthur in der Schweiz, Autorin und Yogalehrerin, machte persönliche Heilungserfahrungen mit den Mudras – speziellen Fingerübungen

Durch eigene und familiäre Erkrankungen vorbelastet, beschäftigte sich Gertrud Hirschi schon frühzeitig mit dem Thema Krankheiten. Als sie 25 Jahre alt war, stellte der Arzt bei der jungen Frau schweres Asthma fest. Sie bekam starke Medikamente, nahm rapide ab und wog zeitweise nur noch 42 Kilogramm. Drei Monate musste sie im Krankenhaus verbringen.

„Ich machte mir damals keine große Hoffnung auf Besserung", erzählt die Patientin. „Die Medikamente machten mich schläfrig und beeinträchtigten mein Denkvermögen. Doch mein Arzt war der Meinung, die Medikamente bräuchte man unbedingt. Da tat ich einen heiligen Schwur: Ich nicht!" Gertrud Hirschi machte sich auf die Suche nach anderen Möglichkeiten, um ihr Asthma loszuwerden, und konnte durch eine gesündere Ernährung schon gute Erfolge verbuchen.

In den folgenden Jahren musste sich die junge Frau jedoch mit weiteren Krankheiten auseinandersetzen: „Ich litt häufig an Stirnhöhlen-Verschleimungen, allergischen Hautausschlägen und heftigen Rückenschmerzen. Meine Suche nach Alternativen zur chemischen Medizin machte also wirklich Sinn."

Mudras: Yogaübungen mit den Fingern

So befasste sich Gertrud Hirschi auch mit der asiatischen Heilkunde, machte eine Yogalehrer-Ausbildung und stieß in diesem Zusammenhang auf Mudras.

„Ich wollte es ganz genau wissen, probierte die Fingerübungen bei mir aus und war überrascht, wie sehr sie mir helfen konnten. Dank der Mudras brauche ich heute keine Medikamente gegen Asthma mehr. Auch meine Allergien und Rückenschmerzen habe ich im Griff."

Ein Mudra ist eine Geste, eine mystische Stellung der Hände, ein Siegel oder ein Symbol. Es gibt auch Augenstellungen, Körperhaltungen und Atemtechniken, die man als Mudras bezeichnet. Hier aber soll es vor allem um Mudras mit den Fingern gehen. Gertrud Hirschi: „Dabei können wir durch Krümmen, Kreuzen, Strecken oder Berühren der Finger unseren Körper und unseren Geist wirksam ansprechen und beeinflussen."

In Indien sind die Fingerübungen ein fester Bestandteil aller religiösen Handlungen. Man sieht sie häufig bei den Darstellungen hinduistischer Götter und im indischen Tanz. Dabei werden ohne Worte mit Händen, Augen und Körperbewegungen ganze Dramen gespielt und getanzt.

In Indien sind die Fingerübungen ein fester Bestandteil aller religiösen Handlungen. Man sieht sie häufig bei den Darstellungen hinduistischer Götter und im indischen Tanz. Dabei werden ohne Worte mit Händen, Augen und Körperbewegungen ganze Dramen gespielt und getanzt. Auch im Buddhismus spielen Mudras eine große Rolle. Und schließlich kennt auch das Hatha-Yoga die heilsamen Fingerübungen.

Wie und wo die Mudras wirken

Die Yogis wissen schon lange, dass sich Gemütszustände wie Trauer, Freude, Wut oder Gelassenheit in den Gesten und der Körperhaltung ausdrücken und dass umgekehrt durch bestimmte Gesten die Psyche positiv beeinflusst werden kann. Man kann sie also auch gezielt zur Heilung einsetzen.

„Grundsätzlich muss gesagt werden, dass Mudras nicht den Arzt oder eine gesunde Lebensweise ersetzen können, auch wenn ich heute fast alles selber heilen kann", betont Gertrud Hirschi. Dennoch können die Fingerübungen bei fast allen Beschwerden unterstützend eingesetzt werden. Sie sind für jeden leicht zu erlernen. Und obwohl sie wie ein Medikament wirksam sein können, haben sie keinerlei Nebenwirkungen für den Patienten.

Sollen sie zu Heilzwecken eingesetzt werden, rät Gertrud Hirschi, die Mudras wie eine Kur über einige Wochen oder Monate regelmäßig zu üben: „Da chronische Krankheiten meist schon viele Jahre vor Ausbruch im Inneren begonnen haben, braucht es einige Zeit, um Verschlackungen in Gefäßen, Organen oder einzelnen Zellen aufzulösen." Manche Mudras können auch als Schnellhilfe beispielsweise bei Hexenschuss, Schwindelgefühlen, Übelkeit oder bei einer Herzattacke erfolgreich angewendet werden.

Ende 1999 hatte Gertrud Hirschi einen schweren Schlittenunfall. Sie brach sich das Becken und musste insgesamt drei Mal ins Krankenhaus. „Dort haben mir die Mudras geholfen meine Schmerzen zu lindern und aus meinem Stimmungstief herauszukommen", erinnert sich die Patientin. Mittlerweile gehören die Fingerübungen für Gertrud Hirschi zum Alltag: „Ich beherrsche über 50 Mudras und suche immer noch nach weiteren."

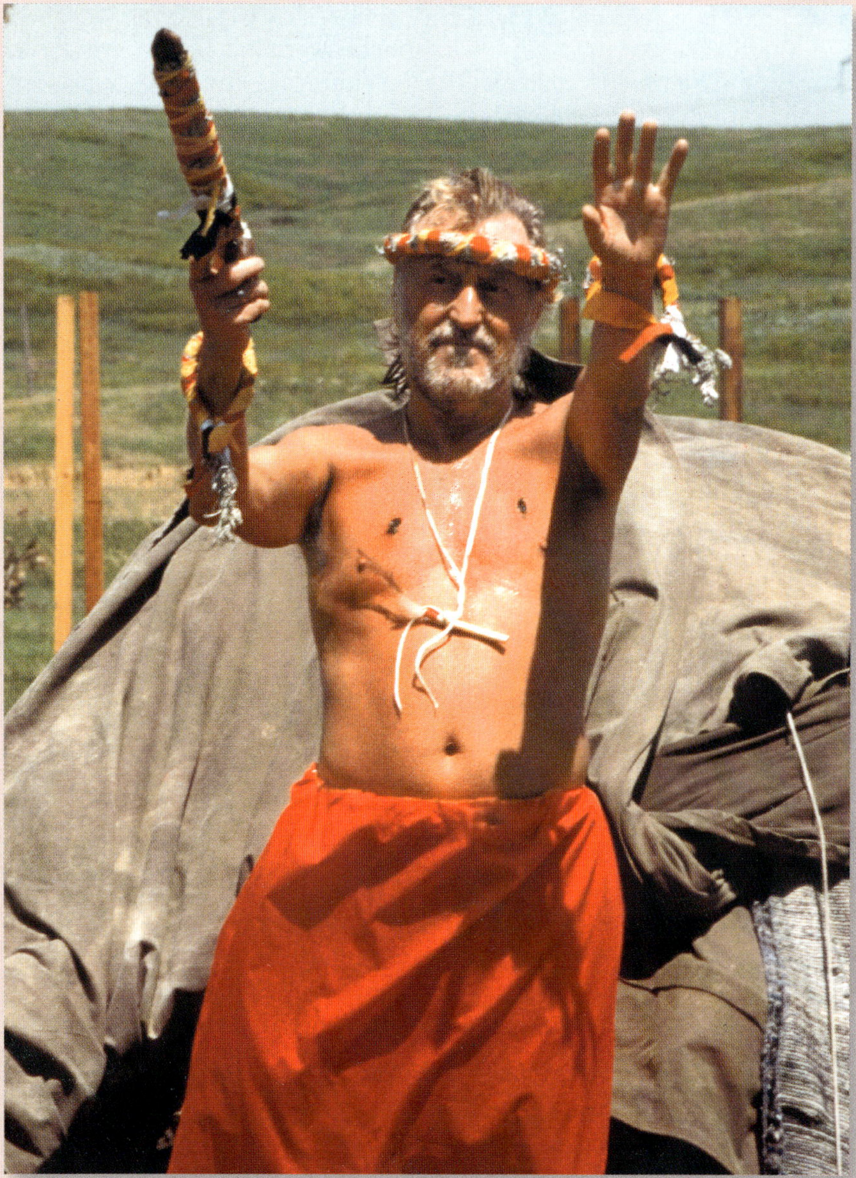

7. KAPITEL

Medizin der Schamanen

Wie Rituale und Zeremonien zur Gesundheit verhelfen

In diesem Kapitel: **• Max Langendorf: Ein Bäcker auf Indianerpfaden • Reinhard Schönl: Schamanisches Heilwissen kann auch bei uns von Schmerzen und Problemen befreien -** ***Fallbeispiel:*** **Die schamanische Therapie ersetzte Psychopharmaka**

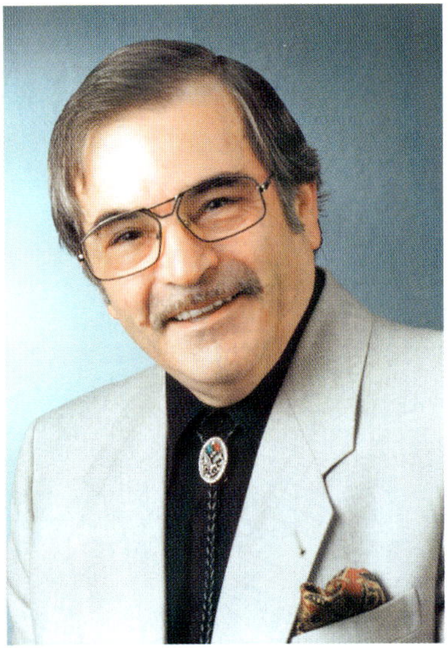

Max Langendorf, gelernter Bäcker und Heilpraktiker aus Bielefeld, heilt viele Beschwerden mit den Händen

Max Langendorf:

Ein Bäcker auf Indianer-pfaden

Wie ein Mann aus Bielefeld bei den mexikanischen Schamanen die Heilkraft seiner Hände entdeckte

Max Langendorf erlernte 1947 in der Bäckerei seiner Verwandten in den USA das Bäckerhandwerk und erhielt dort auch seinen Meistertitel. Vor rund 30 Jahren wurde bei ihm Magen- und Darmkrebs diagnostiziert. „Mein Arzt meinte damals, dass ich nur noch ein halbes Jahr zu leben hätte und riet mir zu einer sofortigen Operation," so Langendorf. „Aber bei der Vorstellung, danach womöglich mit einem künstlichen Darmausgang leben zu müssen, wollte ich lieber sterben als mich aufschneiden zu lassen."

Um sich noch weiteren Rat zu holen, besuchte Max Langendorf seinen Cousin, der in San Diego/USA als Mediziner arbeitete. „Auch er und ein weiterer Arzt kamen zum selben Resultat und empfahlen mir den operativen Eingriff." Dies kam für Langendorf jedoch noch immer nicht in Frage, und so empfahl ihm sein Cousin ein Krankenhaus, das von Indianern betrieben wurde. „Da das indianische Gesundheitszentrum nicht weit entfernt in der Grenzstadt Tijuana in Mexiko lag, wollte ich die Chance wahrnehmen."

Durch indianische Medizin vom Krebs geheilt

Die indianischen Ärzte in Tijuana bestätigten die Krebsdiagnose. „Sie meinten aber, dass ich mir keine Sorgen machen müsste und dass ich auch ohne Operation wieder auf die Beine kommen würde." Der Patient erhielt eine Infusion mit einem pflanzlichen Präparat und konnte noch am gleichen Tag das Hospital wieder verlassen. „Dann bekam ich noch Medizin und den Rat in einem Jahr wieder zu kommen." Max Langendorf besorgte sich die empfohlenen Medikamente für die indianische Therapie und nahm mit den ungewöhnlichen Mitteln den Kampf gegen den Krebs auf.

„Ich musste täglich einen schwarzen Pflanzensaft trinken, der abscheulich schmeckte. Nach vier Wochen bekam ich eine Darmkolik und musste mich außerdem häufig übergeben. Ich dachte, dass jetzt mein Ende gekommen wäre."

Nach diesem einmaligen Erlebnis verringerten sich aber seine Schmerzen kontinuierlich. Bereits im folgenden Jahr konnte im indianischen Krankenhaus in Tijuana eine eindeutige Verbesserung seines Gesundheitszustandes festgestellt werden. „Die Ärzte sagten, dass der Krebs schon fast verschwunden wäre und dass ich mich noch einmal in einem Jahr vorstellen sollte."

Nachdem beim dritten Besuch in dem indianischen Gesundheitszentrum kein Krebs mehr festgestellt werden konnte, fühlte sich Max Langendorf zunächst ein bisschen verunsichert: „Ich fragte den indianischen Arzt Dr. Esposito nach einer weiteren vertrauenswürdigen Instanz, die mir dieses Ergebnis noch einmal bestätigen könnte." Esposito gab ihm die Adresse eines Schamanen mit dem Namen Healing Hands (Heilende Hände). Von diesem wurde Langendorf untersucht und bekam die gleiche Auskunft: Der Krebs war völlig verschwunden.

Wie ich durch einen Schamanen meine Heilkraft entdeckte

Nach diesem einmaligen Erlebnis verringerten sich aber seine Schmerzen kontinuierlich.

„Als Healing Hands mit seinen Händen meinen Kopf berührte, meinte er, dass ich eine Energie in mir tragen würde, mit der ich auch heilen könnte." Der Indianer überredete ihn noch zu bleiben und am folgenden Tag eine amerikanische Patientin selbst zu behandeln.

Die Frau litt unter starker Migräne. Max Langendorf wurde von dem Medizinmann aufgefordert seine Hände über ihren Kopf zu halten. „Es klingt verrückt, aber ihre Schmerzen waren wirklich schon nach einigen Minuten völlig verschwunden."

Max Langendorf setzte die Heilkraft seiner Hände zunächst nur im Verwandten- und Bekanntenkreis ein. Besonders erfolgreich war er bei der Auflösung von Kopfschmerzen und Erschöpfungszuständen. Die Heilung eines Mannes mit offenen Beinen oder die Beseitigung der Depression einer älteren Frau waren eher eine Seltenheit.

Im Alter von 65 Jahren absolvierte der gelernte Bäcker dann noch seine Abschlussprüfung zum Heilpraktiker. Er bezeichnet sich selber als „Energetikheiler".

Gesundheit vom Bäcker: Langendorfs „Indianerbrot"

Während seines Besuchs beim indianischen Medizinmann erhoffte Max Langendorf nicht nur eine Auskunft über seinen Gesundheitszustand, sondern er bat ihn auch um ein Rezept, wie man gewöhnliches Brot mit indianischer Medizin kombinieren könnte. Healing Hands erzählte ihm von einem Kräuterbrot seiner Vorfahren, das sie in Notzeiten vor schweren Krankheiten bewahrte und verriet ihm das Rezept der Kräutermischung. Diese soll die Abwehrkräfte aktivieren und den Körper vitalisieren. „Da meine Verwandtschaft in den USA eine Großbäckerei besaß, hatte ich die Idee, diese Kräuter auch einem gewöhnlichen Brotteig bei zu mengen."

Healing Hands erzählte ihm von einem Kräuterbrot seiner Vorfahren, das sie in Notzeiten vor schweren Krankheiten bewahrte und verriet ihm das Rezept der Kräutermischung.

1985 ging Max Langendorfs „Indianerbrot" tatsächlich in Los Angeles in Produktion. Im darauf folgenden Jahr kam es auch in Deutschland auf den Markt. „Den ausgewählten Backwaren wurde eine fertige Kräutermischung beigegeben, die ich vorher mit meinen Händen energetisch aufgeladen hatte." Der Biophysiker Dr. Fritz-Albert Popp hat das „Indianerbrot" mit anderen Broten verglichen und bei ihm tatsächlich einen höheren energetischen Wert festgestellt.

Da das „Indianerbrot" bei den Verbrauchern gut ankam, konnte Max Langendorf seinen Versand ausdehnen. „Ich hörte von vielen Menschen, die seit dem Brotverzehr keine Verdauungsbeschwerden mehr haben und sich vitaler fühlen." Die Inhaltsstoffe dieser Rezeptur aber bleiben bis heute sein Geheimnis.

Reinhard Schönl:

Schamanisches Heilwissen kann auch bei uns von Schmerzen und Problemen befreien

Reinhard Schönl hatte schon als Kind viel Zeit in den Wäldern rund um Günzburg verbracht. Gleichzeitig interessierte er sich sehr für die Fliegerei. Bei der Bundeswehr machte der junge Mann eine Ausbildung zum Flugzeugmechaniker und war eine Zeit lang in Kanada stationiert. Dort knüpfte er in den 80er-Jahren erste Kontakte zu den Montagnais-Indianern. Schon während seiner Bundeswehrzeit absolvierte er auch eine Ausbildung zum Heilpraktiker. Da es zwischen Bundeswehr und Naturheilkunde aber viel Konfliktpotenzial gab, nutzte Schönl 1992 die Gelegenheit als Frührentner auszuscheiden. Nun konnte er sich ganz seinem Interesse für Naturvölker und ihre Heilweisen widmen.

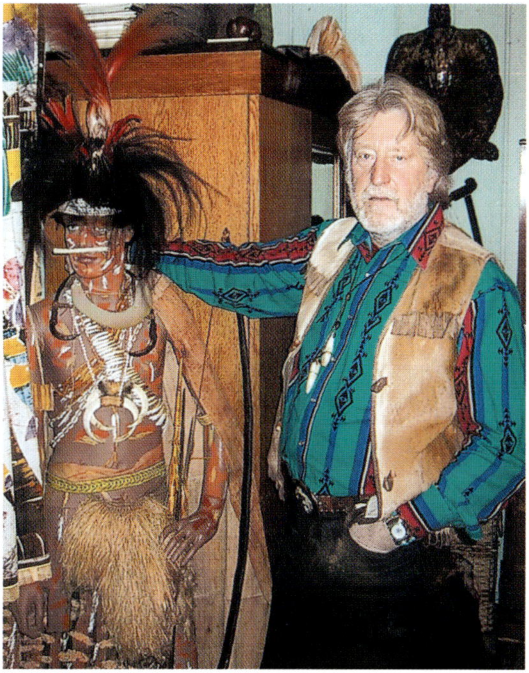

Reinhard Schönl, Heilpraktiker und Schamane mit Praxis in Günzburg, erlernte schamanische Heilweisen bei Stämmen in aller Welt

Ausbildung zum Medizinmann in Papua-Neuguinea

In den 80er-Jahren war Reinhard Schönl zum ersten Mal in Papua-Neuguinea und besuchte dort die Kukukuku. Diese Eingeborenen leben sehr zurückgezogen. Reinhard Schönl und seine Frau besuchten sie über viele Jahre und daraus entwickelte sich eine Freundschaft, die bis heute andauert. Während seiner Aufenthalte begleitete der Heilpraktiker viele Behandlungen des Stammes mit der Kamera. Gerade die Methoden der dortigen Medizinmänner haben ihn nachhaltig beeindruckt. Unglaublich: Nach einer Aufnahmeprüfung wurde er von ihnen sogar als erster Weißer zum Medizinmann ausgebildet.

Die Medizinmänner der Kukukuku behandeln vorwiegend nachts. Ein Beispiel: In einer Rundhütte versammeln sich Freunde des Patienten. Dieser sitzt zwischen zwei Medizinmännern, die zunächst aus einem langen Bambusrohr ein Kraut rauchen. Die Medizinmänner schauen durch ein rotes Blatt der Cordilinepflanze auf das Feuer. Dank ihres Wissens und ihrer Intuition sehen sie, was dem Patienten fehlt.

Mit großen Blättern bearbeiten die Medizinmänner dann den Körper des Patienten und reißen ihm symbolisch die Krankheit heraus. Die Bündel werden anschließend aus der Hütte geworfen.

„Während der Behandlung hört man in der Hütte eine Stimme, die man nicht zuordnen kann", erzählt Reinhard Schönl. „Diese gibt dem Patienten Anweisungen, was er gegen seine Krankheit tun soll. Am Ende der Behandlung wird dem Patienten ein Bündel von Blättern in die Hand gegeben, das einen Stein oder Knochen enthält. Die Krankheit ist somit materialisiert." Dazu sagt man dem Patienten: „Hier, das ist deine Krankheit, sie ist jetzt nicht mehr in dir."

Ein Deutscher beim Sonnentanz der Sioux-Indianer

Von Papua Neuguinea aus bereiste Reinhard Schönl die ganze Welt und ließ sich auch von den Indianern Nordamerikas in den Schamanismus einweisen. Zum Beispiel durfte er bei den Hopi einem Regentanz beiwohnen und traf auch Medizinmänner auf dem afrikanischen Kontinent. 1993 erhielt er bei den Lakota-Indianern (Sioux) in South Dakota einen Einblick in uralte Heilungsrituale. Die drei wichtigsten Elemente, die nach Lakota-Tradition zu einer Heilung beitragen können, sind die Visionssuche, der Sonnentanz und die Schwitzhütte.

Am Ende der Behandlung wird dem Patienten ein Bündel Blätter in die Hand gegeben, das einen Stein oder Knochen enthält. Die Krankheit ist somit materialisiert.

Bei der Visionssuche stellt man eine Frage an das Universum und erbittet von ihm Antwort. Reinhard Schönl stellte bei seiner Visionssuche die Frage, wie er seine Frau, die gerade eine Brustkrebsoperation hinter sich hatte, weiterbehandeln könne und welche Pflanzen er ihr geben müsse.

Bevor er die Antwort durch einen geistigen Führer der Indianer bekam, wurde er aufgefordert, als Suchender den Sonnentanz mitzumachen. Dieser dauert vier Tage und vier Nächte, in denen weder gegessen noch getrunken wird.

Der Mensch, der Heilung erfahren möchte, wird in der Mitte des Platzes „gespeert". So auch Reinhard Schönl: „Ich musste mir zwei kleine Speere aus dem Holz der Wildkirsche schnitzen, die mir anschließend vom Sonnentanzführer in die Brust gestoßen wurden. Die Speere waren an Schnüren mit einem Baum verbunden und ich musste sie mir durch Rückwärtsgehen ausreißen." Außerdem gehört zu diesem Heilungsritual auch, dass sich der Suchende über Nacht an eine einsame Stelle auf dem Hochplateau zurückzieht.

An den vier Tagen des Sonnentanzes begeben sich die Teilnehmer mehrmals in die so genannte Schwitzhütte, die der körperlichen und geistigen Reinigung dient. Das

Gerüst einer Schwitzhütte besteht aus Zweigen der Wildkirsche, die Wände aus Wolldecken. In der Mitte der Hütte befindet sich eine Vertiefung, die den Mittelpunkt des Universums darstellt. Außerhalb werden sieben Steine in einem Feuer erhitzt und anschließend in die Mulde gelegt. Nachdem die Hütte hermetisch abgeschlossen ist, werden die Steine mit Wasser übergossen. Nun singen und beten die Teilnehmer bei einer unglaublichen Hitze. Jeder trägt vor, was er sich vom Sonnentanz erbeten hat.

„Sorgen und Ängste kommen zur Aussprache, begleitet von Gefühlsausbrüchen, die allen Beteiligten sehr nahe gehen. Die Schwitzhütte befreit mehr als eine Psychotherapie."

Das schamanische Heilwissen aus aller Welt lässt Reinhard Schönl heute in seine Arbeit als Heilpraktiker einfließen und konnte damit schon viele Menschen von ihren körperlichen und seelischen Leiden befreien. „Spiritualität ist ein entscheidender Faktor für die Heilung. Das haben uns die Naturvölker voraus."

Die schamanische Therapie ersetzte Psychopharmaka

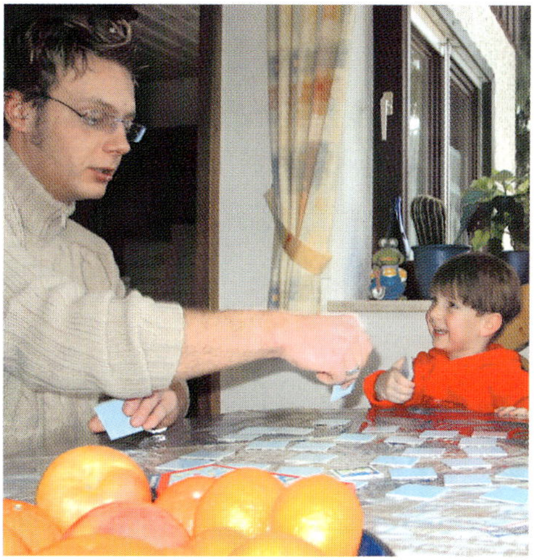

Einst von Verfolgungswahn getrieben – heute glücklicher Familienvater: Markus Heinle verdankt sein neues Leben einer Schamanentherapie Reinhard Schönls

Markus Heinle aus Haunsheim, der Ältere von zwei Geschwistern, wirkte schon als Kind ängstlich und galt als besonders sensibel. Nach einem großen Schreckerlebnis in der Kindheit stotterte er einige Jahre lang. An Silvester 1976 erlitt der Junge ein Knalltrauma und bei der darauffolgenden Sauerstoffbehandlung einen epileptischen Anfall. Nach seiner Ausbildung zum Elektroinstallateur zog Markus Heinle aus dem Elternhaus aus. Mit 18 Jahren stellten sich plötzlich Verfolgungsängste ein, die sich langsam zu paranoiden Verfolgungsgedanken steigerten. Der junge Mann konnte nicht mehr alleine nach draußen gehen und musste wieder zu seinen Eltern ziehen. „Dazu kam, dass ich immer öfter innere Stimmen hörte, die mir sagten: ‚Du bist nichts wert, bring dich um!'"

Mit Medikamenten aufs Abstellgleis

Anfang 2000 wurde Markus Heinle nach einem Selbstmordversuch ins Bezirkskrankenhaus Günzburg eingewiesen. Diagnose: eine Psychose aus dem schizophrenen Formenkreis. Nach zwei kurzen Aufenthalten wurde er entlassen, konnte aber im Arbeitsleben nicht mehr richtig Fuß fassen.

Für einige Jahre musste der Patient starke Psychopharmaka einnehmen, die ihn völlig außer Gefecht setzten. Er nahm fast 30 Kilo zu und litt unter starken Nebenwirkungen der Präparate, die auch seine Motorik einschränkten. „Ich war bis oben hin voll mit Medikamenten und nahm meine Umwelt nur noch durch eine dicke Watteschicht war." Nach einer beruflichen Reha-Maßnahme begann er eine Hilfsarbeit an der Arbeitsstelle seines Vaters. Immer noch unter Medikamenteneinfluss erlitt er dort Anfang 2001 einen körperlichen Zusammenbruch. Nun wurde er als Frührentner eingestuft – mit der Aussicht, für den Rest seines Lebens Medikamente schlucken zu müssen.

Meist verbrennt der Heilpraktiker zu Beginn Kräuter in einer Schale und wedelt den Rauch mit einem Bündel Adlerfedern über den Körper des Patienten, um ihn zu reinigen.

Ein neues Leben durch die Kraft der Rituale

Über Bekannte lernte Heinle Anfang 2002 den Heilpraktiker und Schamanen Reinhard Schönl kennen. Die erste Behandlung bestand aus einem langen Gespräch. „Ich fühlte mich sofort gut aufgenommen", berichtet Markus Heinle. „Reinhard Schönls Haus war voller indianischer Requisiten. Das Gespräch war von Freundschaft, tiefen Gedanken und völliger Entspanntheit geprägt." Schon nach diesem ersten Termin stellte der Patient eine Veränderung an sich fest: „Ich erkannte, dass mir die Medikamente bei meinen Problemen nicht wirklich helfen konnten, und beschloss, sie von einem Tag auf den anderen abzusetzen."

Einmal wöchentlich kam er nun zu Reinhard Schönl in die Praxis. Neben den sehr fruchtbaren Gesprächen wurde Markus Heinle auch schamanisch behandelt. Dazu musste er sich hinlegen und die Augen schließen. „Der Verlauf der Sitzung war immer wieder unterschiedlich. Ich hatte den Eindruck, dass Herr Schönl sich dabei von seiner Intuition leiten ließ." Meist verbrennt der Heilpraktiker zu Beginn Kräuter in einer Schale und wedelt den Rauch mit einem Bündel Adlerfedern über den Körper des Patienten, um ihn zu reinigen. Anschließend streicht er mit den Händen vom Kopf über den Körper bis hin zu den Füssen. „Ich hatte den Eindruck, als ob er alles Schlechte aus mir herausholt und mir positive Gedanken einflößt."

Während der ganzen Zeremonie wird nicht gesprochen. Nach den Bestreichungen legt Reinhard Schönl die linke Hand des Patienten auf sein rechtes Knie, um eine Verbindung herzustellen und fängt an, in bestimmten Abständen zu trommeln. Dies erzielte auch bei Markus Heinle eine tiefe Wirkung: „Ohne Anleitung kamen in diesem Moment Bilder in mir hoch und unerklärlicherweise veränderte sich der Trommelschlag mit der Intensität meiner Bilder. Als beängstigende Bilder aus meiner Kindheit auftauchten, wurde die Trommel immer lauter."

Durch die schamanische Behandlung hat Markus Heinle zu sich selbst gefunden: „Ich konnte die Konflikte auflösen, die aus vielen Traumata in meiner Kindheit entstanden sind", erklärt er. „Ich lebe heute viel intensiver und nehme zum ersten Mal in meinem Leben meine Umwelt und die Natur mit allen Sinnen wahr." Dank der schamanischen Therapie kann der junge Mann bis heute völlig auf Arzneimittel verzichten. Er ist viel offener geworden und hat eine Freundin gefunden. Auch beruflich hofft Markus Heinle bald wieder Fuß fassen zu können.

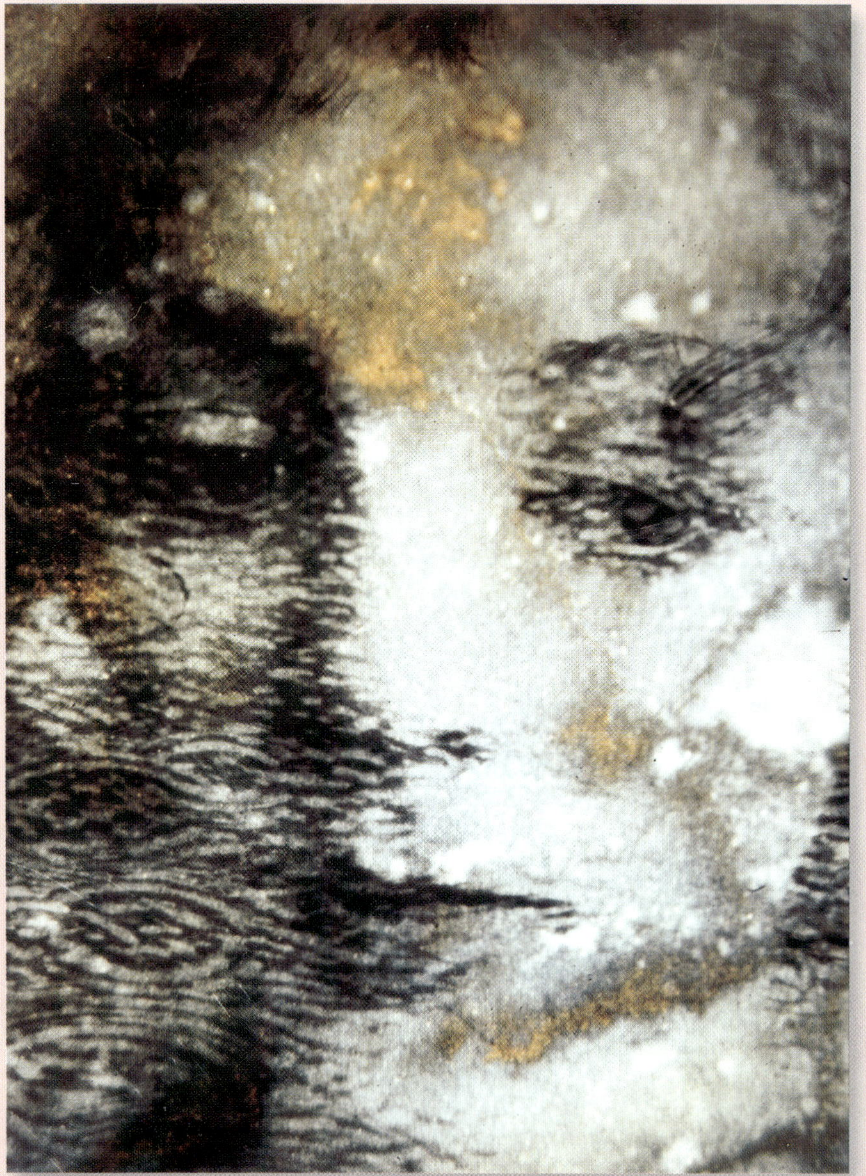

8. KAPITEL

Seelenheilkunde

Was die Seele wirklich braucht

In diesem Kapitel: • Bert Hellinger: Psychotherapie durch Liebe • Dr. med. Anatoli Matenko: Der Arzt muss mit dem Herzen dabei sein - *Fallbeispiel:* Hilfe bei Tinnitus, Depressionen sowie chronischen Wirbelsäulen- und Bauchschmerzen • Werner J. Meinhold: Mit Integrativer Tiefenpsychologischer Hypnosetherapie den Krankheiten auf den Grund gehen - *Fallbeispiel:* Neurodermitis: Hypnosetherapie schaffte das Wunder

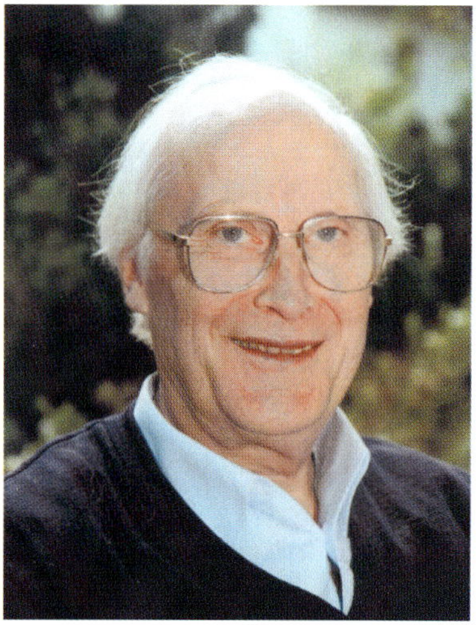

Bert Hellinger, Psychotherapeut aus Kössen in Tirol, wurde durch seine Methode des Familienstellens international bekannt

Bert Hellinger:

Psychotherapie durch Liebe

Wie sich Verstrickungen mit Hilfe des Familienstellens lösen lassen

Bert Hellinger studierte zunächst Philosophie, Theologie und Pädagogik. Seine religiöse Einstellung bewegte ihn dazu, einem Orden beizutreten und später als Missionar nach Südafrika zu gehen. Anfang der 70er-Jahre verließ er den Orden und wandte sich der Psychoanalyse zu. Über Gruppendynamik, Primärtherapie, Transaktionsanalyse und verschiedene hypnotherapeutische Verfahren kam er zu seiner eigenen System- und Familientherapie.

Die Ordenszeit war für Bert Hellinger sehr prägend: „Ich habe in Südafrika höhere Schulen geleitet und selbst mehrere Fächer unterrichtet, vor allem Englisch. Die pädagogischen Erfahrungen kommen mir auch heute noch in meinen Seminaren zugute", berichtet er. Außerdem habe er bei den Zulu eine ganz andere Art menschlichen Umgangs kennen gelernt, so zum Beispiel viel Geduld und gegenseitigen Respekt:

„Dort ist selbstverständlich, dass man einen anderen nicht blamiert, so dass er sein Gesicht und seine Würde wahren kann. Auch wie die Zulu mit Kindern umgehen, wie Eltern ihre Autorität zur Geltung bringen und wie selbstverständlich Kinder ihre Eltern achten, hat mich sehr beeindruckt."

Für Hellingers heutige Arbeit waren die gruppendynamischen Erfahrungen in Afrika ein erster Baustein auf dem Weg zur systemischen Familientherapie. Die nächsten Stationen: Psychoanalyse und Primärtherapie (Urschrei-Therapie). „Hier ging es darum, die zurückgehaltenen Gefühle in einem geschützten Raum äußern zu können, vor allem Trauer und Schmerz." Auch die so genannte Skriptanalyse nach Eric Berne war für Hellinger von Bedeutung: „Berne ging davon aus, dass jeder Mensch nach einem bestimmten Muster lebt. Dieses Muster kann man herausfinden über literarische Geschichten wie Märchen oder Romane, die ihn bewegen. Darüber hinaus konnte ich feststellen, dass in diesen Skriptanalysen viele Andeutungen über Verstrickungen in der Familie gemacht werden."

Weitere Schritte auf Hellingers Entwicklungsweg waren Erfahrungen mit der Hypnotherapie und mit NLP (Neurolinguistisches Programmieren). „Danach beschäftigte ich mich mit der Familientherapie", berichtet der Therapeut. „Beim Familienstellen gewann ich nach und nach Einsichten in die Ordnungen der Liebe und in die Wirkungsweisen und Grenzen des Gewissens. Daraus ergaben sich weitgehende Folgen für mein therapeutisches Tun, zum Beispiel für den Umgang mit Krankheit, Trauma, auch mit Tätern und Opfern.

Doch jenseits der Psychotherapie habe ich mehr und mehr Einsicht in menschliches Verhalten im weiteren Sinne gewonnen. So zum Beispiel über Ordnungen in der Paarbeziehung, über Ordnungen zwischen Eltern und Kindern und über Wege und Weisen, Frieden und Versöhnung zu stiften."

Wie das Familienstellen funktioniert

„Welche Verstrickungen bei jemanden vorliegen, kann man herausfinden, wenn man seine Familie aufstellt", erklärt Bert Hellinger. Das heißt, dass der Klient mit Stellvertretern aus einer Gruppe von Menschen seine Ursprungs- oder Herkunftsfamilie nachahmt. „Dabei können wir beobachten, dass die Stellvertreter, wenn sie sich auf das Geschehen einlassen, plötzlich fühlen wie die Personen, die sie darstellen. Sie bekommen manchmal sogar deren Symptome."

Beim Familienstellen gewann ich nach und nach Einsichten in die Ordnungen der Liebe und in die Wirkungsweisen und Grenzen des Gewissens.

„Durch die Aufstellung entsteht ein Kraftfeld", erläutert Hellinger. „Wer in dieses Feld als Stellvertreter tritt, verhält sich und fühlt wie einer, der zu diesem Kraftfeld gehört." Viele Menschen kennen solche Phänomene aus dem täglichen Leben: „Sie machen die Erfahrung, wenn sie in eine andere Gruppe kommen, dass sie plötzlich ganz anders denken oder fühlen als in ihrer gewohnten Umgebung."

Mit Hilfe der Aufstellung lassen sich im Idealfall tief sitzende, manchmal sogar mehrere Generationen umfassende Probleme lösen. Außerdem kann man feststellen, ob jemand aus der Familie ausgestoßen wurde und ob jemand verschwinden oder sterben will. Dann sucht man mit Hilfe des Familienaufstellens eine Lösung.

„Beim Familienstellen kommt auf eine einfache Weise Tiefes an die Oberfläche", erklärt Bert Hellinger. Wir können dann mit der Liebe, die dabei sichtbar wird, Lösungen finden, die in der Seele Heilung bewirken – einfach dadurch, dass eine Wirklichkeit sichtbar wird. Der Therapeut ist dabei unwichtig, denn das, was wirkt, ist nicht der Therapeut. Man schaut hin und sieht: So ist es."

„Lösungen sind eine reife Frucht", sagt Hellinger. „Sie kommen im Herbst, nicht gleich im Frühling."

Im Vorfeld einer Familienaufstellung nach Hellinger wird nicht viel geredet oder in der Vergangenheit geforscht. „Die phänomenologische Wahrnehmung gelingt am besten, wenn nur das Notwendigste erfragt wird – und zwar erst unmittelbar vor der Aufstellung", betont der Therapeut. Diese notwendigen Fragen sind: Wer gehört zur Familie? Sind Familienmitglieder tot geboren oder früh verstorben? Gab es in der Familie besondere Schicksale wie etwa eine Behinderung? War jemand von den Eltern und Großeltern vorher in einer festen Bindung, also verlobt, verheiratet oder sonst wie in einer längeren Beziehung?

Grundordnungen in der Familie

Laut Hellinger hat die Familie eine gemeinsame Seele und ein gemeinsames Gewissen. Diese Seele und dieses Gewissen achten auf drei Grundordnungen:

1. Jeder in dem System, ob lebend oder tot, hat das gleiche Recht auf Zugehörigkeit.

2. Wenn jemandem in der Familie das gleiche Recht auf Zugehörigkeit verweigert wird, dann versucht die Familienseele oder das Familiengewissen, die Ordnung durch einen Ausgleich wieder herzustellen.

3. Die dritte Grundordnung verlangt, dass die, die früher in dem System da waren, Vorrang haben vor denen, die später dazu gekommen sind.

„Wer sich den Bewegungen der Seele anheim geben kann, der kann Fortschritte machen", betont Bert Hellinger. „Allerdings sind wir oft von den Bewegungen der Seele abgeschnitten und es braucht Aufklärung und Läuterung, um die tieferen Bewegungen der Seele wahrzunehmen und ihnen zu folgen."

„Lösungen sind eine reife Frucht", sagt Hellinger. „Sie kommen im Herbst, nicht gleich im Frühling. Daher muss man in der Seele der Lösung auch Zeit lassen. Beim Familienstellen wird ein Bild gezeigt. Dieses muss in der Seele seine Wachstumskräfte erst noch entfalten." Deshalb nimmt der Klient beim Familienstellen das Bild auf, ohne dass man darüber redet oder darüber nachdenkt. Hellinger: „Man schluckt es wie eine Medizin und wartet auf die Wirkung."

Bert Hellingers Kritiker werfen ihm eine unwissenschaftliche Arbeitsweise vor, da bisher nicht genau erklärt werden kann, wie das Familienstellen wirkt. Seine Entgegnung: „Ich trage die Wahrheiten immer vor als das, was ich im Augenblick sehe und was jeder andere auch sehen kann, wenn er auf den Augenblick achtet. Dieser Augenblick ist nicht kopierbar. Wenn mir daher einer sagt, du hast doch vorgestern das und das gesagt, fühle ich mich verkannt, weil mir unterstellt wird, ich würde nicht auf den Augenblick schauen. Ich schaue immer wieder neu hin, denn die Wahrheit des einen Augenblicks wird von der Wahrheit des anderen Augenblicks abgelöst. Deshalb gilt für mich das, was ich sage, nur für den Augenblick. Diese Ausrichtung an der Wahrheit des Augenblicks meine ich übrigens, wenn ich meine Vorgehensweise phänomenologische Psychotherapie nenne."

Der streitbare Therapeut polarisiert, doch unzählige Klienten haben mit der Familienaufstellung sehr bereichernde und heilende Erfahrungen gemacht.

Auch wenn sich Hellinger im Lauf der Jahre oft harsche Kritik gefallen lassen musste, ließ er sich nicht von seinem Weg abbringen. Gleichzeitig haben sich viele Therapeuten um ihn gruppiert, die seine Erkenntnisse weiter vermitteln. Der streitbare Therapeut polarisiert, doch unzählige Klienten haben mit der Familienaufstellung sehr bereichernde und heilende Erfahrungen gemacht.

Dr. med. Anatoli Matenko:

Der Arzt muss mit dem Herzen dabei sein

Ein Mediziner aus Russland heilt mit Suggestivtherapie, Bergluft und einem hohen Maß an Zuwendung

Dr. Anatoli Matenko arbeitete in der UdSSR als Allgemeinmediziner, Lungenarzt, Psychotherapeut und Suchtexperte, seit 1984 in Tallin. Nach der Unabhängigkeit Estlands (1992) siedelte er mit Frau und Tochter nach Deutschland über. Da seine Suche nach einem qualifizierten Arbeitsplatz erfolglos blieb, absolvierte er eine Heilpraktikerausbildung und arbeitet in diesem Beruf seit 1997 – ein Heiler mit dem Wissen und der Erfahrung der russischen Medizin.

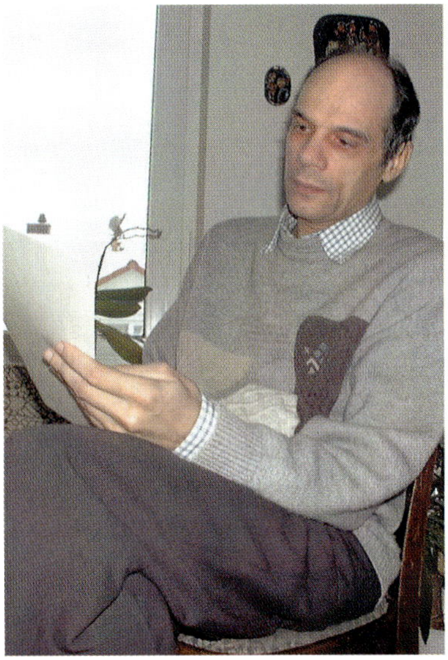

Dr. Anatoli Matenko, russischer Arzt und Heilpraktiker mit Wahlheimat Ludwigsburg, machte die Bergluft-Therapie in Deutschland bekannt

Seit früher Kindheit stand für Anatoli fest, dass er Arzt werden wollte. Bereits seine Mutter und auch viele Freunde der Familie waren Ärzte und der Vater arbeitete in einem großen Unternehmen für Medizintechnik. „So wurde ich fast zwangsläufig Arzt", meint er. Hinzu kam, dass Ärzte in der UdSSR einen guten Ruf genossen. Sie waren angesehen, auch wenn sie wenig verdienten.

Im Mittelpunkt seines Schaffens als Mediziner stand für Dr. Anatoli Matenko von Anfang an der liebevolle Kontakt zu seinen Patienten:

„Ein Arzt hat nur dann Erfolg, wenn er mit seinem Herzen dabei ist. Er darf nicht nur den Körper sehen, denn die Seele spielt eine große Rolle beim Heilungsprozess."

Zum Gesundwerden gehört seiner Meinung nach auch unbedingt, dem Patienten ein anderes Lebensgefühl zu vermitteln: „Wir müssen ihm neue Energie zuführen und auch seine psychischen Schmerzen lindern."

Das Geheimnis von Matenkos Suggestivtherapie: Über die Schaltzentrale Gehirn den ganzen Körper behandeln

Dr. Anatoli Matenko ist davon überzeugt, in der Sowjetunion als Arzt viel gelernt zu haben: „Russische Ärzte sind vorsichtig im Umgang mit Medikamenten. Eine damalige Oberärztin warnte mich stets vor der Verschreibung von Hormonen und plädierte, falls notwendig, für kurze Behandlungszeiten mit Antibiotika. Operationen an der Wirbelsäule oder an Gelenken sollten möglichst vermieden werden. Nur wenn gar nichts mehr ging, wurde operiert."

Für seine Patienten entwickelte Dr. Anatoli Matenko die so genannte Suggestivtherapie. Sie kombiniert klassische Hypnose, Autogenes Training, NLP (Neurolinguistisches Programmieren) und direkte Suggestion mit Handauflegen. Matenko erklärt: „Ich behandle den kranken Körper über seine Schaltzentrale, das Gehirn. Denn jede Krankheit hinterlässt ihre Spuren im Gehirn. Diese Spuren muss ich finden."

Zunächst wirkt der Heiler über das Kurzzeitgedächtnis auf das Unterbewusstsein ein, denn gerade hier hat sich ein Teil der Krankheit verfestigt. „Ich arbeite mit einer lauten Stimme, die sehr intensiv und emotionsgeladen ist." Auf diese Weise soll die alte, negative Programmierung durch die Einstellung „Ich werde gesund!" ersetzt werden. Bis sich diese positive Geisteshaltung auch im Langzeitgedächtnis durchgesetzt hat, ist oft viel Zeit und Geduld von Seiten des Patienten und auch des Arztes erforderlich.

Aus allen Abteilungen, wie etwa der Gynäkologie, der Inneren Medizin und selbst aus der Chirurgie, kamen die Patienten zu Dr. Matenko. „In vielen Fällen", so der Arzt, „konnte ich allein mit meiner Suggestivtherapie und ohne Medikamente helfen So zum Beispiel bei Magengeschwüren, Gelenkentzündungen oder Kopfschmerzen."

Für seine Patienten entwickelte Dr. Anatoli Matenko die so genannte Suggestivtherapie. Sie kombiniert klassische Hypnose, Autogenes Training, NLP und direkte Suggestion mit Handauflegen.

Dr. Matenko berichtet von einem besonders kritischen Fall in einer Klinik in Estland: „Damals behandelte ich eine Frau, die an Asthma bronchiale litt. Als sie in einen sehr kritischen Zustand geriet, wurde ich von meinen Kollegen gerufen. Mit der Suggestivtherapie habe ich es geschafft, ihr zu helfen. Ich habe ihr das Leben gerettet."

Bergluft-Therapie und Atemgymnastik

Die Bergluft-Therapie wurde erstmals in der bemannten russischen Raumfahrt eingesetzt, um vorzeitigen Alterungsprozessen der Astronauten entgegenzuwirken. Die positiven Erkenntnisse nutzte man dann auch erfolgreich in der Behandlung Tausender teils chronisch Kranker.

Bei dieser besonderen Inhalationstherapie erhält der Patient nicht mehr Sauerstoff als im Alltag, sondern weniger. Er atmet ein Luftgemisch ein, das der dünnen Bergluft in etwa 5800 Metern Höhe nachempfunden ist.

Sie besteht aus zehn Prozent Sauerstoff und neunzig Prozent Stickstoff. Denn russische Wissenschaftler hatten entdeckt, dass dem Fötus im Mutterleib zeitweise nur Luft mit etwa zehn Prozent Sauerstoff zur Verfügung steht. Dadurch werden die Widerstandskräfte gestärkt. Das Immunsystem Neugeborener ist dadurch fast zehnmal stärker als das von Erwachsenen.

Professor Tschichow, auf den die Bergluft-Therapie zurückgeht, stellte fest, dass sich die Abwehrkräfte aktivieren lassen, wenn der Organismus – nun auf künstlichem

Wege – wieder einer solchen stickstoffreichen Luft ausgesetzt wird. Mittlerweile wird die Bergluft-Therapie auch bei Herzrhythmusstörungen, Bluthochdruck, Asthma und selbst bei Diabetes oder hormonell bedingter Unfruchtbarkeit mit erstaunlichen Erfolgen eingesetzt. Anatoli Matenko ist es zu verdanken, dass die Bergluft-Therapie auch in Deutschland bekannt wurde.

Zusätzlich empfiehlt Matenko seinen Patienten eine spezielle Atemgymnastik: eine Art Massage der Atemwege, die jeder leicht erlernen kann. Bei dieser Übung muss der Patient stark und kurz durch die Nase einatmen, wobei der Brustkorb beim Einatmen mit den Händen gedrückt wird. Die Methode hat sich besonders bei Asthma bronchiale als sehr effektiv erwiesen.

Hilfe bei Tinnitus, Depressionen sowie chronischen Wirbelsäulen- und Bauchschmerzen

Waltraud und Gottfried Niethammer, Eheleute aus dem schwäbischen Calw, blieben rund vierzig Jahre lang von schweren Krankheiten verschont. Vor einigen Jahren jedoch wurde der Familienvater plötzlich von einem Gehörsturz und Tinnitus heimgesucht. Er ließ sich daraufhin mit Ohrakupunktur behandeln. „Der Gehörsturz ging weg, der Tinnitus blieb aber hartnäckig bestehen", erzählt er. „Ich konnte nächtelang nicht mehr durchschlafen."

Er ließ sich mit Ohrakupunktur behandeln. Der Gehörsturz ging weg, der Tinnitus blieb aber hartnäckig bestehen.

Dann kam eine schmerzhafte Nervenentzündung am linken Ohr hinzu, die mit Spritzen behandelt wurde. Der Orthopäde verschrieb Salben und Schmerzmittel, ein Heilpraktiker versuchte es mit Akupunktur, der Hausarzt verordnete Massagen. Doch sämtliche Therapieversuche blieben erfolglos. Gottfried Niethammer konnte nicht mehr arbeiten. Mehr als fünf Monate lang war er arbeitsunfähig, sein Alltagsleben stark eingeschränkt.

Erfolg mit Suggestivtherapie und Bergluft

Ende 2001 erfuhr Gottfried Niethammer von Dr. Anatoli Matenko und hörte, dass dieser ohne Medikamente behandelte. Der Kfz-Mechaniker wollte nichts unversucht lassen und meldete sich deshalb bei dem russischen Arzt an: „Ich konnte mir allerdings nicht so recht vorstellen, wie er meine Krankheit ohne Medikamente in den Griff bekommen würde."

Matenko erklärte dem Patienten sein ganzheitliches Therapiekonzept. „Von einer Suggestivtherapie hatte ich vorher noch nie etwas gehört", so Niethammer. Doch er konnte dann am eigenen Leib erfahren, dass dies eine sehr sanfte und effektive Methode ist: „Man schließt die Augen, lauscht der Stimme des Arztes und konzentriert sich auf seinen inneren Körper. Dabei bekommt man, anders zum Beispiel als bei einer Hypnose, alles bewusst mit. Ich musste mich auf meine Finger, Schultern, Zehen konzentrieren und sollte mir angenehme Bilder vorstellen."

Ähnlich angenehm empfand Gottfried Niethammer dann auch die Bergluft-Therapie: „Dabei musste ich mir eine Maske aufsetzen und inhalierte rund fünf Minuten ein besonderes Luftgemisch. Währenddessen kontrollierte Dr. Matenko den Puls. Nach dieser Behandlung konnte ich wesentlich besser durchatmen."

Man schließt die Augen, lauscht der Stimme des Arztes und konzentriert sich auf seinen inneren Körper.

Schon nach der ersten Sitzung konnte Gottfried Niethammer seinen Kopf wieder drehen und durchschlafen – das erste Mal seit vier Jahren. Der größte Erfolg aber: „Die hohen Töne des Tinnitus wurden schwächer, so als ob sie weiter entfernt waren." Durch die inhalierte Bergluft wurde die Widerstandskraft des Patienten gestärkt, der auch mit Allergien zu kämpfen hatte. „Heute bin ich wieder voll arbeitsfähig", strahlt der Kfz-Mechaniker, „und mein Hausarzt wundert sich über meinen guten Allgemeinzustand. Von Dr. Matenkos Behandlung habe ich ihm nichts erzählt."

Auch die Ehefrau wurde gesund

Später kam Niethammers Ehefrau Waltraud mit Blinddarmbeschwerden ins Krankenhaus. Doch die Ärzte fanden nicht heraus, was ihr tatsächlich fehlte. Da besann sich die dreifache Mutter auf die guten Erfahrungen, die ihr Mann mit Dr. Matenko gemacht hatte. Sie beschloss, dem Arzt ebenfalls ihr Vertrauen zu schenken.

Auch Frau Niethammer erhielt die Suggestivtherapie, außerdem Akupunktur sowie eine besondere Massage. Auf Anraten des Mediziners nahm die Patientin rund zehn Kilogramm ab. Die Erfolge der Gesamttherapie sprachen für sich: „Meine Schmerzen waren schließlich völlig weg." Gewissermaßen als Nebeneffekt bekam sie dichtere Haare, eine weichere Haut und härtere Fingernägel. „Auch innerlich wurde ich sehr viel ruhiger und ausgeglichener. Ich fühlte mich fit wie schon lange nicht mehr."

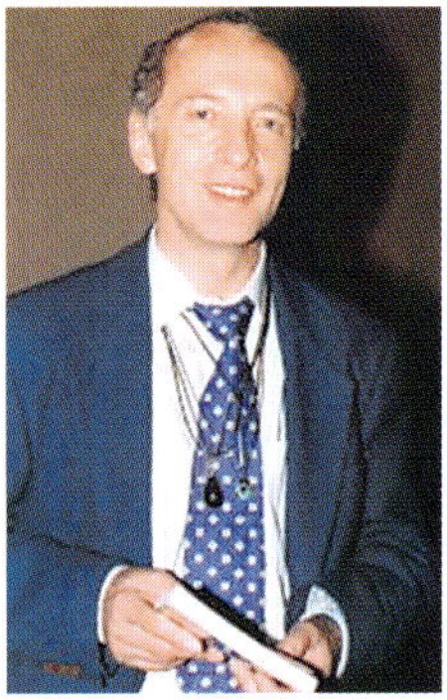

Werner J. Meinhold, Heilpraktiker in Pirmasens, findet mit seinen Patienten Wege der Heilung durch die Erforschung der Vergangenheit

Werner J. Meinhold:

Integrative Tiefenpsychologische Hypnosetherapie

Mit Hypnose Krankheitsursachen auf den Grund gehen

Werner J. Meinhold stammt aus einer Heilerfamilie aus dem Sudetenland und interessierte sich schon im Alter von 13 Jahren für Para- und Tiefenpsychologie. Als Kind war er mehrmals schwer krank gewesen. „Dabei stand häufig mein Leben auf dem Spiel", erzählt er. „Während einer schweren Lungenentzündung mit zwölf glaubte ich, der Tod käme, um mich zu holen. Aber ich hatte Zukunftspläne, wollte noch nicht sterben, und so bat ich ihn, mich nicht mitzunehmen. Am nächsten Morgen war ich über den Berg." Dieses Erlebnis weckte in Meinhold das Interesse für die Dinge, die sich hinter der sichtbaren Welt verbergen: „Ich beschäftigte mich mit Themen wie Spiritualität und Ganzheitlichkeit, las zum Beispiel viel von Rudolf Steiner und war beeindruckt von der Anthroposophischen Medizin."

Später beschäftigte sich Meinhold bei Aufenthalten in Lateinamerika mit schamanischen und volksmedizinischen Praktiken. Nach seiner Naturheilkunde- und Hypnoseausbildung ließ er sich 1975 als Heilpraktiker in Pirmasens nieder. Dort entwickelte er die so genannte „Integrative Tiefenpsychologische Hypnosetherapie".

Was ist Integrative Tiefenpsychologische Hypnosetherapie?

Die „drei Geschwister" Hypnose, Tiefenpsychologie und Spiritualität schienen lange miteinander verfeindet zu sein. Doch im Zusammenwirken erschließen sie ein Verständnis des Menschen, wie es ähnlich umfassend sonst kaum erlangt werden kann. Werner J. Meinhold: „Meine Integrative Tiefenpsychologische Hypnosetherapie verbindet die 'drei Geschwister' auf besondere Weise und wird inzwischen in mehreren Ländern gelehrt."

Bei diesem neuen Therapieverfahren wird die Hypnose bewusstseinserweiternd eingesetzt. Es ist Aufgabe des Therapeuten, dem Patienten Wege zu seinem Unter- und Überbewussten öffnen zu helfen. Im Unterschied zu anderen hypnothera-

peutischen Methoden ist der Patient jedoch bei vollem Bewusstsein. Mit Hilfe der Tiefenpsychologie kann die Vergangenheit mit dem Patienten dann „phasenweise" bearbeitet werden.

„Das heißt", so Meinhold, „dass man pro Sitzung etwa ein Jahr in die Vergangenheit zurückgeht und dort Verborgenes aufarbeitet. Der Patient weiß dabei in jedem Moment, wo er sich befindet." Auf diese Weise werden bisher verdrängte lebensgeschichtliche Konflikte integriert und die vorher für die Erkrankung aufgewendeten Kräfte stehen für die gesunde Lebensentwicklung (wieder) zur Verfügung.

Die Integrative Tiefenpsychologische Hypnosetherapie kann bei nahezu allen seelischen, psychosomatischen und somatischen Erkrankungen mit guten Erfolgsaussichten eingesetzt werden. Vorraussetzung dafür ist natürlich die Bereitschaft des Patienten, sich auf diese Form der Therapie einzulassen. „An allererster Stelle aber muss er bereit sein, etwas an sich selber zu verändern", betont Meinhold. „Die Grenzen der Therapie sind im Grunde genommen nur zeitlicher Art, zum Beispiel, wenn ein Patient mit einer schweren Erkrankung nicht mehr die Möglichkeit hat, alle Probleme aufzuarbeiten."

Die Integrative Tiefenpsychologische Hypnosetherapie kann bei nahezu allen seelischen, psychosomatischen und somatischen Erkrankungen mit guten Erfolgsaussichten eingesetzt werden.

Seine Erfahrungen hat Werner J. Meinhold neben seiner Tätigkeit als Heilpraktiker auch als Autor zahlreicher Bücher über Hypnose, Psychotherapie und Ganzheitsmedizin umgesetzt. Er hält Vorträge und ist unter anderem Gründer der „Deutschen Gesellschaft für Therapeutische Hypnose und Hypnoseforschung".

Neurodermitis: Hypnosetherapie schaffte das Wunder

Schon kurz nach ihrer Geburt erkrankte Christine Hahn an Neurodermitis. Sie wurde von Anfang an mit Cortison behandelt, was aber wenig Besserung brachte. Stattdessen bekam das Mädchen mit zwölf Jahren den ersten schweren Neurodermitisschub. Da ihre Krankheit besonders am Hals, im Gesicht und an den Händen sichtbar wurde, zog sich Christine Hahn in der Schule immer mehr zurück: „Ich bin zwar von meinen Mitschülern nie gehänselt worden, aber ich schämte mich für mein Aussehen."

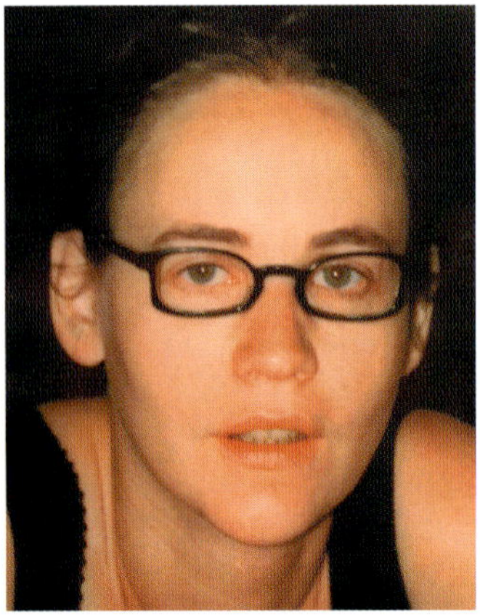

Erst durch die tiefenpsychologische Hypnosetherapie wurden Christine Hahn die seelischen Hintergründe ihres Leidens klar. Jetzt ist sie beschwerdefrei

Die Hautärzte verschrieben ihr weiterhin Cortison und verordneten Bäder und Bestrahlungen, doch Linderung war nicht in Sicht. Im Gegenteil: Dies war erst der Anfang ihres Leidensweges. Kurz nach Beendigung ihrer Ausbildung zur Augenoptikerin verschlimmerte sich ihr Zustand so sehr, dass sie nicht mehr in der Lage war zu arbeiten: „Ich konnte nichts mehr anfassen, weil meine Hände ganz offen waren. Manche Kunden ekelten sich sogar vor mir."

Rentnerin mit 20 Jahren

Die junge Frau musste ihre Arbeit aufgeben und war zunächst eineinhalb Jahre lang krank geschrieben. In dieser Zeit verschlechterte sich ihr Zustand so sehr, dass sie zum Pflegefall wurde: „Ich konnte nur noch eingewickelt im Bett liegen. Mein ganzer Körper war mit Krusten bedeckt, juckte und nässte. Ich duschte mehrmals am Tag, weil nur das mir kurzzeitig Linderung verschaffte und meine Haut dadurch für eine Weile nicht mehr so spannte. In dieser Zeit war ich mit allen täglichen Bedürfnissen auf meine Familie angewiesen. Sie war für mich der einzige Halt." Da sich keinerlei Besserung einstellte, wurde der Patientin im Alter von 20 Jahren eine Rente zugesprochen, die zunächst auf zweieinhalb Jahre begrenzt war.

Viele Umwege auf der Suche nach Heilung

1991 kam Christine Hahn in eine Hautklinik nach Karlsruhe, wo sie abermals nur mit Cortison und Teer behandelt wurde.

Die junge Frau beschloss die Behandlung abzubrechen und sich selber auf die Suche nach Linderung zu begeben. Sie setzte das Cortison ab und suchte zum ersten Mal einen Heilpraktiker auf.

Dort wurde sie mit Eigenblut therapiert und die Ernährung radikal umgestellt – ohne Erfolg. Eine vorübergehende Verbesserung brachte Goldnerz-Salbe, die sie über ein Jahr lang benutzte.

Doch alle Maßnahmen zur Symptomlinderung blieben auf Dauer ohne Wirkung. Im Alter von 21 Jahren erklärten die Ärzte Christine Hahn schließlich für austherapiert. Durch ihren Bruder erfuhr Christine Hahn schließlich von Werner J. Meinhold und nahm 1995 mit ihm Kontakt auf. Und tatsächlich: Der Heilpraktiker sollte die lange und deprimierende Suche nach der richtigen Therapie endlich beenden.

Frei von quälenden Symptomen

Durch die Hypnose kamen oft Dinge zu Tage, die mir vorher nie wichtig erschienen waren.

Bevor Christine Hahn mit der Integrativen Tiefenpsychologischen Hypnosetherapie (ITTH) von Werner J. Meinhold beginnen konnte, musste sie zunächst zweieinhalb Jahre warten. In dieser Zeit wurde sie mit verschiedenen Maßnamen begleitet, darunter Neuraltherapie und die Einnahme homöopathischer Komplexmittel.

Im Juni 1997 konnte dann die Hypnosetherapie beginnen, die insgesamt ein Jahr dauerte. In den Sitzungen wurde Christine Hahn in bewusste Hypnose versetzt. Nun ging es Jahr für Jahr zurück in die Vergangenheit. Eine Sitzung entsprach also etwa einem Jahr ihres Lebens. Die ersten Wirkungen zeigten sich schnell: „Durch die Hypnose kamen oft Dinge zu Tage, die mir vorher nie wichtig erschienen waren. Außerdem habe ich es als angenehm empfunden, dass ich wach und bei vollem Bewusstsein war und so mein Gespräch auch steuern konnte. Das hat mir Vertrauen gegeben."

Während der Hypnosetherapie wurde bei Christine Hahn eine latente depressive Grundstimmung erkennbar, die sich in Leistungszwang und Überfürsorglichkeit manifestierte. „Ich hatte eine sehr behütende Mutter, die mich ständig umsorgte. Dazu kam, dass mir weniger zugetraut wurde als meinen Brüdern. Ich hatte Komplexe, weil sie in der Schule immer besser waren als ich."

Alte Prägungen aus Erziehung und Gesellschaft waren unter anderem die Wegbereiter für die Neurodermitis-Erkrankung von Christine Hahn. Ihre Krankheit drückte auf der einen Seite eine Kontaktstörung aus. Auf der anderen Seite diente sie wiederum als Begründung dafür, Kontakte zu vermeiden: „Ich habe mir immer gewünscht, auf Menschen zugehen zu können, aber ich hatte Angst davor."

In dem Maße, wie Christine Hahn ihre Lebensgeschichte Schritt für Schritt aufarbeiten und akzeptieren konnte, besserten sich die Symptome. Nach einem Jahr mit der Integrativen Tiefenpsychologischen Hypnosetherapie war sie zum ersten Mal seit vielen Jahren beschwerdefrei. Heute hat sie keinerlei Symptome mehr. Christine Hahn arbeitet jetzt stundenweise als Dekorateurin und hat vor einiger Zeit ihren zweiten Sohn bekommen.

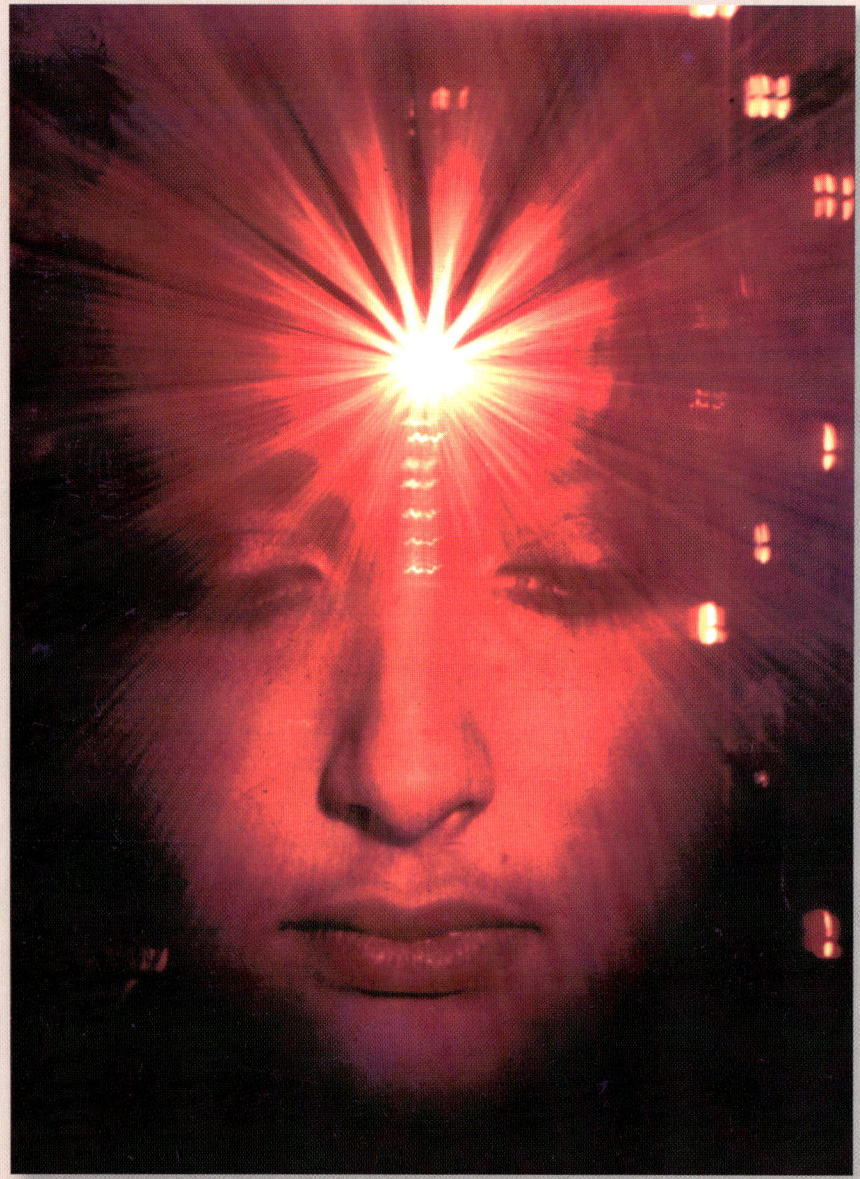

9. KAPITEL

Spirituelle Medizin

Die geistigen Kräfte des Universums nutzen

In diesem Kapitel: • Aldo Berti: Die spirituelle Medizin kann sogar bei Krebs helfen - *Fallbeispiel:* Geistige Heilung besiegte den Brustkrebs • Prof. Dr. med. Jochem Hoyer: Ich will heilen statt nur reparieren • Graziella Schmidt: Geistige Heilung ist Herzensarbeit • Dr. med. Jakob Bösch: Spirituelle Medizin ist kein Hokuspokus

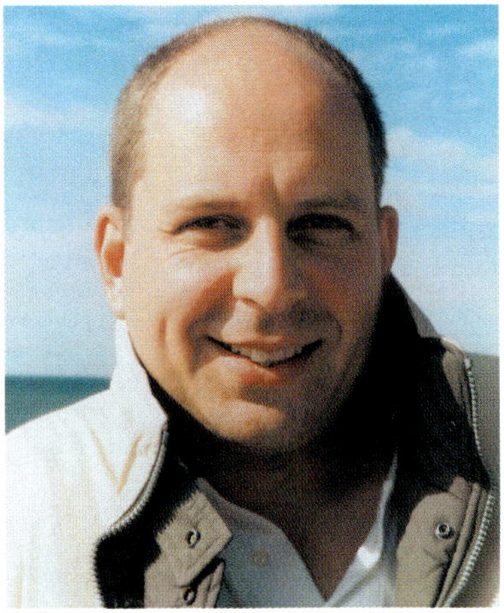

Aldo Berti, Heilpraktiker aus Kuddewörde, ist auch Dozent für Geistiges Heilen und Bioenergetische Medizin an der Deutschen Paracelsus-Schule in Hamburg

Aldo Berti:

Die spirituelle Medizin kann sogar bei Krebs helfen

Geistige Heilung unterstützt die Selbstheilungskräfte und stärkt Körper, Geist und Seele

Aldo Berti hat rumänische Wurzeln. Als sich die Möglichkeit bot, siedelte er nach Deutschland über. Er studierte zunächst Gesang und arbeitete als Opernsänger. Bereits während seiner Gesangsstudien in Italien machte seine damalige Lehrerin den jungen Mann auf seine heilenden Hände aufmerksam, was er aber zunächst nicht weiter verfolgte. Im Januar 1995 wurde Bertis erster Gesangslehrer zum Sterben aus dem Krankenhaus entlassen. Er hatte Darmkrebs. „Ich habe ihn dann zusammen mit seiner Frau gepflegt", erzählt Aldo Berti. „Bald schon bat er mich, dass ich ihm die Hände auflege. Jedes Mal wenn ich das tat, ging nach etwa zehn Minuten Tumormasse in dem künstlichen Darmausgang ab. Nach zwei Wochen war durch den behandelnden Arzt kein Tumor mehr zu tasten." Der Patient starb allerdings trotzdem, da er nur noch 38 Kilo wog und lebenswichtige Organe bereits zerstört waren.

Die Tatsache jedoch, dass nach der „Be-Hand-lung" Tumormasse abgegangen war, ließ den jungen Sänger nicht mehr los. „An dem Tag, als mein Lehrer starb, wusste ich, dass ich berufen war, meine besonderen Fähigkeiten zum Wohle der Menschen weiter einzusetzen. Damals öffnete sich mir der Himmel, und ich erkannte die Existenz der Geistigen Welt."

Aldo Berti gab seinen Beruf als Sänger auf, um sich ganz seiner Berufung zu widmen. Er machte eine Heilpraktiker-Ausbildung und erlernte verschiedene Techniken der Energiearbeit wie Pranaheilung, Magnetismus und Reiki. Mit der Zeit entwickelte er seine eigene Methode, die insbesondere bei Krebspatienten außerordentliche Erfolge erzielt. In seine Praxis kommen austherapierte Krebs-Patienten – und vielen von ihnen konnte er schon helfen.

Wie spirituelle Medizin wirkt

Jedes physische und psychische Trauma hinterlässt Blockaden und Narben im Energiehaushalt eines Menschen. Ein geistiger Heiler spürt den energetischen Zustand des Patienten, indem er sich auf ihn konzentriert und ihn abfühlt. „Wenn mir dabei etwas Besonderes auffällt, lasse ich von Ärzten abklären, ob etwas Organisches vorliegt", betont Berti. Seiner Ansicht nach ist ein guter Heiler in der Lage, durch seine eigene hochfrequent schwingende Liebesenergie Körper, Geist und Seele von krank machenden Energien zu befreien.

„Geistiges Heilen ist eine Methode, die den gesamten Organismus unterstützt und Körper, Seele und Geist von Blockaden befreit", erklärt Aldo Berti.

„Diese Methode ist in der Lage, das Nerven- und Immunsystem zu unterstützen. Der Stoffwechsel wird harmonisiert, die Drüsenfunktionen optimiert und die Blutgefäße gereinigt. Und ganz grundsätzlich aktiviert die Behandlung die Selbstheilungskräfte des Patienten."

Jedes physische und psychische Trauma hinterlässt Blockaden und Narben im Energiehaushalt eines Menschen.

Aus eigener Erfahrung weiß Berti, dass bei einer Krebserkrankung nicht der Tumor das größte Problem darstellt: „Diesen in den Griff zu bekommen, geht häufig sehr schnell. Die Heilung aber beginnt danach. Nur wenn der Patient bereit ist, seine bisherige Lebensführung in Frage zu stellen und dann auch zu verändern, kann dauerhafte Heilung auf allen Ebenen geschehen."

Aldo Berti arbeitet ohne Berührungsängste mit Schulmedizinern zusammen und gründete ein Netzwerk für Ärzte und Heiler. Mittlerweile gibt der Geistheiler sein Wissen auch auf Seminaren weiter.

Geistige Heilung besiegte den Brustkrebs

Schon bei der Geburt ihres ersten Kindes hatte Doris Dausend gesundheitliche Probleme. „Ich erlebte keine problemlose Schwangerschaft und Geburt", berichtet sie. „Von einer Muttermundhals-Verletzung bis hin zum Gebärmutter-Myom blieb mir nichts erspart." 1966 musste sich die Mutter von drei Kindern schließlich einer Totaloperation unterziehen. Eine tief greifende gynäkologische Beratung gab es damals kaum. Was die Chirurgen entschieden, wurde gemacht.

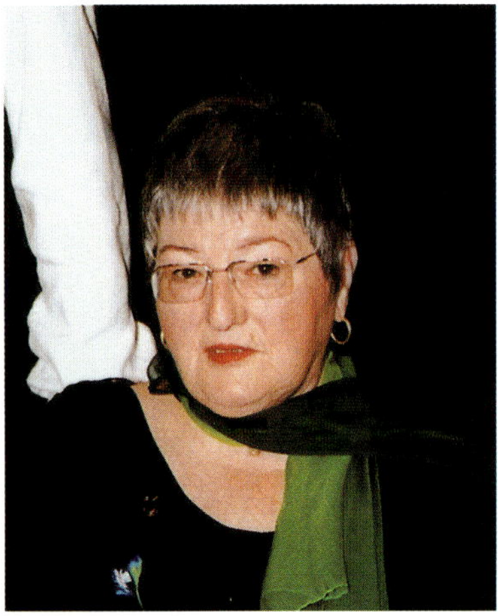

14 Operationen hatte Doris Dausend bereits hinter sich – doch die endgültige Heilung ihrer Krebskrankheit geschah bei Aldo Berti durch Handauflegen und Gebete

Im Alter von 47 Jahren ertastete Doris Dausend dann einen Knoten in ihrer rechten Brust. Sie ließ sich untersuchen und die Diagose lautete: Krebs (Mamma-Karzinom). Ihre Ärzte rieten dringend zur Operation. „Ich war verunsichert", so die Patientin, „denn ich hatte einige Verwandte und Freundinnen mit dieser Krebserkrankung erlebt. Da gab es nur OP, Chemo und Bestrahlung. Keine Nachbehandlungen, keine wirkliche Unterstützung. Die Patientinnen wurden meist alleine gelassen, also auch nicht psychisch betreut."

Frau Dausends OP-Termin stand bereits fest. „Aber Gott sei Dank ist der bittere Kelch an mir vorüber gegangen. Über Literatur und Tipps von Freunden lernte ich die Anthroposophische Medizin kennen und fand schließlich die Filder-Klinik in Stuttgart." Die Patientin beschloss, ihre Operation in Köln abzusagen und sich in Stuttgart anzumelden. Ein guter Entschluss, wie sich herausstellte, denn dort wurde alles unternommen, um trotz Operation die Brust zu erhalten: „Die Ärzte nahmen sich viel Zeit, erklärten mir jeden einzelnen Therapieschritt. Ich fühlte mich gut aufgehoben und wurde dort wirklich als Mensch behandelt. Die Behandlung mit Mistel, Heileurythmie und Kunsttherapie hat mir meinen Lebensmut zurückgegeben, vielleicht auch mein Leben erhalten."

Die Krankheit meldet sich zurück

Zwölf Jahre lang gab der Krebs bei Doris Dausend Ruhe. 1996 aber meldete er sich ganz unerwartet zurück. Untersuchungen ergaben, dass sie ein Rezidiv in der rechten Brust hatte. Hinzu kamen Metastasen an der Wirbelsäule. Wieder musste sie operiert werden. „Aber Chemo oder Bestrahlung kamen für mich nicht in Frage", betont die Patientin.

Über eine Freundin erfuhr sie von dem Heilpraktiker Aldo Berti, der mit außergewöhnlichen Methoden Krebspatienten erfolgreich behandelte. „Ich war zunächst gar nicht zugänglich", erinnert sie sich. „In mir fand ein regelrechter Kampf statt. Schließlich gab ich mir einen Stoß und ließ mir einen Termin bei diesem Heiler geben. Ich konnte ja immer noch ‚nein' sagen. Doch schon beim ersten Kontakt war mir klar, dass ich diesem Mann vertrauen konnte. Ich beschloss, mich von Herrn Berti behandeln zu lassen."

14 Operationen hatte Doris Dausend zu diesem Zeitpunkt bereits hinter sich. Doch der Heilpraktiker war guter Dinge, was die Heilungschancen betraf, da die Patientin den Eindruck erweckte, aktiv den Therapieweg begleiten zu wollen.

Nach einem Jahr Therapie keine Metastasen mehr

Eine Behandlungssequenz bei Aldo Berti dauert etwa eine Stunde, beim ersten Mal zwei Stunden. Etwa die Hälfte der Zeit führen Heiler und Patient ein Gespräch. Im zweiten Teil legt sich der Kranke auf eine Liege, Aldo Berti legt die Hände auf und betet dabei.

Doris Dausends erste Behandlung begann mit der Musik aus Richard Wagners „Parzival". „Der Heiler sprach ein Gebet und überflog mit seinen Händen meine Wirbelsäule. Die Hände legte er dabei nicht direkt auf. In der Zone, in der man die Metastasen festgestellt hatte, spürte ich eisige Kälte. Diese löste sich langsam auf und machte einer wohltuenden Wärme Platz." Diese Wärme umfasste den ganzen Rückenbereich und dehnte sich aus über den Unterleib bis zu den Füßen.

Von diesem Augenblick an hatte ich das Gefühl, ich werde getragen. Ich konnte wirklich spüren, dass der Heilungsprozess begann.

Nach der Behandlung sprach sie mit Aldo Berti über ihre Empfindungen während der Sitzung und fuhr nach einer Ruhepause nach Hause zurück. Sie erzählt: „Von diesem Augenblick an hatte ich das Gefühl, ich werde getragen. Ich konnte wirklich spüren, dass der Heilungsprozess begann."

Im Laufe eines Jahres folgten noch sechs weitere Behandlungen. Nach einem Jahr konnten keine Metastasen mehr festgestellt werden. Ein Computer-Tomogramm ergab keinerlei Hinweise auf Krebs. „Ich war offensichtlich geheilt – und das ist bis heute so geblieben", strahlt Doris Dausend, die mittlerweile in einem kleinen ruhigen Ort in der Eifel lebt. „Meine Freude war riesengroß. Bis heute habe ich keine Probleme mehr, Krebs ist kein Thema mehr für mich. Ich bin voller Optimusmus – und das habe ich auch Aldo Berti zu verdanken."

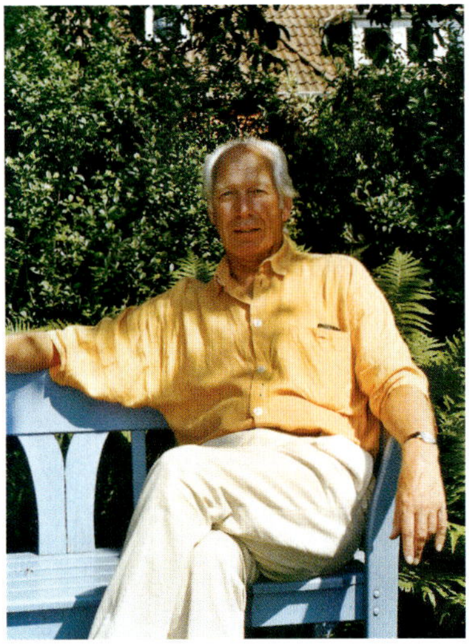

Prof. Dr. med. Jochem Hoyer, renommierter Transplantations-Chirurg, bemüht sich heute um die ungewöhnliche Verbindung von spiritueller Medizin und Schulmedizin

Prof. Dr. med. Jochem Hoyer:

Ich will heilen statt nur reparieren

Ein anerkannter Chirurg beschreitet den neuen Weg der spirituellen Heilung

Als junger Mann wollte Jochem Hoyer eigentlich Ingenieur werden. „Doch durch meine ehrenamtliche Arbeit bei der Bergrettung hatte ich erfahren, wie befriedigend es ist, sich für andere einzusetzen, und wie man Menschen von Schmerzen befreien kann. Das hat mich beeinflusst, Medizin zu studieren." Nach dem Studium begann eine große Ärztekarriere. Dr. Jochem Hoyer arbeitete lange Jahre als Transplantations-Chirurg in Universitätskliniken in Innsbruck und München. 1980 wurde er vom Chef der Chirurgie der Uniklinik Lübeck beauftragt, das Transplantationszentrum aufzubauen – inzwischen sogar das größte in Norddeutschland.

Aufsehen erregte Hoyer 1996 mit einer spektakulären Aktion: Als erster Mediziner spendete er einem unbekannten Mann eine Niere. Der Entschluss dazu reifte, als sich der Organmangel zu einem Dilemma entwickelte: „Ich wollte mit meiner Aktion allen Menschen eine moralische Unterstützung geben, die vor der Entscheidung stehen, mit Hilfe einer Lebendspende einem nahe stehenden Menschen aus der Not zu helfen." Außerdem wollte der Arzt darauf aufmerksam machen, wie gering die Operationsrisiken in Verbindung mit einer Organspende sind. Die Aktion zeigte erstaunliche Wirkung: Bald schon stieg die Zahl der Lebendspenden um fast 600 Prozent an: „Ich war eine Art Katalysator."

Auch Fernheilung funktionierte

Jochem Hoyer war Chirurg mit Leib und Seele. „Allerdings habe ich schon frühzeitig gemerkt, dass ich lediglich repariere, aber nicht heile. Auch der Kontakt zum Patienten war eher dürftig. Wann hatte ich schon mal Zeit, in Ruhe mit dem Patienten zu reden." Im Lauf der Zeit wurden seine Zweifel immer stärker: „Ich wollte endlich heilen, doch mit meinen schulmedizinischen Kenntnissen war dies nicht möglich."

Immer deutlicher erkannte der Arzt, dass es nicht nur körperliche Ursachen für eine Krankheit gibt und dass das Seelisch-Geistige in der Medizin häufig vernachlässigt wird. Heute geht er davon aus, dass sogar über 90 Prozent der Erkrankungen seelisch-geistige Ursachen haben:

„Die Krankheit ist als Signal dafür zu deuten, dass die alltägliche Lebensweise nicht mit dem eigentlich in uns verborgenen Lebenswunsch harmoniert. Wir können die Signale mit den Ermahnungen einer Mutter an ihr Kind vergleichen, das nicht das tut, was gut wäre."

Hoyer beschäftigte sich nun zunehmend mit spiritueller Medizin und begann, die Methoden des geistigen Heilens zu erlernen. „Dazu gehören intensive Meditationen, viele Gebete und die Fähigkeit, sich in den Heilungsprozess des Patienten einzuklinken." Letztlich war es dann eine Schweizer Schamanin, die den Mediziner auf den richtigen Weg gebracht hat. Sie schickte ihm Photos von sieben Patienten und bat ihn, sie zu behandeln. „Ich ließ mich darauf ein und begann mit meinen ersten Fernheilungen. Zu meinem Erstaunen hatte ich sieben Mal Erfolg."

Immer deutlicher erkannte der Arzt, dass es nicht nur körperliche Ursachen für eine Krankheit gibt und dass das Seelisch-Geistige in der Medizin häufig vernachlässigt wird.

Der Glaube und geistige Wesen können Berge versetzen

Mittlerweile hat Hoyer rund 500 Fernheilungen und einige Kontaktheilungen durchgeführt. Sein Fazit: „Bei einem Drittel der Patienten hatte ich großen Erfolg, bei einem weiteren Drittel konnte ich den Heilungsprozess in Bewegung bringen, so dass der Patient zumindest Veränderungen erkennen konnte. Beim letzten Drittel war der Erfolg gleich Null."

Professor Hoyer aber warnt eindringlich davor, die Macht des Heilers bei der Genesung zu überschätzen:

„Nicht ich bin es, der heilt. Ich rege lediglich den Heilungsprozess an. Ich begleite den Patienten und bringe ihn auf die richtige Bahn. Dabei nehme ich die Hilfe von geistigen Wesen an und hoffe darauf, dass sich auch der Patient diesem Prozess öffnet. So werden seine Selbstheilungskräfte aktiviert."

Auf jeden Fall aber muss der Patient lernen, sich mit seiner Krankheit auseinander zu setzen. Er muss erkennen, dass er auch ohne Hilfe des Therapeuten in der Lage ist, seine Heilung in Gang zu bringen. „Dabei spielt der Glaube eine entscheidende Rolle, die Heilkraft der Liebe. Doch manche Patienten sind dazu nicht bereit."

Die Vision: Geistheilung Hand in Hand mit der Schulmedizin

Professor Hoyer ist aus dem konventionellen Medizinbetrieb längst ausgestiegen. Im Mai 2000 verließ er auf dem Höhepunkt seiner Karriere die Klinik, verkaufte sein Haus und begann ein neues Leben als Heiler. „Da gibt es auch kein Zurück mehr. Meine letzte Operation war im Jahr 2000 und dabei bleibt es – es sei denn, ein Notfall tritt ein." Auch für Fernheilungen steht Hoyer momentan nicht mehr zur Verfügung. Zwar hält er sie weiterhin für sehr wirkungsvoll, doch wurde ihm diese Arbeit zu viel. „Ich stehe aber weiterhin zu dieser Medizin. Geistige Heilung bleibt für mich ein zentrales Thema."

Dabei spielt der Glaube eine entscheidende Rolle, die Heilkraft der Liebe.

Hoyer möchte künftig einen Beitrag dazu leisten, dass unser heutiges Gesundheitssystem völlig verändert wird. Seine Ziele: „Ich möchte Gesundheit schaffen und nicht Krankheit erhalten oder neu produzieren. Ich setze auf die spirituelle Medizin als die Medizin der Zukunft – und zwar in Kombination mit der Schulmedizin. Ich setze auf ein Umdenken der Ärzte und ein neues Verständnis des Patienten."

Graziella Schmidt:

„Geistige Heilung ist Herzensarbeit"

Warum bei Heilung mit den Händen auch das Vertrauen des Patienten so wichtig ist

Graziella Schmidt wurde 1941 in Slowenien geboren. Unter dem Einfluss ihrer Großmutter wuchs sie sehr naturverbunden und gottgläubig auf. Schon früh erkannten die Menschen im näheren Umfeld ihre heilerischen Fähigkeiten: „Wenn ich einen Menschen berührte, der eine Wunde hatte, verspürte dieser eine Veränderung. Ich konnte damals jedoch noch nichts damit anfangen."

Als junges Mädchen musste Graziella ihre beruflichen Wünsche zurückstellen, da die Familie ihre finanzielle Unterstützung brauchte. So arbeitete sie in Kinderheimen und einer Pension, bevor sie 1963 als Au-pair-Mädchen nach Frankfurt am Main kam. Sie heiratete, bekam zwei Kinder und führte insgesamt 30 Jahre lang ein ganz normales Leben, in dem die ihr nachgesagten Fähigkeiten kaum eine Rolle spielten.

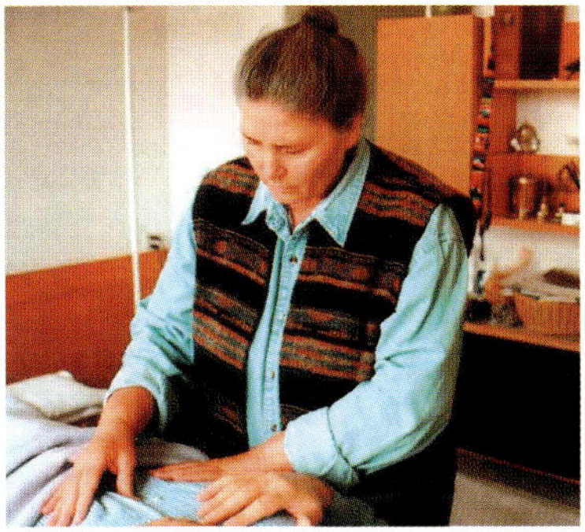

Graziella Schmidt ist Geistheilerin und unterstützt in der psychiatrischen Klinik Bruderholz bei Basel auch Schulmediziner durch ihre heilenden Hände

„Meine Berufung veränderte mein Leben"

Allerdings besuchte sie schon damals Reiki-Kurse, und viele Teilnehmer spürten ihre besondere Kraft. Doch Graziella verdrängte dies. Bis sie wusste, dass es ihre Berufung war, Heilerin zu werden, stand der jungen Frau noch ein langer leidvoller Prozess bevor, der auch mit körperlichen Schmerzen verbunden war. Der letzte Schritt auf diesem Weg war die Trennung von ihrem Mann nach 30 Ehejahren.

Bei spirituellen Kursen in der Schweiz lernte Graziella Schmidt 1996 Dr. Jakob Bösch kennen. Der Mediziner erkannte sofort ihre speziellen heilerischen Fähigkeiten und durfte diese auch am eigenen Leib erfahren: Die Therapeutin befreite ihn durch Geistheilung von einer lange verschleppten Verletzung.

1998 engagierte Dr. Bösch die Heilerin für ein Forschungsprojekt an seiner psychiatrischen Klinik in Bruderholz bei Basel. Schulmedizinisch austherapierte Patienten hatten dort die Möglichkeit, sich von Graziella Schmidt behandeln zu lassen.

Nach einer Pause wurde das Projekt 2001 in veränderter Form wieder aufgenommen: Die Gruppe der Patienten war nun auf Frauen beschränkt, die organisch nicht mehr in der Lage waren, schwanger zu werden.

Graziella Schmidt betrachtet sich selbst in dem Projekt als „spirituelle Hebamme", die Frauen dabei unterstützt, ihren Kinderwunsch zu erfüllen. Bislang hat sie rund zwanzig Frauen behandelt. Eine der Patientinnen litt nicht nur unter der Tatsache, dass sie nicht schwanger wurde, sondern auch unter starken Wadenschmerzen. Nach einem kurzen Gespräch und einem Gebet, das Graziella Schmidt für jede ihrer Patientinnen spricht, legte die Heilerin die Hand auf die schmerzenden, geschwollenen Waden. Daraufhin eiterte es eine Woche lang aus den Kniekehlen der Frau, anschließend waren die Wadenschmerzen völlig verschwunden.

Bei der weiteren intensiven Arbeit mit dieser Patientin stellte sich heraus, dass diese das Gefühl hatte, in ihrem Leben völlig festgefahren zu sein. Dank der Behandlung lösten sich diese Blockaden, die Patientin fand den Mut, sich völlig neu zu orientieren. Kurze Zeit später wurde sie schwanger.

Im Verhältnis zwischen Patient und Heilerin sieht Graziella Schmidt eine wichtige Voraussetzung für ihre Arbeit: „Mit entscheidend für den Erfolg einer Behandlung ist das Vertrauen, das die Menschen mir entgegenbringen. Geistige Heilung kann nur dann geschehen, wenn die Person die Liebe und Kraft annimmt. Geistige Heilung ist Herzensarbeit."

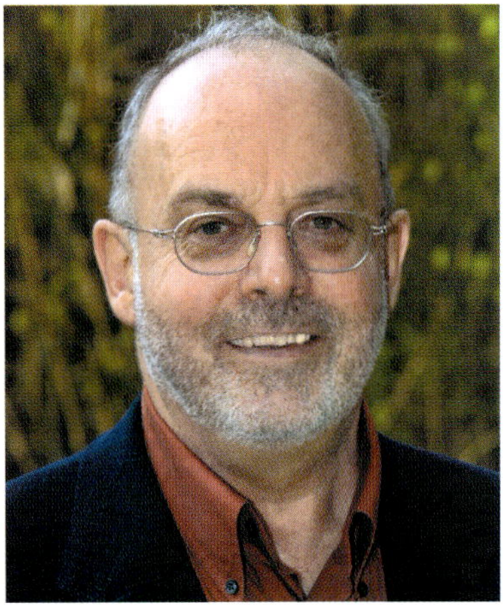

Dr. med. Jakob Bösch, Chefarzt der Externen Psychiatrischen Dienste in Bruderholz und Privatdozent an der Medizinischen Fakultät in Basel, hält spirituelles Heilen und Schulmedizin für eine ideale Verbindung

Dr. med. Jakob Bösch:

Ein Arzt sagt als Patient: „Spirituelle Medizin ist kein Hokuspokus"

Dr. med. Jakob Bösch ist Chefarzt der Externen Psychiatrischen Dienste in Bruderholz (Basler Land) und Privatdozent für Psychiatrie und Psychosoziale Medizin an der Medizinischen Fakultät in Basel. Als Kind wuchs er in einer traditionellen Bauernfamilie auf. Seine Mutter war tief religiös und betete viel. Unter ihren Büchern entdeckte der Junge eines Tages ein Buch über eine Schlafwandlerin, die ihren Körper verlassen und Astralreisen unternehmen konnte: „Ich war von diesem Werk aus dem 19. Jahrhundert völlig fasziniert." Seit dieser Lektüre war der kleine Jakob besonders aufmerksam für spirituelle und übersinnliche Fragen. Im Alter von 10 Jahren erlebte er, wie sein Bruder vom Scheunendach fiel und sich den Schädel brach. Jakob war völlig verzweifelt und betete für seinen Bruder: „Ich schloss einen Pakt mit Gott und versprach, dass ich ihm ewig dienen wollte, wenn er meinen Bruder retten würde." Sein Bruder überlebte den Sturz. Bei Jakob Bösch geriet der Pakt aber zunächst in Vergessenheit.

Nach dem Wunsch seines Vaters sollte Jakob Bösch Bauer werden. Doch eine Krankheit setzte diesem Plan fast schicksalhaft ein Ende: In der letzten Schulklasse, mit 14 Jahren, erkrankte Jakob Bösch an Gelbsucht und musste für mehrere Wochen das Bett hüten. Kurz bevor er wieder in den Unterricht zurückkehren konnte, brach er sich ein Bein und blieb über zwei Monate der Schule fern. „Das war verdammt viel Zeit zum Nachdenken."

Erst die Begegnung mit der Philosophie von Rudolf Steiner ließ ihn seinen bisherigen Weg überdenken.

Jakob kam zu dem Entschluss, dass er Missionar werden wollte. Für dieses Ziel ging er nun aufs Gymnasium. Im Laufe der Zeit stellte er aber fest, dass ihn eher die Naturwissenschaften interessierten. Das Dogma der Kirche enthielt für ihn zu viele Widersprüche: „Der liebende Gott konnte nicht gleichzeitig ein strafender und rachsüchtiger Gott sein."

Die Verbindung von Naturwissenschaft und Spiritualität

Nach dem Abitur studierte Jakob Bösch Medizin und spezialisierte sich auf den Bereich Psychiatrie. Er engagierte sich politisch und beschäftigte sich mit dem Buddhismus. „Ich suchte nach dem Sinn des Lebens und war sogar teilweise selbstmordgefährdet." Erst die Begegnung mit der Philosophie von Rudolf Steiner ließ ihn seinen bisherigen Weg überdenken: „Ich bekam die Einsicht, dass ich nicht andere Menschen oder die Umstände für mein Wohlergehen verantwortlich machen konnte und dass meine Wurzeln im Christentum lagen."

Die Arztfigur im Roman „Die Pest" von Albert Camus beeinflusste sein späteres berufliches Handeln: „Dieser Protagonist tat Gutes, ohne eine Gegenleistung zu fordern. Das fand ich nachahmenswert." Parallel zu seiner wissenschaftlichen Karriere beschäftigte sich der junge Arzt zunehmend mit esoterischen Themen. Er interessierte sich für Akupunktur und Homöopathie und arbeitete sogar mit Astrologen zusammen.

Um seine berufliche Karriere als Mediziner nicht zu gefährden, forschte Jakob Bösch zu spirituellen Themen zunächst nur im Privaten. Erst 1995, nach dem Zusammenbruch seiner Ehe, trat er damit an die Öffentlichkeit: „Das Scheitern meiner Ehe stürzte mich in ein tiefes Loch, aus dem mich nur eine neue Lebensaufgabe holen konnte." Nun wollte er intensiv das Geistheilen untersuchen und konnte dafür über eine Schweizer Klinik sogar öffentliche Gelder in Anspruch nehmen. Seine Kollegen in der Psychiatrie aber lehnten dieses Vorhaben größtenteils ab.

Spirituelles Heilen und Schulmedizin – die ideale Ergänzung

1996 lernte Jakob Bösch auf einem spirituellen Weiterbildungsseminar Graziella Schmidt kennen, die ihn als Heilerin sofort faszinierte. Er kam mit ihr ins Gespräch und spürte sehr bald, dass diese Frau besondere Fähigkeiten hatte. Zur Probe ließ er sich von ihr untersuchen. Dabei entdeckte sie bei ihm eine längst vergessene Knöchelverletzung aus Bundeswehrzeiten, die sie mit Handauflegen endgültig heilte: „Jedes Mal, wenn sie den Raum betrat," so Bösch, „verspürte ich ein Kribbeln am Knöchel. Selbst wenn wir miteinander telefonierten, konnte ich die Wirkung auf meinen Knöchel feststellen."

Für Jakob Bösch können sich spirituelles Heilen und Schulmedizin in idealer Weise ergänzen.

Die beiden so unterschiedlichen Heilkundigen blieben in Kontakt. 1998 konnte der Arzt die Heilerin dann für sein erstes Forschungsprojekt an der Bruderholz Klinik gewinnen. Schon bei den ersten Fällen beobachtete Bösch, dass Graziella Schmidt mit ihrer Methode vielen Patienten helfen konnte. Eine 60-jährige Patientin mit der Diagnose Morbus Parkinson zum Beispiel konnte sich zunächst kaum bewegen und war an den Rollstuhl gefesselt. Nach mehreren Sitzungen bei Graziella Schmidt konnte sie wieder gehen und ihre Arme bewegen.

Auch bei einer chronischen Mittelohrentzündung, einem Epilepsiefall und einem Autisten gab es deutliche Verbesserungen. Depressionen und Ängste konnten in vielen Fällen ebenfalls gemildert oder sogar behoben werden. Alle Patienten verspürten einen Energiefluss während der Behandlung. Dann wechselte die Geschäftsführung der Klinik, was Jakob Bösch sehr bedauerte: „In meinem zweiten Forschungsprojekt durfte ich mit Graziella Schmidt nur noch Frauen behandeln, die organisch keine Kinder mehr bekommen konnten."

Für Jakob Bösch können sich spirituelles Heilen und Schulmedizin in idealer Weise ergänzen. Man sollte also die Schulmedizin nicht rundweg ablehnen. Bei einem Großteil der Erkrankungen allerdings sieht der Mediziner gleichzeitig die Notwendigkeit, traditionelle Heilverfahren einzusetzen. Hierzu gehört auch das spirituelle Heilen. Für Jakob Bösch ist es dabei vor allem wichtig, dass Krankheiten geheilt und nicht bekämpft werden. Denn: „Wenn wir der Krankheit den Krieg erklären, ist sie gezwungen zurückzuschlagen."

Register

Erkrankungen, Beschwerden und Therapiemöglichkeiten

Bildquellen-Verzeichnis zu den Aufmacher-Bildern der einzelnen Kapitel

• S. 12: Die Heilkraft der Pflanzen, MEV; • S. 34: Ganzheitsmedizin, MEV; • S. 70: Visuelle Diagnostik, MEV; • S. 80: Heilen mit Information, Stardust Archiv; • S. 104: Heilen mit Steinen, Wasser und Salz, MEV(2)/Bärbel Drexel Versand; • S. 120: Asiatische Heilmethoden, jump; • S. 140: Medizin der Schamanen, Reinhard Schönl, Günzburg; • S. 150: Seelenheilkunde, Stardust Archiv;
• S. 164: Spirituelle Medizin, Stardust Archiv.

Service-Teil

Adressen zu Gesellschaften, Kliniken, Ärzten und Heilern sowie wichtige Literaturhinweise

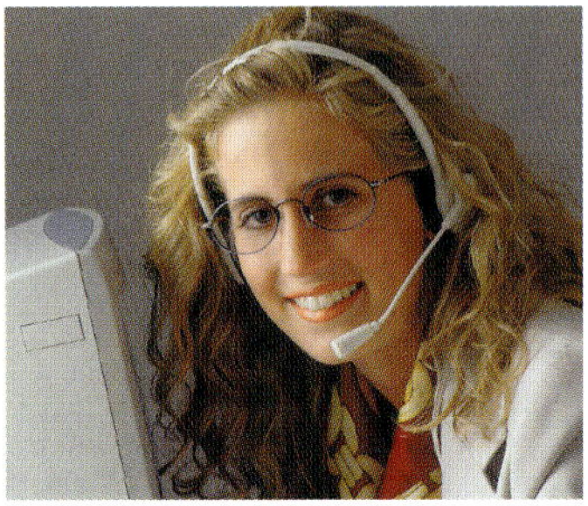

Suchen Sie weitere Adressen, Informationen, Buchtipps zu den im Buch genannten sanften Therapien: In der Zeitschrift BIO – GESUNDHEIT FÜR KÖRPER, GEIST UND SEELE aus dem BIO Ritter Verlag finden Sie regelmäßig interessante Berichte. Oder Sie wenden sich unverbindlich und kostenfrei an den BIO-Leserservice. Gerne wird man Ihnen dort weiterhelfen und Sie beraten. Unsere Anschrift: BIO Ritter GmbH, Verlag und Versand, Monatshauser Str. 8, 82327 Tutzing, Tel. 08158-8021, E-Mail: bioritter@aol.com

1. Kapitel: Die Heilkraft der Pflanzen

• ***Prof. Dr. Dr. med. Ben L. Pfeifer:***
Direktor für Klinische Forschung und Entwicklung
Aeskulap Zentrum Brunnen (Schweiz)
Tel. 0041/41/8254861
Fax 0041/41/8254800
E-Mail: ben.pfeifer@aeskulap.com
www.aeskulap.com

Literatur:
Pfeifer, DeFilippo, Chen
Eine neue komplexe Heilkräuterkombination in der komplementären Krebsbehandlung
Erfahrungsheilkunde (Zeitschrift)
Zu beziehen über:
acta medica empirica
Karl F. Haug Verlag, Heidelberg
Fritz Freystr. 21
69121 Heidelberg

• ***Dr. med. Volker Rimkus***
Schoolredder 7
24161 Altenholz
Tel. 0431/322534,
Fax 0431/32513
E-Mail: Dr.Volker@Rimkus.info
www.rimkus.info

Literatur:
Der Mann im Wechsel seiner Jahre
Lebenslust statt Lebensfrust im Alter
Arche Noah Verlag
ISBN 3-931721-43-4

• ***Prof. Dr. med. Hartmut Göbel***
Schmerzklinik Kiel
Heikendorfer Weg 9-27
24149 Kiel
Tel. 0431/200 99-65
Fax 0431/200 99-99
eMail: kiel@Schmerzklinik.de
www.schmerzklinik.de

Literatur:
Hartmut Göbel
Kursbuch Migräne
Südwest-Verlag, München
ISBN 3-517066745

Hartmut Göbel
Erfolgreich gegen Kopfschmerz und Migräne

Springer Verlag
ISBN 3-540425047

Infos zum Thema Cannabis in der Medizin:

Dr. med. Robert Gorter
Hohenstauffenring 30-32
50674 Köln
Tel. 0221/420399-35
www.koelner-modell.de

Arbeitsgemeinschaft
Cannabis als Medizin
Arminstr.1a
50670 Köln
Tel. 0221/9123033
www.acmed.org

• Dieter Trzolek

Infos zu Dieter Trzoleks Naturapotheke:
PHARMA-Biologica
(H. Rödler)
Obere Hauptstr. 149
67551 Worms
Tel. 06241/37911
Fax 06241/37914

• Dr. med. Erwin Häringer

Georgen Schwaigstr. 4
80807 München
Tel. 089/3508191
Fax 089/3507694

Komitee Forschung
Naturmedizin (KFN)
c/o Dr. Marcela Ullmann
Marienplatz 3
80331 München
Tel. 089/22802500
Fax 089/22802501
E-Mail: KFN@phytotherapie-komitee.de
www.phytotherapie-komitee.de

Literatur:

Kompendium Phytopharmaka
Prof. Dr. med. Volker Fintelmann
Kirchheim Verlag, Mainz
ISBN 3-87409-356-5

2. Kapitel: Ganzheitsmedizin

• Dr. med. Veronika Carstens

Karl und Veronica
Carstens-Stiftung
Am Deimelsberg 36
45276 Essen
Tel. 0201/56305-0
Fax 0201/56305-30
E-Mail: kvc@carstens-stiftung.de
www.carstens-stiftung.de

Natur und Medizin
Am Deimelsberg 36
45276 Essen
Tel. 0201/5630570
Fax 0201/563050
E-Mail:
info@naturundmedizin.de
www.naturundmedizin.de

Literatur (Auswahl):

Ratgeber von Natur und Medizin e.V.
Nr.1 Die Natur hilft heilen
Nr.2 Multiple Sklerose
Nr. 3 Rheuma
Nr. 4 Krebs
Nr. 5 Bewährte Naturheilverfahren
Nr. 6 Verletztes Leben – Gelingendes Leben
Nr. 9 Allergien
Nr. 11 Homöopathie für den Hausgebrauch
Nr. 16 Impfen
Nr. 17 Homöopathie in Deutschland (Kliniken, Strukturen und Organisationen)
Nr. 24 Ernährung und Naturheilkunde

Dr. Peter J. D'Adamo, Catherine Whitney
4 Blutgruppen – Vier Strategien für ein gesundes Leben
Piper Verlag, München Zürich
ISBN 3-492-22811-9

Weitere Infos zu Schwarzwalnuss und Okoubaka

Klösterl-Apotheke
Tel. 089/532554
Fax 089/5389819
www.kloesterl-apotheke.de

• Dr. med. György Irmey

Gesellschaft für Biologische
Krebsabwehr e.V.
Hauptstr. 44
69117 Heidelberg
Tel. 06221/138020
Fax 06221/1380220
E-Mail: information@biokrebs.de
www.biokrebs.de

Literatur:

Irmey/Jordan/Norton
110 wirksame Behandlungsmöglichkeiten bei Krebs
Karl F. Haug Verlag, Heidelberg
ISBN 3-8304-2044-7

Weitere Infos zum Thema Krebs:

Krebsinformationsdienst KID
Tel. 06221/410121
www.krebsinformation.de

Deutsche Krebshilfe e.V.
Tel. 0228/729900
www.krebshilfe.de

Deutsche Arbeitsgesellschaft für
Psychosoziale Onkologie
Tel. 0541/18180
www.dapo-ev.de

Zentrum für Individual und Sozialtherapie e.V. ZIST
Tel. 08856/5192
www.ZIST.de

• Dr. med. Wolfgang Scheef

Infos über: Gemeinschaftspraxis
Dr. Achim Schuppert,
Dr. med. Nahid Aghdai-Heuser
Kölnstr. 82 –86
53111 Bonn
Tel. 0228/9695750
Fax 0228/9654722
E-Mail: praxis@dr-schuppert.de
www.dr-schuppert.de

• Helga Rietig

Schützenstr. 17
12105 Berlin
Tel./Fax 030/7065714

• ***Patrick Römer***
Horemannsstr. 31
80636 München
Tel. 089/18975892

• ***Dr. med. Wolfgang Bartel***
Andreas-Werckmeister-Straße 10
38820 Halberstadt
Tel. 03941/570231
Fax 03941/570232

• ***Walter Packi***
Facharzt für Allgemeinmedizin
Stadtstr. 79
79104 Freiburg
Tel. 0761/383037
Fax 0761/383047
E-Mail: info@biokinematik.de

• ***Alan E. Baklayan***
Unterer Anger 16
80331 München
Tel. 089/2609227
www.selbsthilfe-baklayan.de

Literatur:

Alan E. Baklayan
Parasiten – die verborgene Ursache vieler Erkrankungen
Goldmann Verlag (TB), München
ISBN 3-442-14163-x

Alan E. Baklayan
Cholesterin – Schock und die Alternative: die Baklayan-Methode
Shayné AG, Schaffhausen

Alan E. Baklayan
Das Asthma-Buch – verborgene Ursachen und Heilungsmöglichkeiten
Goldmann Verlag, München
ISBN 3-442-14219-9

• ***Dr. med. Siegfried Rilling***
Steinlachallee 70
72070 Tübingen
Tel. 07071/763631
Fax 07071/763632

3. Kapitel: Visuelle Diagnostik

• ***Hans-Dieter Bach***
Ritterstr. 30
48291 Telgte
Tel. 02504/4807

Literatur:

Krankheit und Zunge
Farbatlas und Lehrbuch der Zungendiagnostik
BIO Ritter Verlag, Tutzing
ISBN 3-920788-34-6

Äußere Kennzeichen innerer Erkrankungen
Anlitzdiagnostik.
Visuelle Diagnostik
BIO Ritter Verlag, Tutzing
ISBN 3-920788-32-X

Erkenne die Zeichen deines Körpers
Das große Buch der Selbsthilfe
BIO Ritter Verlag, Tutzing
ISBN 3-920788-54-0

Sinn der Krankheit
Das große Buch der Selbsthilfe
BIO Ritter Verlag, Tutzing
ISBN 3-924673-02-0

Sprechende Gesichter
Erkenne das Anlitz und hilf dem Körper
BIO Ritter Verlag, Tutzing
ISBN 3-920788-36-2

• ***Natale Ferronato***
Fax 0041/562216744
E-Mail: ferronato@uudial.ch

Literatur:

Natale Ferronato
Pathophysiognomik
Kürbis Verlag (Schweiz)
ISBN 3-9520177-5-2

4. Kapitel: Heilen mit Information

• ***Georgos Vithoulkas***
George Vithoulkas Stiftung für klassische Homöopathie
Heimstr. 32b
82131 Stockdorf
Tel. 089/89530350
Fax 089/89530351
inf@gvs.net
www.gvs.net

Literatur:

Georgos Vithoulkas
Medizin der Zukunft
Homöopathie
Georg Wenderoth Verlag, Kassel
ISBN 3-87013009-1

Georgos Vithoulkas
Die Wissenschaftliche Homöopathie
Theorie und Praxis naturgesetzlichen Heilens
Ulrich Burgdorf – Verlag für homöopathische Literatur
ISBN 3-922345-37-9

Peter Clotten – Susan Pfeifer
Georgos Vithoulkas
Der Meister-Homöopath – Biographie und Fälle
Goldmann Verlag, München
ISBN 3-442-21632-X

Weitere Infos zur Klassischen Homöopathie:

Akademie für Homöopathie
Grubmühlerfeldstr. 14
82131 Gauting-München
Tel. 089/899996-0
Fax 089/899996-10
www.homoeopathie-akademie.de

Deutsche Gesellschaft für klassische Homöopathie
Edelweißstr. 11
51541 München
Tel./Fax 089/6929762

Samuel-Hahnemann-Stiftung e.V.
Schilsbachstr. 34b
52152 Simmerath-Woffelsbach
Tel. 02473/939340
Fax 02473/939339

Bund Klassischer Homöopathen Deutschlands
Watzmannstr. 12
85551 Kirchheim
Tel. 089/9032384
Fax 089/9044831

Deutscher Zentralverein Homöopathischer Ärzte e.V.
Am Hofgarten 5
53113 Bonn
Tel. 0228/2425330
Fax 0228/2425331

Clemens-von-Bönninghausen Gesellschaft für Homöopathie e.V.
Am Knill 7e
22147 Hamburg
Tel./Fax 040/6454795

Verband Klassischer Homöopathen Deutschlands e.V.
Thränstr. 29
89077 Ulm
Tel. 0731/9314040
Fax 0731/9314041

Bundesverband Patienten für Homöopathie e. V.
Burgstr. 20
37181 Hardegsen
05505-1070
www.bph-online.de

• ***Dr. med. Dagmar Uecker***
Königsteinerstr. 51
65812 Bad Soden
Tel. 06196/22184
Fax 06196/63220

Literatur:
Christina und Donato Casagrande
Spagyrik
Paracelsus-Medizin im Alltag
Ludwig Verlag, München
ISBN 3-7787-3875-5

Weitere Infos zu Spagyrischen Heilmitteln:
Laboratorium Soluna
Artur-Proeller-Straße 9
86609 Donauwörth
Tel. 0906/706060
Fax 0906/7060678
www.Soluna.de

• ***Dr. med. Reimar Banis und Dr. med. Ulrike Banis***
Rathausstr. 11
A-6900 Bregenz
Tel. 0043/557458460
Fax 0043/557458490
E-Mail: info@drbanis.com
www.drbanis.com

Literatur:
(zu beziehen auch über www.rubimed.com)

Dr. Reimar Banis
Psychosomatische Energetik
Edition Comed
ISBN 3-9805739-4-x

Dr. Ulrike Banis
Praxis der Psychosomatischen Energetik
Edition Comed
ISBN 3-9805739-8-2

Dr. Reimar Banis
Durch Energieheilung zu neuem Leben
Verlag Via Nova, Petersburg
ISBN 3-936486-15-8

• ***Dr. med. Helgard Hoffmann***
Holzstr. 10
74072 Heilbronn
Tel. 07131/86953

• ***Dr. med. Rudolf Pekar***
Frauengasse 4
A-4820 Bad Ischl
Tel. 0043/6132/23130
Fax 00436132/23369

Literatur:
Dr. med. Rudolf Pekar:
Krebs - die Biologische und die Medizinische Tragödie
Bio-Onkologie
Maudrich Verlag, Wien
ISBN: 3-85175-776-9

Dr. med. Rudolf Pekar
Die Perkutane Bio-Elektrotherapie bei Tumoren
Maudrich Verlag, Wien
ISBN 3-851756576

5. Kapitel: Heilen mit Steinen, Wasser, Salz

• ***Birgitt Neffe***
Webergasse 10
89284 Pfaffenhofen-Beuren
Tel. 07302/991380
oder
Akilindastr. 40 A
82166 Gräfelfing/München
Tel. 089/89868697
E-Mail: info@heilpraxis-neffe.de
www.heilpraxis-neffe.de

Literatur:
Birgitt Neffe
Wasser des Lebens
Wie ich gesund alt, glücklich und weiser werde
Eigenverlag, Pfaffenhofen
ISBN: 3-936860-00-9

• ***Peter Ferreira***
P.O.Box 1147
83317 Teisendorf
E-Mail: wasserundsalz@aol.com

Literatur:
Dr. med. Barbara Hendel/
Peter Ferreira
Wasser & Salz – Urquell des Lebens
INA-Verlag
ISBN 3-00-008233-6

• ***Siegfried Woll***
Sinning 11
83101 Rohrdorf bei Rosenheim
Tel. 08032/9899870
Fax 08032/9899871
Mobil: 0172-9453838
E-Mail: info@siegfriedwoll.de
www.siegfriedwoll.de

Literatur zum Thema Wasser:

Masaru Emoto
Wasserkristalle
KOHA Verlag
ISBN 3-929512-20-3

Olof Alexandersson
Lebendes Wasser
Ennsthaler Verlag
ISBN 3-85068377-X

Franz Heininger
Trink Wasser!
Ennsthaler Verlag
ISBN 3-85068552-7

Christian Hechtl
Gesundes Wasser ist nicht nur zum Trinken da
Eigenverlag
ISBN 3-935585-00-4

6.Kapitel: Asiatische Heilmethoden

• Ingrid Schlieske

Schule für Fitness und Ernährung GmbH
Außerhalb 19
63679 Schotten
Tel. 06045/962-40

Literatur:

Ingrid Schlieske
Japanisches Heilströmen
Altes Volkswissen zur Selbsthilfe
BIO Ritter Verlag, Tutzing
ISBN 3-920788-37-0

• Felicitas Gräfin Waldeck

Wilhelm-Diess Weg 9
81927 München
Tel. 0899302798
Fax 089/9301916

Literatur:

Felicitas Waldeck, Jin Shin Jyutsu
Nymphenburger Verlag, München
ISBN 3-485-00909-1

• Walter Felser und Heidi Riefler

Heilpraxis
Kemptener Str. 52
86825 Bad Wörishofen
Tel. 08247/8888
Fax 08247/8911

Institut für Augenakupunktur
Administration für Felser & Riefler Naturheilkunde
Brecherspitz-Str. 8
81541 München
Tel. 089/458676-98
Fax 089/458676-99
E-Mail: info@augenakupunktur-institut.de
www.augenakupunktur-institut.de

Literatur:

Karin Brucker
Augenakupunktur
Sehstörungen natürlich heilen
Ehrenwirth Verlag
ISBN 3-431-04030-6

• Rita Klowersa

Ärztin für Allgemeinmedizin
Chirotherapie – Naturheilverfahren
Suarezstr. 42
14057 Berlin
Tel. 030/3771808
E-Mail: klowersa@aurikulo.de
www.aurikulo.de

Literatur:

Bahr
Einführung in die wissenschaftliche Akupunktur
MMV Medizin Verlag
ISBN 3-8208-1286-5

Dr. Beate Strittmacher
Das Störfeld in Diagnostik und Therapie
Hippokrates Verlag
ISBN 3-7773-1274-6

Weitere Infos zur Akupressur:

E-Mail: info@mediman.de
www.mediman.de

• Gertrud Hirschi

Schwerzenbachstr. 14
CH-8405 Winterthur
Kostenlose Beratung Dienstag 9-12 Uhr
Tel. 0041/52/2330776
E-Mail: info@gertrudhirschi.ch
www.gertrudhirschi.ch

Literatur:

Gertrud Hirschi
Mudras – FingerYoga für Gesundheit, Vitalität und innere Ruhe
Goldmann Verlag, München

Gertrud Hirschi
Mudras – FingerYoga für Erfolg, Kreativität und Wohlbefinden
Goldmann Verlag, München

7. Kapitel: Medizin der Schamanen

• Max Langendorf

Otto-Brenner-Str. 168/B
33604 Bielefeld
Tel. 0521/285599
www.indianerbrot.de

• Reinhard Schönl

Belvederestr. 3
89312 Günzburg
Tel./Fax 08221/33783

Literatur:

Birgit Frohn/Heiner Uber/Xokonoschtletl
Medizin der Mutter Erde
Die alten Heilweisen der Indianer
Orbis Verlag, München
ISBN 3-572-01353-4

Christian Rätsch
Indianische Heilkräuter
Eugen Diederichs Verlag
ISBN 3-424-00921-0

Heinz J. Stammel
Die Apotheke Manitous
Rororo Sachbuch, Hamburg
ISBN 3-499-60925-8

Weitere Infos zur Indianer-Medizin:
ETHNOMED
Melusinenstr. 2
81671 München
Tel. 089/40908129
www.institut-Etnomed.de

8. Kapitel: Seelenheilkunde

• ***Bert Hellinger***
Das virtuelle Bert Hellinger Institut
Haidplatz 7a
93047 Regensburg
Tel. 0941/565046
Fax 0941/560172
E-Mail: office@hellinger.com
www.hellinger.com

Literatur:
Bert Hellinger
Die Quelle braucht nicht nach dem Weg zu fragen
Carl Auer Systeme, Heidelberg
ISBN 3-89670-277-7

Bert Hellinger
Wir gehen nach vorne
Ein Kurs für Paare in Krisen
Carl Auer Systeme, Heidelberg
ISBN 3-89670-230-0

Bert Hellinger
Ordnungen der Liebe
Ein Kursbuch
Droemersche Verlagsanstalt, Heidelberg
ISBN 3-89670-215-7

Johannes Neuhauser (Hrsg.)
Wie die Liebe gelingt
Die Paartherapie Bert Hellingers
Carl Auer Systeme, Heidelberg
ISBN 3-89670-298-x

Gunthard Weber (Hrsg.)
Zweierlei Glück
Die systemische Psychotherapie Bert Hellingers
Carl Auer Systeme, Heidelberg
ISBN 3-89670-197-5

Zeitschrift:
Praxis der Systemaufstellung
Beiträge zu Lösungen in Familien und Organisationen
Info Aboverwaltung und Versand:
Internationale Arbeitsgemeinschaft (IAG) Systemische Lösungen nach Bert Hellinger e.V.
c/o Akademie im Park
Heidelbergerstr. 1a
69168 Wiesloch
Tel. 06222/552761
Fax 06222/552766

• ***Dr. med. Anatoli Matenko***
Hospitalstr. 20
71634 Ludwigsburg
Tel./Fax 07141/906289

• ***Werner J. Meinhold***
Deutsche Gesellschaft für Therapeutische Hypnose und Hypnoseforschung e.V.
Kaiserstr. 2a
66955 Pirmasens
Tel. 06331/73774
Fax 06331/78534
www.i-gth.de

Literatur:
Werner Meinhold
Das große Handbuch der Hypnose
Ariston-Verlag, Kreuzlingen
ISBN 3-7205-1957-0

9. Kapitel: Spirituelle Medizin

• ***Aldo Berti***
Sachsenwaldstr. 32a
22958 Kuddewörde
Tel. 04154/840233
E-Mail: info@aldo-berti.de
www.aldo-berti.de

• ***Prof. Dr. med. Jochem Hoyer***
E-Mail: jochemhoyer@yahoo.de

• ***Dr. med. Jakob Bösch/ Graziella Schmidt***
Kantonsspital Bruderholz
Externe Psychiatrische Dienste
CH-4101 Bruderholz
E-Mail: jb@jakobboesch.ch
www.jakobboesch.ch

Literatur:
PD Dr. med. Jakob Bösch
Spirituelles Heilen und Schulmedizin
Lokwort Buchverlag Bern
ISBN 3-906786-09-9

Ein BIO Ritter-Ratgeber

Sanfte Medizin bei Fliege

Ein BIO Ritter-Ratgeber, der all jenen Mut macht, die bisher vergeblich auf eine Besserung ihrer Leiden hofften!

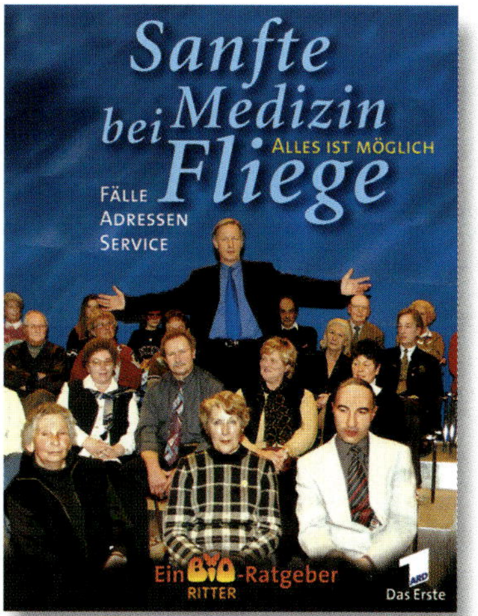

Wer kennt sie nicht – die Sendungen mit Deutschlands meistgesehenem, populären TV-Moderator Jürgen Fliege? Jede Woche schalten zehn Millionen Zuschauer seine Sendungen ein – inklusive der Wiederholungen in den dritten Programmen.
Besonders die Sendungen zum Thema „Sanfte Medizin" finden eine erstaunliche Resonanz. Wenn Patienten, die man schon abgeschrieben hatte, von ihren wundersamen Heilungen berichten ...

Nun können Sie viele dieser faszinierenden Fliege-Themen zur „Sanften Medizin" zum ersten Mal in einem Buch nachlesen. Damit all die nützlichen, für viele Menschen hilfreichen Erfahrungen, Tipps und Ratschläge nicht in Vergessenheit geraten. Ein praktisches Nachschlagewerk wichtiger Therapiemöglichkeiten der alternativen Heilkunde mit vielen Adressen und Buchtipps!

Aus dem Inhalt: • **Ayurveda** – die Lehre vom gesunden Leben • **Kräuterheilkunde** – die sanfte Kraft aus der Apotheke der Natur • **Homöopathie** – von der Kunst, den Leiden auf den Grund zu gehen • **Heilfasten** – ein Jungbrunnen für Körper, Geist und Seele • **Hildegard-Medizin** – der Patient muss sein Leben selbst in die Hand nehmen • **Traditionelle Chinesische Medizin** – der ganze Mensch muss behandelt werden • **Anthroposophische Medizin** – wo man den Körper als Brücke zum Seelisch-Geistigen sieht • **Tibetische Medizin** – eine Körper-Geist-Therapie, die alle Dimensionen des Seins umfasst • **Schamanische Medizin** – Heilen mit Ritualen, Zeremonien und Naturmedizin • **Antlitzdiagnostik** – das Gesicht als Spiegel unseres Befindens • **Wenn Gebete heilen** – wie der Glaube Berge versetzt und sich oft das ganze Leben ändert.

11 Kapitel, in denen nicht nur Experten zu Wort kommen, sondern vor allem auch Fliege-Gäste, denen mit Hilfe der „sanften Medizin" oft bei schweren und schwersten Leiden geholfen werden konnte.

„Sanfte Medizin bei Fliege"
200 Seiten, viele farb. Abb.,
Best.-Nr. 2745, € 22,50
ISBN 3-920788-47-8
erschienen im BIO Ritter Verlag,
Monatshauser Str. 8, 82327 Tutzing,
Tel. 08158-8021, Fax: 08158-7142,
E-Mail: bioritter@aol.com

Neu im BIO Ritter Verlag!

Shanti C. Wetzel

FEET READING

Was Füße über uns verraten

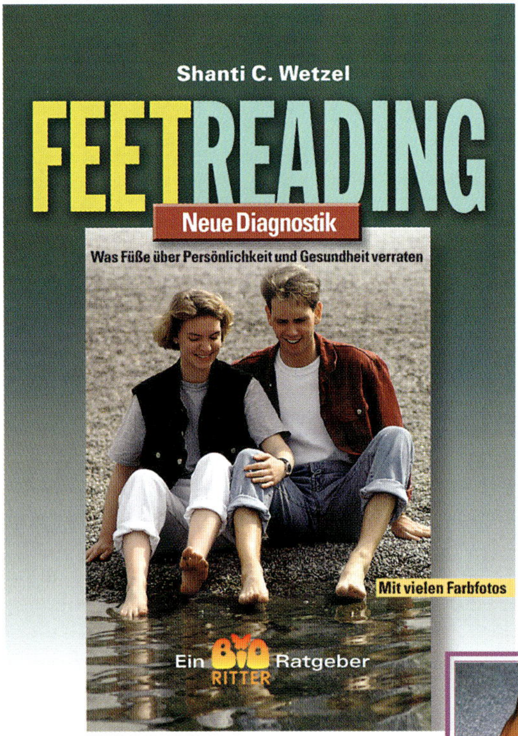

Seit Jahrhunderten schon ist die Handlesekunst eine beliebte Methode der Schicksalsdeutung. Der Gedanke, dass auch das Aussehen der Füße viel über unseren Charakter, über unsere Stärken und Schwächen aussagen kann, ist jedoch relativ neu.

Entdeckt und weiterentwickelt wurde er von der Schweizer Ganzheitsmedizinerin und Fußreflexzonentherapeutin Shanti C. Wetzel. Sie erkannte, dass Patienten mit ähnlichen gesundheitlichen Problemen auch in Bezug auf ihre Füße verblüffende Über-einstimmungen aufwiesen. Über Jahre hinweg fotografierte sie die verschiedensten Fuß- und Zehenformen. Analysierte wichtige Merkmale wie Form, Beweglichkeit, Hautbeschaffenheit, Farbe, Struktur und Temperatur. Und kam zu dem Ergebnis: „In den Füßen spiegelt sich unsere komplette Persönlichkeit - sowohl auf geistig-seelischer wie auch auf körperlicher Ebene. Ich brauche bloß auf die Füße eines Menschen zu schauen, um zu wissen, wen ich vor mir habe!"

Von diesem Insider-Wissen können nun sowohl Therapeuten wie auch Laien profitie-ren. Anhand vieler anschaulicher Abbildungen und Fallgeschichten lässt sich deutlich erkennen, welche Potenziale, aber auch Probleme und Störungen ihren äußeren Ausdruck in den Füßen finden. Diagnosen über den Gesundheitszustand, aber auch über Ängste, Blokkaden und Fehlverhalten werden so selbst für den Nichtmediziner möglich.

Das Feet-Reading ist damit eine der faszinierendsten Formen der Selbsterkundung. Es erleich-tert Entscheidungen und steigert die Menschenkennt-nis. Selbst Zukunftstendenzen lassen sich aus den Füßen ablesen. Der übersichtliche Ratgeber will aber nicht nur bei der Bestandsaufnahme und Fehleranalyse helfen. Zahlreiche Tipps und spezielle Fußübungen sorgen außerdem dafür, dass wir in jeder Hinsicht fit und vital im Leben stehen.

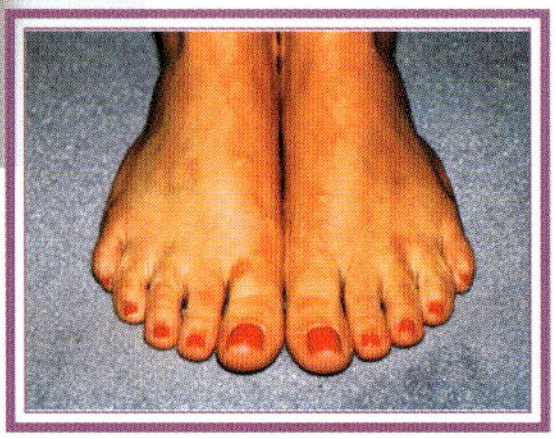

Ca. 200 Seiten, viele Farbfotos, gebunden,
ISBN 3-920788-52-4,

• **Best.-Nr. 3014, € 22,50**

(Erscheint im Mai 2002)

BIO RITTER-RATGEBER

Von H.-D. Bach - ein neues Werk der visuellen Diagnostik

Der Heilpraktiker und Erfolgsautor Hans-Dieter Bach (bekannt u. a. durch seine Bücher sowie aus der Fernsehsendung „Fliege") hat ein neues Buch geschrieben, das ohne Versandkosten im Internet unter www.ritter24.de sowie in allen Buchhandlungen erhältlich ist.

Dr. med. A. Kürten, Chefarzt des Zentrums für Traditionelle Chinesische und Integrative Medizin der St. Hedwig Kliniken Berlin in seinem Vorwort:

„Hans-Dieter Bach praktizierte auf meiner Station zum Erstaunen der Patienten und Ärzte die Antlitzdiagnose mit verblüffender Treffsicherheit. Die Bücher von Herrn Bach sollten in der Handbibliothek jedes Therapeuten und interessierten Hilfesuchenden vorhanden sein."

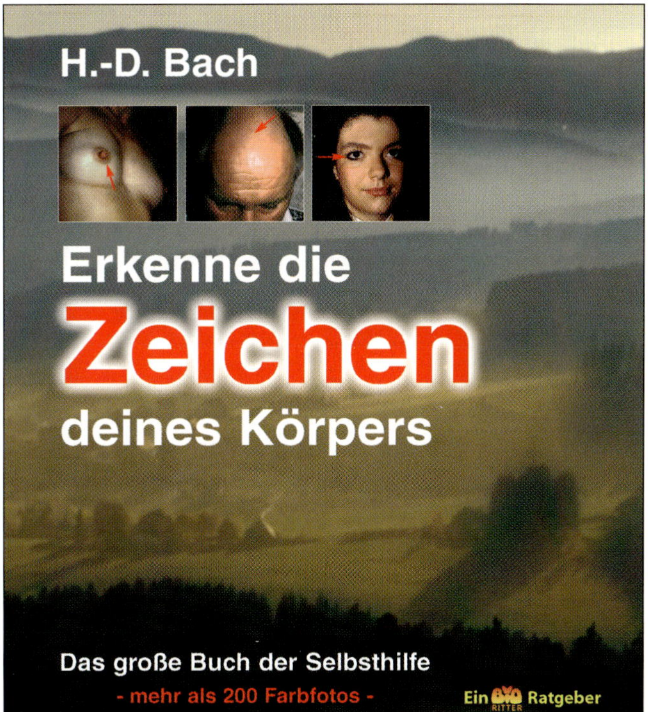

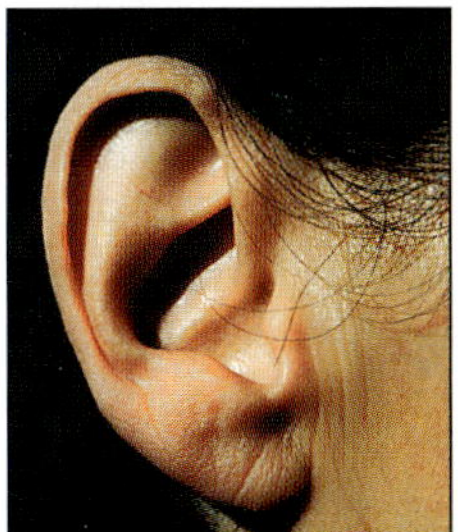

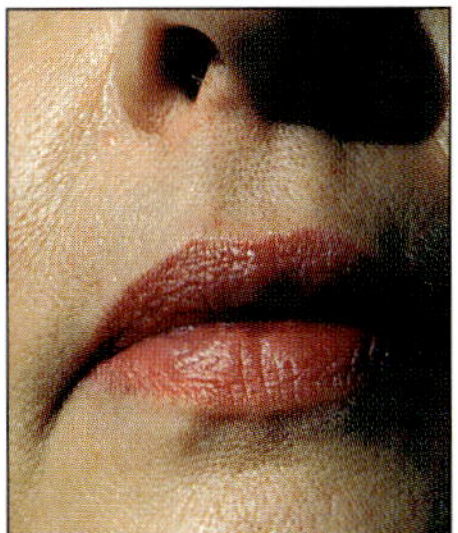

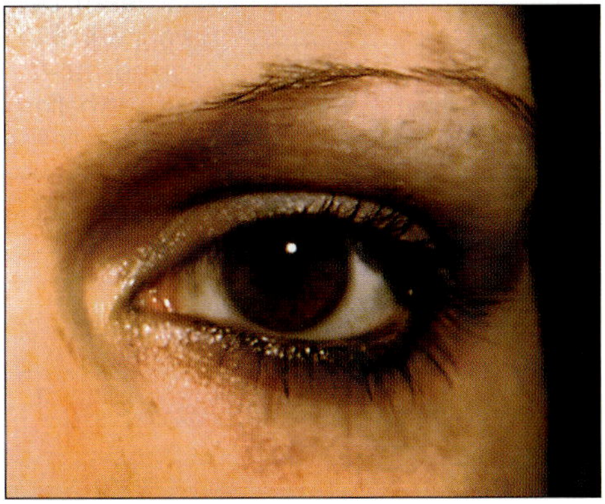

Das Äußere des menschlichen Körpers ist wie ein Atlas des gesamten Organismus. Viele Erkrankungen zeichnen sich schon Jahre vor ihrem Ausbruch deutlich sichtbar ab. Wo man diese Zeichen findet, wie man diese Zeichen deutet und was man dann mit dieser „Selbstdiagnose" tun kann, beschreibt und zeigt H.-D. Bach in eindrucksvoller Weise in seinem neuen umfangreichen Werk der Antlitzdiagnose.

Erkenne die Zeichen deines Körpers von H.-D.Bach
368 Seiten, mehr als 200 Farbfotos, gebunden
BIO Ritter Verlag, ISBN 3-920788-54-0, € 39,80

Psycho Training -

Das kleine Buch vom glücklichen Leben

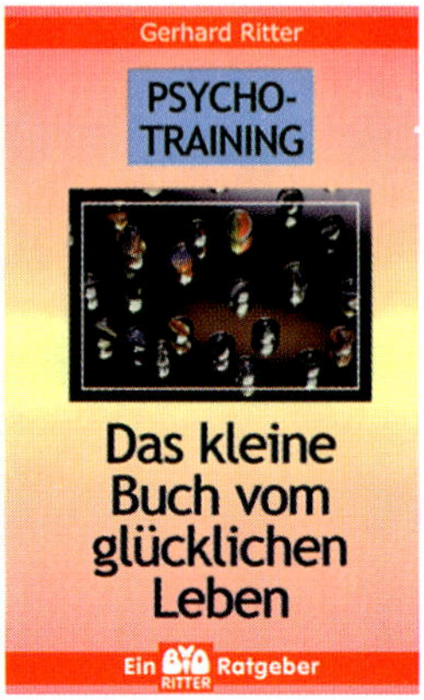

- **Ein BIO Ritter-Ratgeber, der Sie sicher durch die Stürme des Daseins geleitet**
- **Ein guter Freund, der immer da ist, wenn Sie ihn brauchen**
- **Ein zuverlässiger Helfer, der auch in verzweifelten Situationen einen Ausweg weiß**

Hier nur eine Stimme von vielen zu dieser einzigartigen Lebenshilfe im Taschenbuchformat zum erschwinglichen Preis von € 7,50:

Keine Lektüre hat mir auch nur annähernd so viel gegeben wie dieses Training. Für mich ist dieses Buch mein 'Gebetbuch'! Täglich nehme ich es zur Hand. Einige Male habe ich es auch schon verliehen. Jeder ist von der Wirkung dieser Lektüre überzeugt und möchte dieses Buch besitzen. Ich kann es auch nicht mehr aus der Hand geben, weil mir dann etwas Wichtiges fehlt ..."
Thekla Kühnst, Mönchengladbach

Immer mehr Menschen finden heute den Mut, alten Ballast abzuwerfen. PSYCHO TRAINING ist der ideale Wegweiser zur Neuorientierung. Dazu Gerhard Ritter, der Autor des Buches: „Die Zeit ist reif, um ein tragfähiges Fundament für unser Leben zu gewinnen. Aber nicht als Guru oder Schüler, als Meister oder Lehrling. Sondern auf der Basis dessen, was von den großen Weisen der Vergangenheit und Gegenwart als richtig und wichtig erkannt wurde, um unser einmaliges, kostbares Leben voll auszuschöpfen. Es so zu leben, wie es uns von der Schöpfung, der großen Urkraft eigentlich zugedacht ist. Um fliegen zu können, muss man wissen, wie das Fliegen vor sich geht. Das Rezept heißt PSYCHO TRAINING."

Das kleine Buch vom glücklichen Leben kann zudem für jeden, der sich intensiv mit dieser Thematik beschäftigen will, der Einstieg in den 40 Lektionen umfassenden Heimkurs PSYCHO TRAINING sein. Ein Erfolgskurs, über den ein bekannter Lebensberater wie Dr. Erwin Marcus im Norddeutschen Rundfunk urteilte:
„... Im BIO Ritter Verlag ist in langjähriger Arbeit ein Kursus entstanden, der aus 40 Lektionen besteht. Er hat den Titel PSYCHO TRAINING. Es handelt sich im Grunde genommen um einen Kurs, der Grundsätze ‚Leben zu lernen' darlegt.
Er ist nicht nur für denjenigen geeignet, der jetzt ganz konkrete Schwierigkeiten hat, sondern auch für denjenigen, der sich einfach über eine Intensivierung seines Lebens unterrichten möchte. Es werden insbesondere auch Aussagen von Meistern wie Christus, Buddha, Meister Eckehart, Lao Tse, Sri Aurobinda und Krishnamurti mit verwandt."

PSYCHO TRAINING – „Das kleine Buch vom glücklichen Leben"

187 Seiten, ISBN 3-920788-39-7, € 7,50
Informationen zum Heimkurs PSYCHO TRAINING erhalten sie beim BIO Ritter Verlag, 82327 Tutzing, Tel.: 0 81 58-80 21, Fax: 71 42

Erhältlich im Internet unter www.ritter24.de oder im Buchhandel

Ein BIO Ritter-Ratgeber

Ingrid Schlieske

Japanisches Heilströmen

Altes Volkswissen zur Selbsthilfe

Schritt für Schritt zu mehr Vitalität und Lebensfreude – per Fingerdruck!

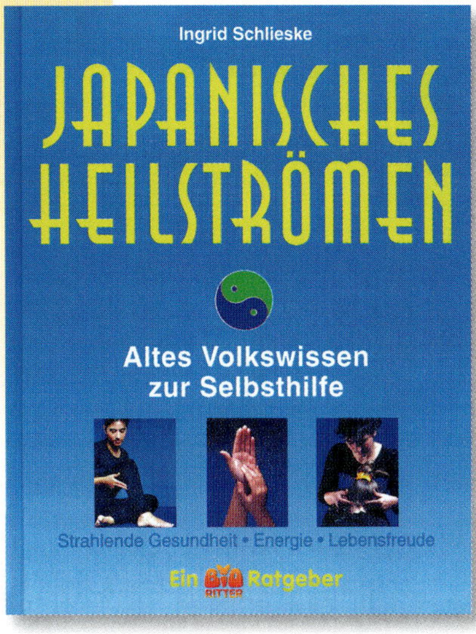

Ingrid Schlieske, die bekannte Seminarleiterin der „Schule für Fitness und Ernährung“ empfiehlt: „Nutzen Sie Ihre Hände sinnvoll für die Heilung von Körper, Geist und Seele! Dieses Buch gibt die Anleitung, wie man zu neuer Vitalität und Gesundheit finden kann. Müdigkeit, Mutlosigkeit und Depression werden regelrecht aus dem Körper getrieben!“

Hier erfahren Sie, wie Sie auf ganz einfache Weise sich selbst, der Familie und allen, die Ihnen nahe stehen, bei Schmerzen und Beschwerden helfen können.

Das Geheimnis dieser wiederentdeckten Methode – aus altem Volkswissen überliefert – sitzt in den Energiepunkten unseres Körpers. Alles, was Sie im Fall einer Befindlichkeitsstörung brauchen, sind Ihre eigenen Finger. Ganz gleich ob Husten, Erkältung oder Schmerzen – schon nach wenigen Tagen Anwendung fühlen sich die Behandelten deutlich energievoller. Die Selbstheilungskräfte sind aktiviert. Man kann das Japanische Heilströmen aber auch täglich zur allgemeinen Vitalisierung nutzen.

Das Gute daran: Sie können die Technik immer und überall praktizieren: im Auto vor der roten Ampel, in der Bahn und überall, wo Sie Wartezeiten haben.

Ingrid Schlieske, die das Heilströmen seit Jahren praktiziert, bestätigt: „Ich fühle mich heute mit meinen mehr als sechzig Jahren doppelt so gut wie vor zwanzig Jahren!“

Aus dem Inhalt: • Alles über die heilsame Kraft in den Händen • Wo sich die Energiepunkte befinden und was ihre Aktivierung bewirkt • Das kleine und das große Strömprogramm • Wann man mit Heilerfolgen rechnen kann: Erfahrungsberichte zur Behandlung verschiedenster Leiden von Kopfweh und Kreislaufstörungen über Haarausfall und Heuschnupfen bis hin zu Schlaf- und Seeproblemen.

<u>„Japanisches Heilströmen“</u>
224 Seiten, viele Farbbilder,
Format 170 x 221 cm,
ISBN 3-920788-37-0
€ 22,50

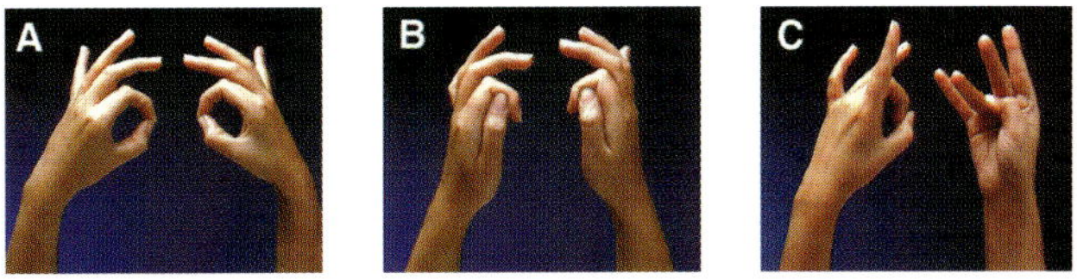

Drei magische Mudras gegen Stress (A), Energielosigkeit (B) und Bauchkrämpfe (C) – einfach drei Minuten lang leicht drücken und schon geht's besser!

Ein BIO Ritter-Ratgeber

H.-D. Bach
Band I Antlitzdiagnostik

Äußere Kennzeichen innerer Erkrankungen

- Antlitzdiagnostik
- Visuelle Diagnostik
- Krebsfrühzeichen des Antlitz
- Biologische Therapie
- Der unentbehrliche Ratgeber für Heiler, Kranke und alle, die gesund wereden und bleiben möchten

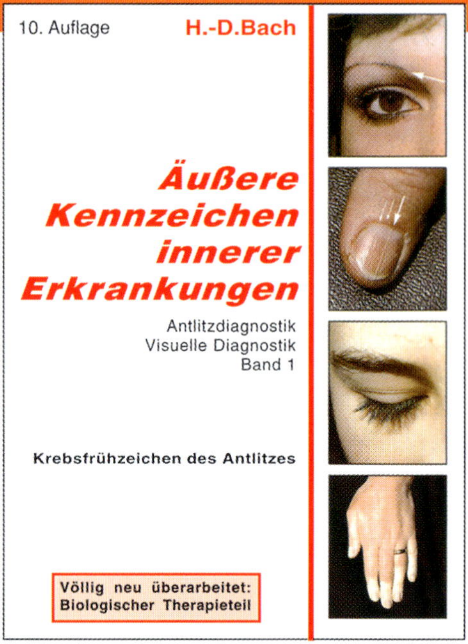

Jetzt in der 10. Auflage mit völlig überarbeitetem Therapieteil!

Das Äußere des menschlichen Körpers, einschließlich des Gesichts und der Gliedmaßen, ist wie ein Atlas des gesamten Organismus. Heilpraktiker Hans-Dieter Bach hat in über 25 Praxisjahren die Methode der Diagnostik äußerer Kennzeichen vertieft und weiter ausgebaut. Heute weiß er: **Auch schwere Erkrankungen wie Krebs zeichnen sich - in des Wortes wahrster Bedeutung - schon Jahre vor dem Ausbruch der Krankheit deutlich sichtbar ab.**

Diese Signalsprache unseres Organismus hat Hans-Dieter Bach anhand vieler markanter Beispiele dokumentiert. Seit vielen Jahren demonstriert der Autor in Vorträgen vor größerem Fachpublikum, dass Krebskranke schon Jahrzehnte vor Ausbruch ihres Leidens markante Antlitzveränderungen aufweisen. Diese Beobachtungen gibt er nun in der überarbeiteten 10. Auflage von „Äußere Kennzeichen innerer Erkrankungen" an die Leser weiter. Alle Fälle werden durch Farbfotos aus eigener Praxis dokumentiert.

Bach fordert, diese frühen Hinweise zu nutzen, um somit durch vorbeugende Maßnahmen - Ernährungsumstellung, Vermeidung von krankheitsfördernden Gewohnheiten u.a. - den Ausbruch einer ernsten Krankheit zu verhindern. Sinngemäß gilt diese Handlungsweise auch beim Vorliegen anderer beschriebener Antlitz- bzw. Körperzeichen, die Krankheiten offenbaren. Das Buch von Hans-Dieter Bach „Äußere Kennzeichen innerer Erkrankungen - Antlitzdiagnostik, Visuelle Diagnostik" (Krebsfrühzeichen des Antlitzes, Biologische Therapie, Schlagwortverzeichnis) ist ein einzigartiger Ratgeber, Lehrbuch und Farbatlas.

„Das einzig wirklich gute und umfangreiche Werk zu diesem Thema" urteilte das Heilpraxis Magazin. Eine wertvolle Hilfe, wenn es darum geht, rechtzeitig vorbeugende Maßnahmen gegen die verschiedensten gesundheitlichen Störungen zu ergreifen. Zum Beispiel durch Ernährungsumstellung, eine veränderte Lebensweise, biologische Therapien.

„Äußere Kennzeichen innerer Erkrankungen"
Mit dem vollständig überarbeiteten Teil „Biologische Therapie"
360 farbige Bilder, 352 Seiten,
DIN A4 – Leineneinband.
ISBN 3-920788-32-X, € 92,–

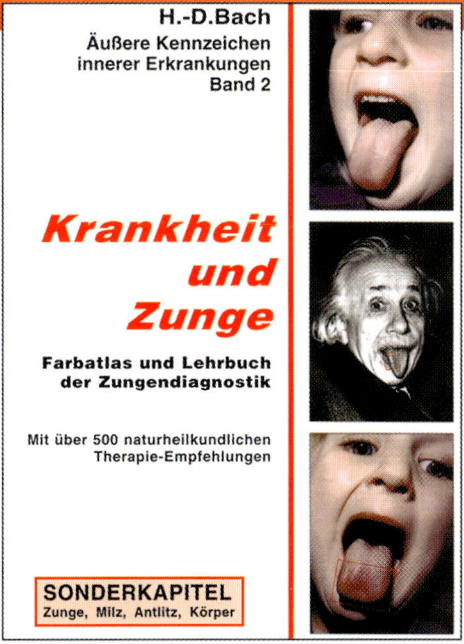

H.-D. Bach
Band II Antlitzdiagnostik

Krankheit und Zunge

Farbatlas und Lehrbuch der Zungendiagnostik. Mit über 500 naturheilkundlichen Therapie-Empfehlungen

Mit diesem Werk aus dem BIO Ritter Verlag legt der bekannte Heilpraktiker Hans-Dieter Bach den zweiten Band der Reihe „Äußere Kennzeichen innerer Erkrankungen" vor. Auch hier geht es um die wichtige Wiederbelebung einer Diagnosemethode, die zwar in der praktizierten Medizin bekannt ist, deren umfangreiche Möglichkeiten jedoch kaum genutzt oder auch nur beachtet werden.

Durch jahrelange praktische Beobachtung hat H.-D. Bach herausgefunden, dass nicht nur die berüchtigte „belegte" Zunge Signal für bedeutende körperliche Vorgänge und Veränderungen ist. Sondern dass die Zunge buchstäblich eine eigene Sprache spricht, die man verstehen lernen kann.

Diese besondere Art von Sprachkursus hat sich H.-D. Bach selbst verordnet, nachdem er in der zweiten Hälfte der 80er Jahre die Entdeckung machte, wie sich bei seinen Patienten auch die Zungenoberfläche veränderte, wenn sie körperliche und gesundheitliche Veränderungen durchmachten.

Eine der herausragenden Erkenntnisse bei der folgenden intensiven Beobachtung und Untersuchung dieses Phänomens: Die Zunge zeigt zuverlässig nicht nur organische sondern auch funktionelle Leiden an.

Schlagartig wurde H.-D. Bach die Tragweite dieser Entdeckung bewusst. **Nun war bzw. ist es möglich, ohne aufwändige technische, oft unzuverlässige Hilfsmittel krankhafte Organveränderungen und -schwächen zuverlässig zu diagnostizieren und eine gezielte Therapie zu beginnen.**

Schon aus diesem Grund - weil die medizinisch-technischen Geräte gerade bei der großen Gruppe der funktionellen Krankheiten und Störungen versagen - hat es sich H.-D. Bach zur Aufgabe gemacht, seine umfassenden, in der Praxis immer wieder bestätigten Erkenntnisse in diesem nun vorliegenden Lehrbuch und Farbatlas für Therapeuten und interessierte Laien zusammenzufassen.

Darin beschreibt er u.a. • Zunge und Mundhöhle - Indikator innerer Vorgänge des Gesamtorganismus • Die Zunge als Spiegelbild wechselnder Lebensphasen • Zungenbeläge • Größen- und Formveränderungen der Zunge • Teilveränderungen von Zunge und Papillen • Verschiedene Merkmale der Zunge • Zunge, Milz, Antlitz, Körper.

Das Buch von H.-D. Bach „Krankheit und Zunge" enthält außerdem auf 33 Seiten einen wertvollen, übersichtlich gegliederten Wegweiser für biologische Therapien, aufgeschlüsselt nach den Stichworten „Organ-Krankheit-Beschwerden" für 22 Krankheitsgruppen.

„Krankheit und Zunge"
180 Seiten, 87 farbige Bilder
ISBN 3-920 788-34-6, € 50,–

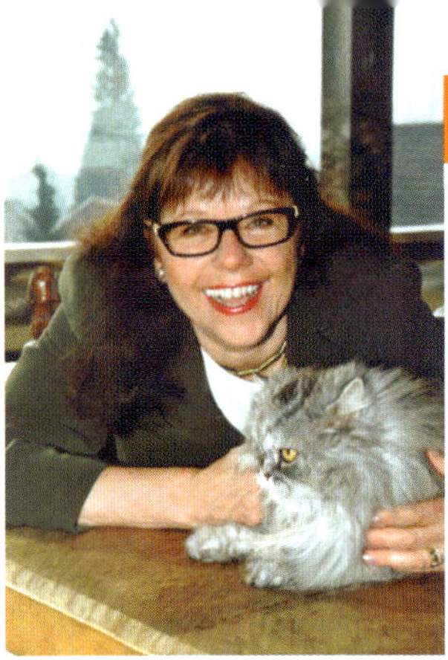

Das BIO-Magazin

Gesundheit für Körper, Geist und Seele

Liebe Leserin, lieber Leser

Als Herausgeberin und Chefredakteurin des BIO-Magazins möchte ich Ihnen unsere Zeitschrift mit den besonderen Themen für ein besseres, gesünderes, harmonischeres Leben vorstellen. BIO, seit 18 Jahren auf dem Markt etabliert, gibt zweimonatlich einen Überblick über gesunde, vollwertige Ernährungsweisen und Diäten.

• BIO zeigt auf, wie man mit natürlichen, ganzheitlichen Heilmethoden der Gesundheit auf die Sprünge helfen kann. Und dass es selbst dann oft noch Hilfe gibt, wenn herkömmliche Therapien versagen. • BIO informiert fesselnd und verständlich über neue Methoden der Meditation, der Seelenheilkunde, gibt Anregungen in Sachen Lebenskunst. • BIO bringt aktuelle Trends, wenn es um Naturkosmetik, Schönheitskuren und Fitness geht.

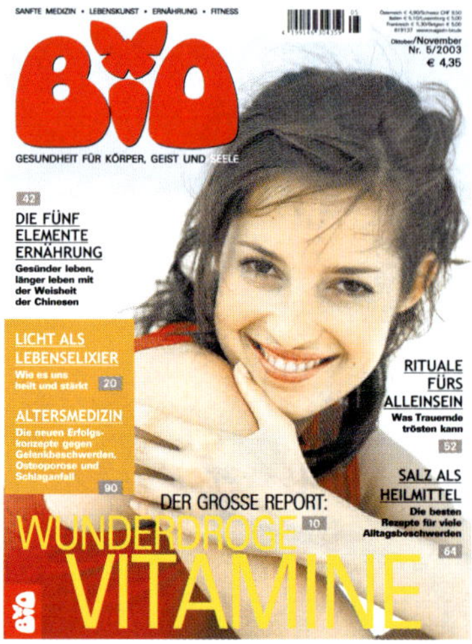

Alle zwei Monate können Sie auf einen reichen Fundus an Erfahrungen und viele nützliche Anregungen und Gedanken zurückgreifen – auch immer wieder nachschlagen, wenn ein Problem auftaucht. Meine Empfehlung: Sichern Sie sich diese so interessante und hilfreiche Lektüre gleich mit dem unten stehenden Gutschein.

Es grüßt Sie herzlich - Ihre

(Monica Ritter)

GUTSCHEIN für Ihr BIO Lesevergnügen

Allen, Einsendern dieses Coupons bieten wir die Gelegenheit, BIO kostenlos kennenzulernen und gründlich Probe zu lesen.

Das BIO-Abo erhhalten Sie für nur € 23,95 (6 Hefte im Jahr) per Post bequem frei Haus. Sie sparen fast 10 %! (sFr. 49,80; übriges Ausland € 27,–)

Einfach nebenstehenden Coupon ausfüllen.

Sollten Sie sich nicht für ein Abo entscheiden können, so teilen Sie uns dies einfach innerhalb von 10 Tagen nach Erhalt des Probeheftes formlos auf einer Karte mit.

Das Heft (neue Ausgabe) dürfen Sie auf jeden Fall behalten. Bitte keine Vorauszahlung leisten, sondern Rechnung abwarten.

Name

Vorname

Straße

PLZ, Ort

Datum, Unterschrift

BIO Ritter GmbH, Verlag und Versand, Monatshauser Str. 8, D-82327 Tutzing/Stamberger See
Tel. 08158-80 21, Fax 71 42, www.magazin-bio.de

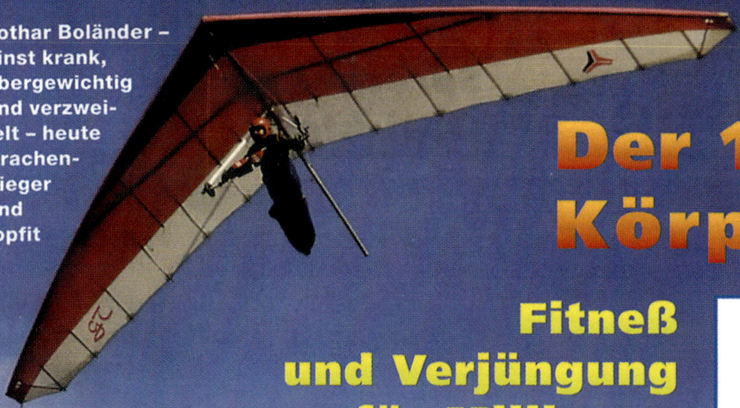

Lothar Boländer – einst krank, übergewichtig und verzweifelt – heute Drachenflieger und topfit

Der 1-Minuten Körper-Check

Fitneß und Verjüngung für Millionen

TV-Sender holten Lothar Boländer, den Autor, vor die Kameras und Deutschlands größte Boulevard-Zeitung schrieb: „Sportärzte sind begeistert vom 1-Minuten-Körper-Check, den der 65-jährige Lothar Boländer entwickelt hat. Sein Programm ist so gut, dass es jetzt als Buch erschienen ist."

Tatsächlich reichen drei- bis fünfmal 60 Sekunden täglich aus, um sich vital, froh und gesünder zu machen. Lothar Boländer, Autor des neuen BIO-Ratgebers „Der 1-Minuten-Körper-Check" weiß, wovon er spricht.

Mit 48 hoffnungslos krank, beschloss er, ein neues Leben zu beginnen und „verschrieb" sich den 1-Minuten-Körper-Check, den er selbst entwickelte. Eine „Verjüngungskur" der ganz besonderen Art. **Ein Trainingsprogramm, das ihn bald so fit machte, dass er im fortgeschrittenen Alter noch Drachenfliegen und Kajakfahren erlernte. Ja er absolvierte sogar eine Prüfung als Fluglehrer.**

Warum empfiehlt Lothar Boländer seine Fitness-Methode Millionen Menschen? **„Als ich begann, das Trainingsprogramm zu entwickeln, war ich total am Ende. Heute fühle ich mich so wohl wie nie zuvor in meinem Leben.**

Hier ist nun das praktische, gewinnbringende Handbuch für den „1-Minuten-Körper-Check". Die einfachen und doch so wirksamen Übungen werden anschaulich in Wort und Bild dargestellt.

Mit jeder Übung werden sämtliche Muskelgruppen trainiert, von den Zehen bis zur Kopfhaut. Der gesamte Bewegungsapparat kann aufatmen, denn alle Muskeln werden besser durchblutet und dadurch besser mit Sauerstoff versorgt. Eine wahre Wohltat auch für Sehnen, Bänder und Gelenke. Aber auch für Geist und Seele, wie Sie bald schon feststellen werden.

- Den 1-Minuten-Körper-Check können Sie sowohl stehend durchführen, aber auch liegend, bequem im Bett
- Fettgewebe wird damit abgebaut
- Kreislauf und Stoffwechsel werden angeregt
- Gelenkbeschwerden und Rückenprobleme verschwinden
- Schmerzen lösen sich auf

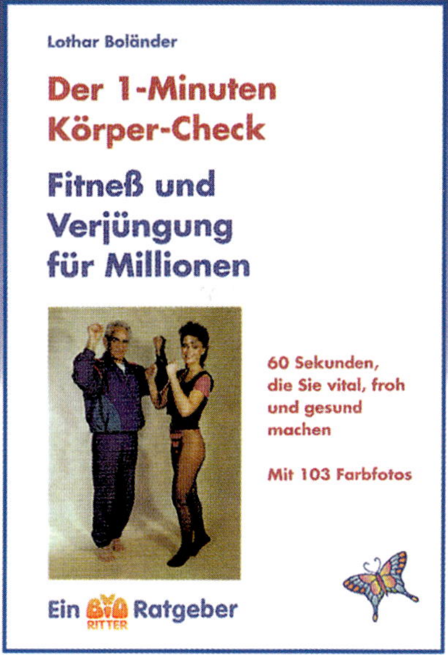

Mehr noch: Immer wieder berichten Praktiker, dass sie mit diesem neuartigen Trainingsprogramm Ängste abbauen und neues Selbstvertrauen gewinnen konnten und damit auch sehr viel mehr Erfolg in allen Lebensbereichen verzeichnen.

Das Praxis-Handbuch „Der 1-Minuten-Körper-Check – Fitness und Verjüngung für Millionen" hat 80 Seiten, 103 farbige Abbildungen, leicht verständliche Übungsanleitungen in Wort und Bild. Mit 6 Extra-Seiten für Ihre Übungsbuchführung und einem farbigen Poster zum Herausnehmen.

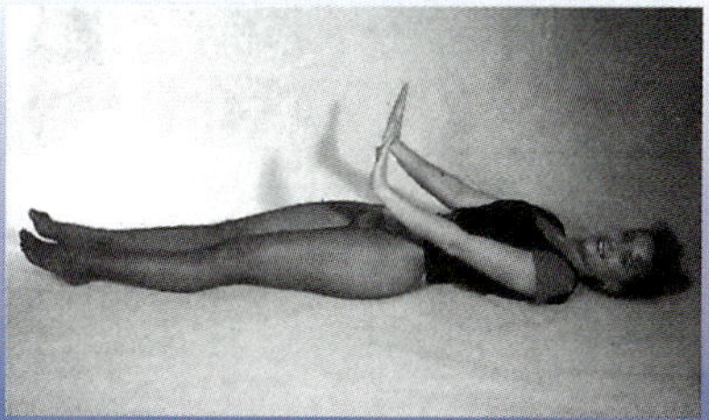

**Das Buch, ISBN 3-920788-35-4, kostet € 10,50.
Erhältlich im Buchhandel oder im Internet bei www.ritter24.de**

Ein BIO Ritter-Ratgeber

H.-D. Bach

Sprechende Gesichter

Erkenne das Antlitz und hilf dem Körper

Ein wertvoller Ratgeber für Laien, aber auch Therapeuten - mit dem besonderen ganzheitlichen Therapiewegweiser

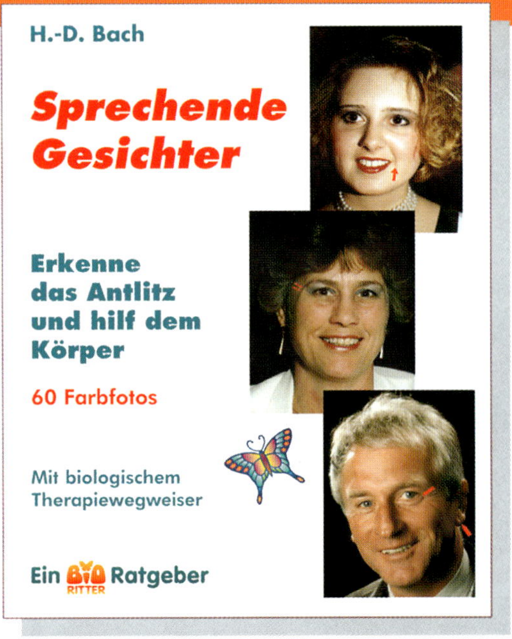

In seinem neuen Werk der Visuellen Diagnostik zeigt H.-D. Bach die wichtigsten Phänomene des Gesichts. Dieses Buch versetzt auch den Nichtfachmann in die Lage, augenblicklich jede der prinzipiellen Gesichtsfalten deuten zu können. Der Leser erkennt körperliche Schwachstellen, Erkrankungsveranlagungen oder schon bestehende Leiden. Einige Falten verraten zusätzlich die seelischen Besonderheiten des Trägers.

Daneben entschlüsselt H.-D. Bach weitere bedeutungsvolle Merkmale des Antlitzes wie z. B. verschiedene Nasenformen, Besonderheiten des Ohres, der Zunge, des Kinns, des Antlitzes insgesamt sowie die „Ausstrahlung des Menschen".

Bach hat uralte Diagnoseformen in über 25-jähriger Praxisarbeit mit Patienten beobachtet und weiterentwickelt.

Erstmalig informiert er den Leser in diesem Werk auch in leicht verständlicher Form über die Erkenntnisse der ostasiatischen Medizin mit dem ältesten kulturhistorischen Wissen der Welt. Zum Beispiel: In welcher Jahreszeit entwickelt welches Organ die größte Aktivität? Störungen und Krankheiten heilen schneller, wenn das „Jahreszeitenorgan" mitbehandelt wird.

Aus der Fülle des Inhalts einige Beispiele:

• Fehlende Nasen-Lippenfalten • Rote Punkte oder bläuliche Äderchen auf der Nasenspitze • Die gespaltene Nasenspitze • Das dicke untere Ohrläppchen • Besondere Phänomene der Lippen • Wechselnd gerötete Zungenspitze • Nach unten abfallende Mundwinkelfalten • Die untere Kinnfalte • Pergamentfalten der Wangen • Die Ausstrahlung des Menschen • Tränensäcke • Waagrechte Stirnfalten • Senkrechte Stirnfalten • und viele andere Faltenbildungen und Antlitzzeichen mehr.

Dazu der umfangreiche tabellarische Wegweiser zur „Naturheillkundlichen Therapie" - mit einer Fülle von praktischen und wertvollen Hintergrund- und Detailinformationen.

„Sprechende Gesichter"
232 Seiten, 63 farbige Bilder,
ISBN 3-920788-36-2
€ 22,50